— 全国高等职业教育康复治疗技术专业新形态规划教材 —

作业治疗技术

（供康复治疗技术等专业使用）

主　编　刘　尊　李延辉

中国协和医科大学出版社

北　京

内容提要

本教材是“全国高等职业教育康复治疗技术专业新形态规划教材”之一，系根据本套教材的编写指导思想和原则要求，结合专业培养目标和本课程要求的教学目标编写而成，内容涵盖了作业治疗的核心概念、理论框架及实践模式；治疗性作业活动的分类与应用、日常生活活动能力训练、认知功能障碍作业治疗、感觉统合失调作业治疗等。此外，本教材还增加了丰富的数字资源，包括微课、课件、思维导图、岗位对标考试等知识点总结、能力测试等，丰富了教材内容，增强了线上和线下教学的联动性，以提升学生学习的主动性和积极性。

本教材主要供康复治疗技术等专业使用，还可作为临床作业治疗师、康复医师的参考书。

图书在版编目（CIP）数据

作业治疗技术 / 刘尊, 李延辉主编. -- 北京：中国协和医科大学出版社, 2025. 7. -- (全国高等职业教育康复治疗技术专业新形态规划教材). -- ISBN 978-7-5679-2644-8

Ⅰ. R49

中国国家版本馆CIP数据核字第2025EK7024号

主　　编　刘　尊　李延辉
策划编辑　魏亚萌
责任编辑　魏亚萌　王雅玮
封面设计　邱晓俐
责任校对　张　麓
责任印制　黄艳霞
出版发行　**中国协和医科大学出版社**
（北京市东城区东单三条9号　邮编100730　电话010-65260431）
网　　址　www.pumcp.com
印　　刷　三河市龙大印装有限公司
开　　本　889mm×1194mm　1/16
印　　张　13.25
字　　数　340千字
版　　次　2025年7月第1版
印　　次　2025年7月第1次印刷
定　　价　48.00元

全国高等职业教育康复治疗技术专业新形态规划教材建设指导委员会

全国高等职业教育康复治疗技术专业
新形态规划教材数字教材建设指导委员会

主任委员 张光宇（中国医学科学院北京协和医院）

陆建霞（江苏医药职业学院）

委　　员（按姓氏笔画排序）

王　静　王木林　刘　尊　刘婷婷　刘慧霞

孙立华　苏东岳　李　旭　李　渤　李延辉

邹　颖　张永静　张争辉　陈　进　陈文莉

陈正平　金　星　郑永亮　郝福春　袁　莉

耿姣姣　徐　娟　郭新庆　黄　翠　崔颜宏

阎小芹　董新春　智　娟

编者名单

主　　编　刘　尊　李延辉

副 主 编　王利勇　章　琪　孙琦月

编　　者（按姓氏笔画排序）

王利勇（沧州市人民医院）

吕　柳（沧州医学高等专科学校）

刘　尊（沧州医学高等专科学校）

孙琦月（江苏护理职业学院）

李文博（广州华夏职业学院）

李延辉（聊城市中医院）

李秀娟（山西同文职业技术学院）

周　蕊（菏泽医学专科学校）

章　琪（宁波卫生职业技术学院）

数字教材编者名单

主　　编 刘　尊　李延辉

编　　者（按姓氏笔画排序）

古翠翠（沧州医学高等专科学校）

吕　柳（沧州医学高等专科学校）

刘　尊（沧州医学高等专科学校）

李延辉（聊城市中医院）

章　琪（宁波卫生职业技术学院）

出版说明

随着我国人口老龄化加速、慢性病患病率上升及全民健康意识增强，康复治疗技术已成为现代医疗体系的重要支柱。《“健康中国2030”规划纲要》提出，要加强康复等急需紧缺专业人才培养培训，加大康复治疗师等健康人才培养培训力度。当前，我国康复治疗师缺口高达数十万人，专业人才培养迫在眉睫。同时，智能康复设备、数字疗法等新技术的应用，要求从业者兼具传统康复技能与数字化工具操作能力。在此背景下，职业教育作为技术技能人才培养的主阵地，亟需建设适应产业升级、符合岗位需求的新型教材体系，为培养高层次、专业化人才奠定基础。

本套教材以实践科学发展观为指导思想，以服务教学、指导教学、规范教学、适应我国医学教育改革为宗旨，立足高等职业教育教学实际，以胜任能力培养为目标，使课程设置与理论实践紧密衔接，突出教材内容的实用性、先进性、科学性和通用性。本套教材为新形态教材，具体体现为：体现教育改革精神与职业教育特色；注重产教融合，突出实践教学；以实际操作技能为导向，融入新技术、新方法；融合思政，强化价值引领；以学生为中心，丰富模块设计；纸质教材与数字教材融合；教材编写在贯彻职业教育理念的同时，亦充分体现现代化的教育思想和方法，以全面提升学生的创新精神、人文素养、胜任能力等综合素质，培养适应医疗卫生体制改革的复合型和应用型人才。

同时，本套教材的编写遵循教材编写的基本规律，秉持“三基、五性、三特定”的原则，注重基础理论、基本知识和基本技能的培养，内容深度和广度适应全国高等职业教育的需求。教材编写以康复治疗技术专业的培养目标为导向，着重培养学生的职业技能，满足职业岗位需求、学生学习需求和社会需求。教材内容涵盖了康复治疗领域工作岗位所需的知识、技能和素质，帮助学生全面理解工作岗位，培养学生科学的临床思维和学习方法，以满足社会对学生知识和技能的要求，强调培养学生的创新能力、信息获取技能和终身学习能力，确保教材的启发性。在编写过程中，我们充分考虑到高等职业教育的多样性，确保教材既能适应不同院校的需求，又能满足学生毕业时的知识和技能要求。

本套教材涵盖康复评定技术、运动疗法技术、作业治疗技术等17门课程，定位清晰、特色鲜明，具有以下特点。

一、构建高质量、互动性强的创新形态教材体系

本系列教材为创新形态教材，教材所有内容，均实现数字化呈现；同时，为纸质教材提供配套教学视频、微课、思维导图、教学课件、在线练习等丰富教学资源，学生可直接获取与教材内容相关联的课程资源；支持多媒体资源嵌入与实时更新；配套的数字教材平台，支持在线教学、资源共享、数据分析等功能，实现教学全流程数字化管理，满足多样化教学需求。这种创新的学习方式，不仅提高了教学效果，也丰富了学习体验，使学习更加便捷，提升了学生的学习积极性和主动性。

二、强化价值引领，助推专业教育与思政教育相融合

本套教材以专业知识为载体，以思政教育为引领，深度挖掘专业课程蕴含的思政资源，巧妙融入教材内容，全方位助推专业教育与思政教育深度交融，培育德技兼修人才。在教材编写中，我们注重以康复案例为切入点，将社会主义核心价值观、医者仁心的职业精神、中华优秀传统文化等思政元素自然融入专业知识点。引导学生树立正确的职业价值观，具备社会责任感，在实践教学环节强化人文关怀培养，使学生在掌握专业技能的同时，自觉践行“健康所系，性命相托”的医者担当。

三、体现教育改革精神与职业教育特色

本套教材深入贯彻国家职业教育改革精神，坚持以人为本、能力为重，强调实践操作和技能培训，注重培养学生的职业素养和实际工作能力。内容贴近职业实践，力求使学生能够顺利进入职业领域，成为胜任基层医疗机构或康复治疗相关岗位的高级技术型专业人才。编写过程中，我们注重教材内容与实际工作岗位匹配，确保教材内容符合基层实际工作的需求。

四、注重产教融合，突出实践教学

高等职业教育强调产教深度融合，创新培养模式，这是职业教育的重要发展方向。本套教材的建设始终把提高人才培养质量放在首位，密切联系实际，突出实践教学，将专业内容设置与行业需求对接；推动教学与行业技术发展同步，使课程内容与职业标准对接；完善职业教育教学过程机制，使教学过程与实际工作过程对接。

五、贴合考试，对接行业需求

本教材严格遵循《国家职业教育改革实施方案》及职业教育规划教材建设要求，以康复治疗师职业标准为核心，将岗位技能、职业技能竞赛、职业资格考试内容有机融入教材，实现“岗课赛证”融通，助力学生无缝对接行业需求。

六、以学生为中心，丰富模块设计

考虑到职业教育学生的年龄和学习特点，本套教材的模块设置丰富多样，包括案例导入、思维导图、考试知识点总结、习题等模块。这种结构不仅有助于学生理解和记忆知识点，还能提高学生的学习兴趣和学习效果。每个模块设计精细，既有理论讲解，又有实践应用，旨在全面提升学生的综合素质。

希望本套教材的出版，能够推动高质量康复治疗技术专业人才的培养，促进我国康复治疗专业领域的教材建设与教育发展，为促进我国康复事业的发展和保障人民健康作出积极贡献。

前 言

随着我国医疗卫生事业的快速发展和人口老龄化的加剧，康复治疗学作为现代医学体系的重要组成部分，正日益受到社会各界的关注与重视。作业治疗作为康复治疗的核心技术，以“帮助患者重建生活能力、回归社会角色”为宗旨，在促进功能障碍者恢复独立生活能力、提升生活质量方面发挥着不可替代的作用。为适应高等职业院校康复治疗技术专业人才培养的需求，培养具有扎实理论基础、熟练操作技能和良好职业素养的作业治疗技术人才，我们编写了这本《作业治疗技术》教材。

本教材以教育部高等职业教育专业教学标准为指导，紧密结合行业最新技术规范和岗位能力需求，注重理论与实践相结合、知识传授与技能培养相统一。详细论述了作业治疗的实践模式、技术方法及应用原则，涵盖了从基础理论到临床实践的所有内容。包括作业治疗的核心概念、理论框架及实践模式；治疗性作业活动的分类与应用、日常生活活动能力训练、认知功能障碍作业治疗、感觉统合失调作业治疗等；作业治疗工作流程的各个环节，包括作业活动分析、功能评定、治疗计划制订与实施、再评定等。每章均设有“学习目标”“知识拓展”“案例导入”等模块，并配套了微课、教学课件、思维导图、知识点总结、能力测试等数字资源，案例丰富，难度适宜，方便教师教学与学生自主学习。

本教材的编写团队由具有丰富教学经验的一线教师和长期从事作业治疗临床工作的作业治疗师、康复医师共同构成。团队成员在编写过程中始终秉持“以学生为中心、以就业为导向、以能力为本位”的教育理念，力求在内容编排上体现职业性、科学性、系统性及实用性，采用严谨、规范、专业的学术语言，引用了大量权威研究与临床数据作为支撑，把作业治疗中的前沿技术与热点问题，如虚拟现实技术在作业治疗中的应用、基于国际功能分类的作业治疗模式等嵌入相关知识点，确保了教材内容的科学性、可靠性、时效性与前瞻性。

本教材适用于高等职业院校康复治疗技术专业及相关专业学生使用，可为学生提供系统、规范的作业治疗理论知识与实践技能训练指导；也可作为临床作业治疗师、康复医师等专业人员的参考书籍，为其临床实践、科研工作及专业发展提供全面且权威的理论支持与技术指导。

由于编者水平有限，书中难免存在疏漏之处，恳请广大师生、临床工作者提出宝贵意见，以便后续修订完善。

编　者

2025 年 4 月

目　录

第一章　绪　　论

教学课件

学习目标

素质目标

（1）具备主动探索与系统思维能力，积极钻研作业治疗的基础理论、核心概念及学科发展脉络，建立对作业治疗整体框架的清晰认知，为后续深入学习专业知识与技能奠定扎实基础。

（2）树立以人为本的职业理念，深刻理解作业治疗“以患者为中心”的服务宗旨，尊重个体差异，在实践中展现人文关怀与专业责任感，助力患者通过作业活动提升生活质量。

知识目标

掌握：作业治疗的基本概念；常用的作业治疗的种类、目的、原则和方法；作业治疗的临床适应证和禁忌证。

能力目标

（1）能够识别不同障碍人群的主要功能障碍与作业活动受限表现。

（2）具备分析环境因素（物理、社会、文化环境）对个体作业表现影响的能力。

案例导入

【案例】

赵先生，65岁，脑（左侧基底节区）梗死后2周，右侧肢体偏瘫［布伦斯特罗姆（Brunnstrom）分期：上肢Ⅲ期，手Ⅱ期］，伴轻度失语。主要功能障碍：右侧上肢肌张力增高，抓握困难。日常生活活动依赖性强（穿衣、进食需部分辅助），坐位平衡2级，站立时重心偏向健侧。

【问题】

赵先生该如何进行作业活动评定及治疗，如何选择适合他的作业活动？

·核心知识拆解·

活动（activity）是个人以目标为导向的一般行为，有活动状态、活动、作用的意思，是作业治疗中经常使用的一个基本词汇。美国职业治疗协会（American Occupational Therapy Association，AOTA）将作业活动中的活动描述为个人愿意投身其中并可实现目标的事情。人类的活动有许多，但不是所有的活动都可以称为作业活动。作业治疗活动是一项有目的、有选择性的活动，一般能被选择作为作业治疗的活动应具备如下特性。

1. 目的性 针对患者的功能障碍及需求，作业活动具有明确的目的性，并能达到某一目标。如手抓握无力、协调性差，可进行下棋、写字、泥塑等作业训练，以增强手的握力，改善协调性。

2. 选择性 根据患者的功能障碍及个体情况，选择适合患者个体的作业治疗活动。

3. 科学性 作业治疗技术是一门学科，具有理论基础和科学的方法。

4. 实用性 选择作业活动时要与患者的日常生活和工作、学习等活动紧密关联，从患者的实际需求出发，注重实用性。

5. 有效性 患者通过作业治疗，能改善功能状况，有效地提高日常生活质量和工作技能。

6. 差异性 选择作业治疗活动具有个体的差异性。虽然患者患同一种疾病或功能障碍相同，但由于患者的个体差异，如年龄、性别、文化背景等不同，所选择的作业治疗方法也有可能不一样。

7. 趣味性 作业活动的选择多以患者的个人意愿、兴趣、爱好作为选择的依据。尤其是一些休闲、娱乐活动和工艺、园艺及手工操作等活动，具有很强的趣味性，它不仅可以训练患者的肢体功能，还可以愉悦心情，改善情绪，调节心理功能。

8. 主动性 在进行作业治疗方案的制订和实施治疗的过程中，应要求患者积极、主动地参与作业治疗的全过程，而不是让患者被动地接受治疗。强调患者的主动参与作用及主动性，对提高患者的康复治疗效果具有非常重要的意义。

9. 灵活性 作业治疗活动的训练及其治疗量，可根据患者的具体情况，灵活地进行调节。如可对活动的强度、难度、时间频率等方面进行调节。也可根据患者的意愿和兴趣，或在一定的范围内，让患者自己选择作业活动。

10. 社会性 作业治疗不仅能改善患者日常生活活动能力，也能改善和提高患者的学习能力、工作能力和社会的适应能力，是患者回归家庭和社会的桥梁，是促进患者适应社会、融入社会不可或缺的一种重要手段。

第一节　概　　述

一、作业

作业（occupation）是作业活动的总称，是人们利用自己时间所做的一切事情，包括照顾自己，享受生活。作业一般被视为在一个人的生活里有独特的意义和目的的活动，作业没有特定的形式，任何活动只要符合对个体有意义的定义就可被视为作业。

1. 作业任务 是指一个完整的作业活动的组成部分，是作业活动的各个环节。例如，做菜是一个完整的作业活动，其中包含洗菜、切菜、炒菜、盛菜、上菜等任务。

2. 作业活动 是指以一定目的为中心的个人或集体行为，也是个人或者集体自主性的参与行为。活动的目的体现在作业行为和作业环境之中，受作业活动范畴、作业活动成分及作业活动背景等各种因素的影响。作业范围主要是指日常生活活动、工作/生产力及休闲活动三个方面。

（1）日常生活活动（activities of daily living，ADL）：狭义的ADL是为了维持生存及适应生存环境而每天反复进行的、最基本的、最具有共性的活动。广义的ADL是指一个人在家庭、工作机构及社区里自己管理自己的能力，除包括最基本的生活能力之外，还包括与他人交往的能力，以及在经济上、社会上和职业上合理安排自己生活方式的能力。

（2）工作/生产力：指个体作为社会成员的一分子必须进行的作业活动，是人类社会性的体现，包括受薪工作、不受薪工作和学业培训活动。

（3）休闲活动：也称为游戏与娱乐，可分为静态娱乐、动态娱乐、交际活动和艺术活动等类型。

3. 作业层次 将作业自上至下区分为角色、活动、任务、行动和能力/技巧，具体见表1-1。

表1-1 作业的层次

层次名称	定义	举例
角色	在已有期望、责任和权利的社会中的角色及位置	父母
活动	依据目标制定的工作，对参与者有意义	购物
任务	具有共同目的的行为的结合，对参与者有意义	书写一张购物清单
行动	可认识的及看得见的行为	选产品
能力/技巧	支持作业表现的一般特性或者个人的特性	手操作技巧

二、作业治疗

1. 作业治疗的概念 作业治疗（occupational therapy，OT）是协助残疾者和患者选择、参与、应用有目的和意义的作业活动，帮助那些因身体、精神、发育上的功能障碍或残疾而导致不同程度生活自理和劳动能力丧失的残疾者和患者，进行评价、治疗和训练的一种专业的治疗方法。

2. 作业治疗与作业活动的关系 作业活动指日常生活活动、工作/生产力及休闲这三个方面。自理、做饭、照顾孩子起居饮食、安排家庭旅行、逛街购物、上班工作、参加朋友聚会等都属于日常活动。这些活动须在某种特定环境、应用系列生活技能去完成。作业活动能力组成人的生活能力，一旦这种生活能力降低，需要作业治疗来恢复正常的作业活动。

作业治疗与作业活动的关系密切。作业治疗是有选择性和目的性地应用与日常生活、工作、学习和休闲等有关的各种活动来治疗患者躯体、心理等方面的功能障碍。这些活动，即作业活动，构成了作业治疗的基础。作业治疗通过这些精心设计的活动，促进疾病、发育障碍和/或身体和心理、社会功能障碍者的康复，帮助他们最大限度地挖掘、使用身体功能，以促进其适应工作、社会、个人及家庭的需要，过有意义的生活。

微课：手工艺作业活动

3. 作业治疗的分类 作业治疗的分类方式及分类有如下几种。

（1）按作业治疗的名称分类：手工艺作业、日常生活活动训练、文书类作业、治疗性游戏作业、园艺作业、木工作业、黏土作业、皮工作业、编织作业、金工作业、制陶作业、工作装配与维修、认知作业、计算器操作、书法、绘画作业等。

（2）按作业治疗的内容分类：日常生活活动训练、工艺治疗、文娱治疗、园艺治疗、自助具和矫形器制作及训练、假肢训练、就业前功能评定和功能性作业活动等。

（3）按作业治疗目的和作用分类：用于减轻疼痛的作业、用于增强肌力的作业、用于改善关节活动度的作业、用于增强协调性的作业、用于增强肌肉耐力的作业、用于改善步态的作业、用于改善整体功能的作业、用于调节心理精神和转移注意力的作业、用于提高认知能力的作业等。

（4）按作业治疗的功能分类

1）功能性作业治疗：主要是日常生活活动训练，生活自理是患者回归社会的重要前提。

2）职业作业治疗：包括职业前评定、职业前训练。

3）娱乐活动：包括娱乐及游戏活动评定、娱乐及游戏活动治疗两个部分。

4）作业宣教和咨询：是指疾病康复过程中对患者及其家庭提供各种学习机会，帮助患者改变不良的行为并坚持这种变化，以实现预期的、适合各个患者自身健康水平的目标。

5）环境干预：环境影响人的行为，同时，人的行为也改变着环境。在临床康复过程中，通过关注环境可以达到意想不到的疗效。

6）辅助技术：包括矫形器配制和使用训练、辅助器配制和使用训练及假肢使用训练。①矫形器配制和使用训练：矫形器是用于人体四肢、躯干等部位，通过力的作用以预防、矫正畸形，治疗骨骼、关节、肌肉和神经疾病并补偿其功能的器械。如何配制和使用矫形器是作业治疗的内容之一。②辅助器配制和使用训练：患者康复辅助器的选购、设计、改造和使用都需要作业治疗师加以指导，以产生积极的康复辅助作用。③假肢使用训练：根据残疾者具体情况向康复工程师提出有关假肢处方的建议。对穿戴机械手者训练其假肢的协调动作，对穿戴下肢假肢者进行负重与平衡训练、平地行走和上下台阶训练等。

第二节 作业治疗理论框架及模式

一、作业治疗理论框架

1980年，世界卫生组织（World Health Organization，WHO）制定了《国际残损、残疾和残

障分类》(*International Classification of Impairments*，*Disabilitiesand Handicaps*，ICIDH)，对疾病和损伤后果的描述采用残损、残疾、残障三个等级。1996年，世界卫生组织颁布新的《国际残损、残疾和残障分类》(ICIDH-2)，并于2001年更名为《国际功能、残疾和健康分类》(*International Classification of Functioning*，*Disability and Health*，ICF)。

作业治疗的理念及模式与ICF有许多相近之处，都以整体的人为对象，关注的不仅是躯体结构与功能，更加关注活动和参与能力，同时也考虑环境和个人因素的影响。该分类系统提供了能统一和标准地反映所有与人体健康有关的功能和失能的功能状态分类，也是本门课程主要技术的理论框架依据。

1. ICF模式的核心内容 ICF(图1-1)不仅仅是一个分类词典，而是代表了对身心障碍观念的转变。ICF由两个部分组成：第一部分是功能与失能，包括身体功能和结构、活动与参与；第二部分是背景因素，包括环境因素与个人因素，并应用字母数字编码系统对每一项进行编码，字母b、s、d和e分别代表身体功能、身体结构、活动和参与，以及环境因素。其中，根据使用者的情况，可以用a和p替代字母d，以分别指代活动和参与。这些核心要素相互影响，构成了一个互动的概念，用于描述个体的健康状态。

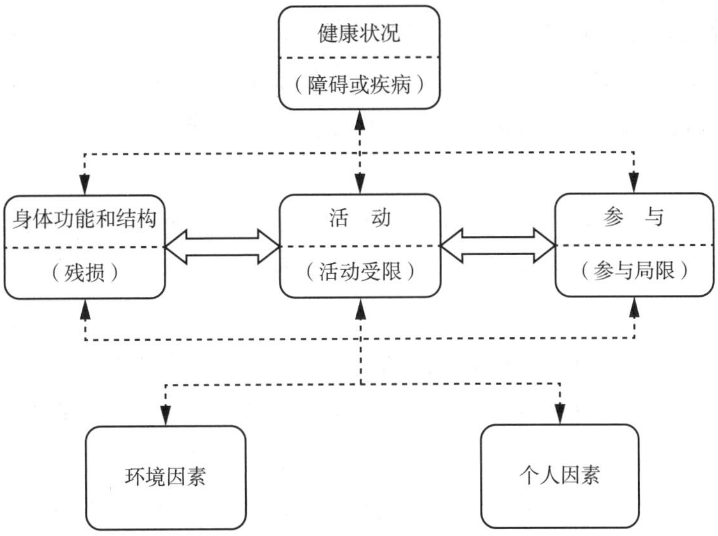

图1-1 ICF的概念模型

(1)身体功能和结构：身体功能指身体各系统的生理或心理功能。身体结构指身体的解剖部位，如器官、肢体及其组成部分。身体功能和身体结构是两个不同但又平行的部分，它们各自的特征不能相互取代。

(2)活动：是由个体执行一项任务或行动。活动受限指个体在完成活动时可能遇到的困难，这里指的是个体整体水平的功能(如学习和应用知识的能力、完成一般任务和要求的能力、交流的能力、个体的活动能力、生活自理能力等)障碍。

(3)参与：是个体介入与他人相关的社会活动(在家庭生活、人际交往和联系、接受教育和工作就业等主要生活领域，参与社会、社区和公民生活等)的能力。参与限制是指个体的社会功能障碍。

2. ICF的结构 ICF每一项可以逐级分类，级别数越高(如第三或第四级别)，分类越具体，共有1454项条目。举例说明：第二级ICF水平“b730肌力功能”是“b7神经肌肉系统和运动相关功能”的成分之一；而“b7神经肌肉系统和运动相关功能”是ICF组成成分之——“b身体功能”的一部分。个人因素由于其特异性原因，至今尚未分类。

3. 关联因素 功能、健康和残疾之间相互独立又彼此关联，当考虑患者的“功能”“残疾”“健康状态”“疾病后果”时，应从身体-活动-参与这3个水平分别进行评定和处理。ICF还列出了与这些概念有相互作用的背景因素，包括环境因素和个人因素。环境因素包括某些产品、工具和辅助技术，其他人的支持和帮助，社会、经济和政策的支持力度，社会文化等。有障碍或缺乏有利因素的环境将限制个体的活动表现，有促进作用的环境则可以提高其活动表现。个人因素包括性别、种族、年龄、健康情况、生活方式、习惯、教养、应对方式、社会背景、教育、职业、过去和现在的经验、总的行为方式、个体的心理优势和其他特征等。按照这种方式，它使处于不同文化背景下的不同使用者在各个领域，就个体功能、残疾和健康情况分类和记录方面而言有一个共同工具。这个模式把健康状况、功能、残疾及背景因素表述为双向互动的统一体系。

二、作业治疗模式

作业治疗模式（occupational therapy model，OTM）是作业治疗的哲学构架和专业框架，是作业治疗技术的理论源泉，是作业治疗完整、系统、整合的理论观点和实践方法。在作业治疗学科中包含了多种治疗模式理论，如作业表现模式（occupational performance model，OPM）、人-环境-作业模式（person-environment-occupation model，PEO）、人类作业模式（model of human occupation，MOHO）等。

1. 作业表现模式 最早由雷恩（Reilly）、莫西（Mosey）等于20世纪60年代初提出，是最早发表的作业治疗哲学框架。该模式强调作业能力是作业治疗的根本目标，作业技能是作业活动的基本组成部分，强调作业活动要重复进行，各种技能之间相互影响。基本内容及框架如下。

（1）作业活动行为范围：包括日常生活活动、工作，以及生产活动、休闲活动等。

（2）作业活动行为技能：包括感觉运动技能、认知技能、社会心理技能等。

（3）作业活动行为情景：包括时间范畴、环境范畴等。

2. 人-环境-作业模式 由加拿大劳斯（Law）博士等人于1994年提出。该模式阐明了作业活动的表现是人、环境及作业相互作用的结果。日常生活被认为是人与环境的互动，这一互动过程是通过作业活动进行的，互动的过程是动态的，随着环境变化而不断改变。人、环境与作业三者相互影响，关系密切。

人-环境-作业模式在人生不同发展阶段，有不同的变化。在婴幼儿及儿童时期，环境因素在该模式中占有较大比重，个人可通过充分利用环境学习各种技能，提高个人能力；在成年人中，环境因素的影响则相对较小，个人因素所占比重则逐渐扩大，作业能力随个人能力、技能、技巧的增加而增强，个人会主动寻求工作、娱乐、友情及亲情，进一步肯定自我的家庭角色和社会角色等，更多地认识自己；对于老年人，随着年龄的增长和个人能力的下降，个人因素会逐渐减少，角色内容要求降低，需要自我照顾和被照顾，更加需求安全的生活环境，环境因素又会再次成为主导作业能力的因素。

人-环境-作业模式指出作业表现是人、环境、作业相互作用的结果，强调人、环境、作业之间的相互作用，与ICF中所提出的“个人因素”及“环境因素”对“身体结构与功能”“活动”与

“参与”的影响十分吻合。

3. 人类作业模式 人类作业模式（model of human occupation，MOHO）是由美国的基尔霍恩（Kielhofner）教授于20世纪80年代提出的。MOHO为作业治疗专业人员提供了一个全面的框架，以评估和干预个体的作业参与，该模式为广泛多样的人类作业提供了较为完整和综合的解释，为世界各国OT所接受。

MOHO认为人类作业活动是复杂的、依赖环境的，并且这些活动会塑造个体的认知及身份特征。它强调人们如何通过参与日常活动来获得健康和幸福。MOHO首次提出了影响人类参与作业活动的3个次系统：意志力（volition）次系统、习惯（habituation）次系统及行为（performance capacity）次系统。

（1）意志力次系统：是作业活动的动机，包括个人因素、价值观和兴趣。

（2）习惯次系统：是作业活动的日常习惯行为方式，包括习惯和角色。

（3）行为次系统：由技能构成，受另外2个层次影响。

第三节 作业治疗的常用技术

一、作业治疗常用的干预方法

作业治疗的干预是指在作业治疗学理论指导下有计划、按步骤地对一定对象的作业活动、作业特征或作业问题施加影响，使之发生朝向预期目标变化的过程。

常用的干预方法包括以下内容。①非人类环境；②有意识地对自我使用；③教与学的过程；④有目的性的活动；⑤活动小组；⑥活动分析和组合。

1. 非人类环境 环境分为人类环境、非人类环境及文化环境。非人类环境即不是人类的环境，是被掌握的一个实体。非人类环境包括自然环境，如光线、草木、环境设施、不同的建筑物、公共场所等。作业治疗师是康复团队中最了解环境对障碍者影响的成员，选择治疗活动时，甚至会因地制宜、就地取材，根据各环境具体情况选择治疗项目，并结合当时当地资源等进行选择。

功能障碍的改善与环境因素密切相关，作业治疗包括环境改造，配合无障碍环境设施，对不同类型的残疾进行评估，评估环境安全性问题，预防老年人跌倒等，以及使障碍者能够独立且安全地生活。环境改造包括建筑环境改造、辅助技术等。

（1）建筑环境改造：环境不利因素可以成为障碍者独立生活的最大障碍。作业治疗师安排随访，评估由环境导致的问题，提出意见并进行家居改造，为障碍者解决居家及工作上的障碍。作业治疗师就不同的残疾情况提供适合的环境策略。

（2）辅助技术：是指为改善功能障碍者的状况而设计和利用的装置、服务、策略和训练。辅助技术是非人类环境的物体之一，主要包括辅助技术装置和辅助技术服务两部分内容。辅助技术的特色是不但能减轻照顾者的负担，而且能增强残疾人的工作及生产能力，使其能够最大限度地回归家庭与社会。

辅助技术可以分为以下类型：自助具和适应性设备、常用的辅助装置及日常生活辅助器具、坐姿及干预、坐垫及轮椅、康复支架、压力衣及压力垫。信息技术、计算机辅助康复是辅助技术新的发展成果。

2. 有意识地对自我使用 自我使用是有计划地利用作业治疗师或治疗对象本身与另一个人的相互作用，目的是减轻恐惧或者忧虑。自我使用可以提供辅导，或提供必要的信息或建议，并且帮助其他人获得更多的欣赏，发挥及使用其潜在的内部能力。这种关系可以提升发展，改进并且保持既往的功能，是减轻生活压力的一种有用手段。

3. 教与学的过程 教与学的过程表明教师与学习者之间的紧密联系。只有当个人不能独立成功参与一个社区的活动，或不能获得其他人必要的对应技能时，教与学的工具才被使用。

4. 有目的性的活动 是通过精心选择的、具有针对性的作业活动，维持和提高患者的功能，预防功能障碍或残疾的加重，使患者获得或提高独立的生活能力，提高生活质量。对患者具有重要的治疗作用。

5. 活动小组 活动小组的目的是帮助且共同关心有作业问题的障碍者。该方法适合互相合作的人，让他们面对或知道与他们类似的问题，增强他们的信心和某种程度的彼此信赖。小组可以是开放或封闭式，或应不同的需要以不同的结构或主题组合。

6. 活动分析和组合 活动分析是一项作业活动过程，旨在区分及检查活动组成部分。活动组合是针对障碍者的能力及需要的活动而进行有机的组织分析，再结合非人类环境的过程，以便设计一项适合有关评估的作业活动。

二、作业治疗的基本步骤

作业治疗的基本过程可分为六个步骤。

1. 评估 可概括为资料的收集及处理。收集障碍者有关资料，作为设定预期目标、制订治疗计划的判断依据。作业治疗师可针对具体活动障碍采用活动分析，而不是简单地进行徒手肌力测试或日常生活活动能力测试。

（1）收集资料：收集有关障碍者的性别、年龄、诊断、病史、用药情况、工作、护理记录、社会经历等资料，进行有目的的评估，以确定障碍者目前的功能水平、病程阶段等。

（2）分析问题：将上述数据进行全面分析，找出需要解决的问题。这些问题主要反映功能受限最明显或影响生活最突出的困难所在，妨碍其恢复的各种可能因素和导致功能障碍及个人社交能力不佳的症结，分析引起这些问题的实质和最终解决目标。

2. 设定预期目标 将各种有价值的资料综合在一起，分析障碍者残存的功能，确定妨碍恢复的因素，从而预测出可能恢复的限度，即预测目标的设定。步骤如下：首先了解必要的最低残存能力；发现妨碍因素，进一步检查。治疗目标可分为最终目标（长期目标）和近期目标（短期目标）。

3. 制订治疗方案 在详细了解残疾程度及功能障碍的基础上，确定可达到的目标。根据评估亦可预测出可能出现的情况如继发性畸形及挛缩等，以此制订包括预防对策在内的为达到目标的治疗计划。确定治疗计划后，对近期目标提出具体的作业治疗方案，并用简明的形式表示出来。

4. 治疗的实施 根据处方或确定的治疗程序表，与各专科作业治疗师密切联系，进行综合治疗。作业治疗师可依据评估的结果，结合自己的工作经验及技术水平选择最佳治疗手段。可分步骤、分阶段完成。

5. 再评估 要进行客观的复评，并不断观察和记录。如未能完成预定目标，应检查原因，修正治疗方案。

6. 出院 通过反复评估后，确认障碍者已经达到康复目标，即可办理出院手续。

三、作业治疗的适应证、禁忌证

1. 作业治疗的适应证 作业治疗的适应证非常广泛，凡是需要提升ADL能力、职业能力、学习能力，改善手与上肢的功能、感知觉功能、认知功能，改善情绪心理状态，促进发育水平，以及改造住宅、职业、社会基础设施等环境等，都属于作业治疗范畴。作业治疗常见适应证如下。

（1）神经系统疾病：脑卒中、颅脑损伤、脑部肿瘤术后、脊髓损伤、脊髓炎、中枢神经退行性变、周围神经病变、阿尔茨海默病、老年性认知功能减退等。

（2）肌骨关节疾病：骨折、骨关节损伤、手外伤、截肢、断肢断指再植术后、关节置换术后、运动损伤、骨性关节病、强直性脊柱炎、类风湿关节炎、肩周炎、颈椎病、腰椎病等。

（3）内科疾病：冠心病、心肌梗死、高血压、慢性阻塞性肺疾病、糖尿病等。

（4）儿科疾病：脑瘫、孤独症、发育缺陷、肢体残疾、学习困难或残疾等。

（5）精神障碍：精神分裂症、神经症、焦虑症、抑郁症、情绪障碍等。

（6）其他：烧伤、肿瘤、职业病、老年病等。

2. 作业治疗的禁忌证 作业治疗没有绝对的禁忌证，只是不同情况下介入的方法不同，但需严格掌握不影响障碍者生命、不影响抢救、不造成损害、不违反伦理等原则。根据障碍者情况审慎进行，如危重症、心肺肝肾功能严重不全等需绝对休息者、出血倾向者通常被视为禁忌证，但对于部分重症障碍者，在技术确保安全的情况下，作业治疗的早期介入是十分必要的。而以往被认为是禁忌的意识不清、严重认知功能障碍不能合作者也常需要作业治疗介入来促醒和改善认知功能障碍。

▶知识拓展

世界作业治疗师联盟

世界作业治疗师联盟（World Federation of Occupational Therapists，WFOT）成立于1952年，是作业治疗领域唯一的全球性组织，最早由来自美国、英国、加拿大、南非、瑞典、新西兰、澳大利亚、以色列、印度和丹麦10个国家的作业治疗协会或组织联合发起成立。2018年5月18日，在南非开普敦举行的世界作业治疗师联盟理事会会议上，经过表决全票通过中国康复医学会作业治疗专业委员会成为其正式会员。这是中国作业治疗专业发展史上一个重要的里程碑，标志着中国作业治疗师进入了国际大家庭。

—• 考试知识点总结 •—

—• 本章小结 •—

—• 协和云课堂…… 拓展练习及参考答案 •—

（刘 尊）

第二章　作业治疗的工作流程

教学课件

学习目标

素质目标

（1）具备以患者为中心的作业治疗临床思维，与患者科学沟通、友好互动，根据作业治疗工作流程进行临床实践。

（2）树立严谨扎实的作业治疗专业态度与探索精神，基于所学知识，从患者个体功能状态、作业活动兴趣与需求、所处物理及社会环境等维度，制订个性化作业治疗计划。

知识目标

（1）掌握：作业活动分析和作业治疗评定的方法；作业治疗计划的制订。

（2）熟悉：作业活动分析的内容和常用作业评定的内容。

（3）了解：活动和作业活动的有关特性；作业评定的注意事项。

能力目标

（1）能针对基本的日常生活活动进行作业活动分析。

（2）学会以运用加拿大作业表现量表为基础进行作业表现评定，针对不同的患者选择不同评估方法，能够全面且有针对性地了解患者情况，制订个性化的作业治疗计划，指导患者开展作业治疗训练。

案例导入

【案例】

李先生，55岁。职业：农民。文化程度：小学。个人爱好：务农种植。患者目前右侧肢体活动不利、乏力，伴说话吐字不清，情绪不稳，生命体征平稳。诊断：脑梗死。功能评定：肌张力稍高，阿什沃思（Ashworth）肌张力分级评定2级；巴塞尔（Barthel）指数50分；伯格（Berg）评分25分；Brunnstrom运动功能评定Ⅲ级。

【问题】

根据李先生目前存在的问题，以及个体情况，如何协助他设定近期目标，制订作业治疗计划？

·核心知识拆解·

作业治疗专业规范化的工作流程，是作业治疗管理患者的专业行动指南，是作业治疗师的专业表达过程，是遵循循证医学的作业治疗科学过程。

作业治疗过程可分为三大框架，七个组成部分。三大框架包括评定、治疗与再评估，七个组成部分包含首次评定、详细评定、作业治疗计划和处方的制订、治疗实施、治疗小结、末期总结、再次评估。入院后即可进行评定，包含首次评定、详细评定；其后进行治疗，包含作业治疗计划和处方的制订、治疗实施、治疗小结；随后进行再评估，包含末期总结、再次评估，当患者达到预期目标后方可出院。

第一节　作业活动分析

微课：作业活动分析

作业活动分析是对某一项作业活动的基本组成成分及患者完成该项活动所具备的功能水平的认识过程。作业治疗是通过参与选择性的作业活动，使不同功能障碍服务对象的身体、认知和社会功能得到有效改善，从而使服务对象重新参与到有意义的日常生活活动当中，或提高参与能力，预防或减少因功能障碍造成的影响。

由此可见，作业活动在作业治疗中具有举足轻重的作用。首先，作业活动是作业治疗师用于治疗的最基本工具，如何选择适合的作业活动就成了作业治疗程序中的一个最重要的组成部分。其次，作业治疗的最终目的是让服务对象能参与到他们需要的、想要的或期望去完成的作业活动中。也就是说，作业活动也是作业治疗的最终目的。对每一项作业活动的特性进行分析，根据患者的功能评定结果，结合患者的需求、兴趣、爱好和生活习惯及环境因素等情况，选择最适合的活动用于对服务对象的治疗就成了作业治疗师的关键技能。因此，作业治疗师在为患者提供治疗性活动之前，必须先对活动/作业活动进行分析，为患者提供合适的活动，从而达到预期的治疗目标。

作业活动分析是指分析具体一个人在实际环境中想要做或需要做的作业活动的表现，是考察患者实际作业表现与作业活动需求和环境之间动态关系的过程。这种分析最大的特点在于以患者为中心，考虑到其个人生活经验、价值、兴趣及目标，将实际身体功能和身体结构是否符合作业活动的需求，以及实际的环境因素考虑其中。分析作业活动的目的是获悉患者在实际环境中特定的作业表现潜能和会遇到的潜在问题。

一、作业活动分析的方法

作业治疗师的主要任务是使患者能够完成他需要做、想要做或期望去做的作业活动，也就是满足他们的作业需求。要想教会患者完成一项作业活动，作业治疗师就必须对正常情况下如何完成一项作业活动进行解构和分析，找到一种对患者来说是“最正确”或者说是“最好”的方法，即采取更切合现实生活的自上而下的活动分析方法，把分析的重点放在对作业表现的观察上，了解个体实际作业表现，如个体在实际生活情境下是怎样完成一项作业活动的，为什么在完成活动的某些方面会导致个体觉得有困难或不满意等。

1. 动态的作业表现分析　基于人－环境－作业模式，活动分析把整个作业活动表现看作人、环境与作业活动之间的一个动态的互动过程，从而形成了每个人独特的作业表现。为了便于分析，在对患者进行作业分析时，可以把任何活动分为不同的任务单元，不同的任务单元再分为各个具体的任务，各个具体的任务再分为更细小的具体行动。例如，把梳洗活动分为梳头、洗脸、刷牙等的任务单元；而在梳头的任务单元中再细分为取梳子、梳头发等具体的任务；而取梳子的具体任务可以再分为更细小的具体行动（图2-1）。以此类推，就可以在不同的活动层面上对服务对象的作业表现进行观察分析，而不必从一开始就进入具体的、繁杂的作业构成层次中。

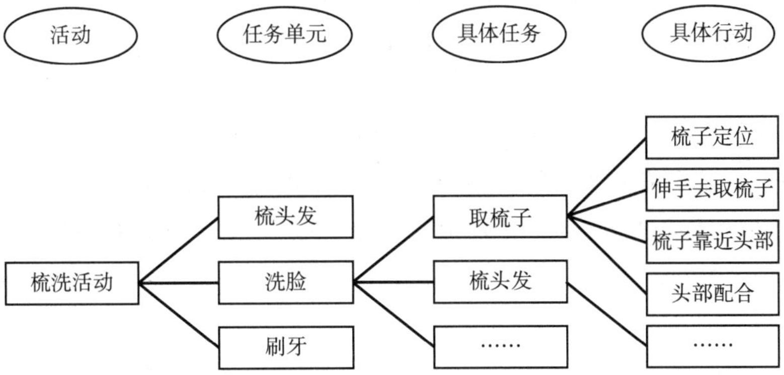

图2-1　梳洗活动的表现分析

2. 患者的先决条件分析　作业表现的首要条件是患者能够在其自身的能力、所要进行的作业活动及所处环境的要求和帮助之间取得平衡，这种平衡状态不只是在完成整个活动的层面上，而是在前文提到的，包括组成活动的任务单元、具体任务和具体行动等各个层面。要达到最佳的作业表现，要具备两方面的先决条件，分别是患者的动机和对任务的理解。

（1）患者动机：实践经验告诉我们，不是所有的患者对个体的作业活动都具备良好的动机的，尤其是当从事作业活动遇到较复杂的情况和困难时。因此，个体要启动一项作业活动，就必须具备最起码的作业动机，无论这动机是发自内在的本能、需要或是外界所要求的。有关运动学习的研究也表明，个体对所要完成任务的动机，会影响个体对技能的理解和获得、执行任务的表现，以及完成任务所需的持续性。同样，动机也会影响个体对现有自身所掌握的技巧的理解、部署、应用和加强，并影响其在任务变得极具挑战性时继续下去的意愿。有目的的活动或对个体有意义的活动，会增加个体的动机，从而增强运动学习的能力和改善运动表现。因此在临床实践过程中理解患者和其家人的作业需求尤为重要。

（2）患者对任务的理解：对任务的理解是形成执行策略不可或缺的重要部分。例如，前文提到的梳洗的例子，要梳头发时，执行者必须知道梳子的结构与功用、如何抓握梳子、先从哪里梳理起、自己适合梳理什么样的发型等。

如前所述，自上而下的动态的作业分析有别于传统的基于正常或典型任务执行方式的作业分析，患者用自己的方式执行一项活动或任务。治疗师对患者进行实时观察，把分析的重点放在患者、活动和环境之间的互动上。对环境因素的分析是指识别环境的物理性、系统关联性、个人、社会和文化等组成部分，以及其对人类行为活动和反应所产生的影响。再次用梳头发举例，患者是在病房的盥洗室里梳头还是在家里的梳妆台前梳头，用普通的梳子还是类似刷子式的梳子，是日常的梳理还是为出席正式的场合而进行的梳理，是否需要配合首饰和化妆，时间是否充裕等，这些因素都会影响患者执行这项活动的表现。

这种动态的作业分析的目的是找出个体在执行活动中出现的错漏之处，从而尝试找出解决方法并进行测试，这就要求作业治疗师能够运用作业治疗基础理论、对任务的了解和临床推理技巧，找出执行过程中的有效和无效之处，重点是人、作业、环境之间的互动，是高度个性化的作业活动分析。而当这种自上而下的分析方法不奏效时，才会进入作业构成的层次去尝试找出根源，以避免单一化的弊端。由于各个层次的活动或任务都是相关联的，当作业治疗师发现患者在作业活动分析中的某一个层次出现错漏时，应该对问题和临床决策流程进行溯源，对各个层次的任务进行评估观察，找出所有相关联的错漏，并以此作为选择治疗性作业活动的依据，制订和实施有针对性和个性化的作业治疗方案。

作业活动分析更多的是一种思维过程，用书面的方式进行作业分析，有助于治疗师厘清思路，缺点是在实际工作初期需要花费大量的时间和精力。通过作业分析去选择适合患者且与患者的个人兴趣相匹配的作业治疗活动是作为作业治疗师的核心技能之一，真正体现作业治疗以患者为中心的理念。

二、作业活动分析的内容

从传统的观念上讲，作业活动分析是指在正常的情况下，把一项活动分为身体、认知和情感等不同的组成部分，从而确定个体要执行该项活动时所需的各方面能力。在作业分析的基础上，作业治疗师再结合患者的能力，判断患者能否完成该项活动。在患者执行该项活动时进行观察，找出有困难或错漏之处，从而判断应该如何调整该项活动以更适合患者的能力；或者判断该项活动对患者具有哪些治疗特性，以提高患者的能力从而满足患者的作业需求。应从三个方面研究、剖析活动：活动行为范畴、活动行为成分、活动行为背景。

1. 活动行为范畴 是每日生活典型部分的宏观分类，包括日常生活活动、工作及生产性活动、娱乐及休闲性活动三方面。

（1）日常生活活动：为自理性活动，包括修饰、保持口腔卫生、洗澡、厕所的使用、个人用具的护理、穿衣、喂饭与吃饭、常规服药、维持健康、进行社会化活动、进行功能性交流及功能性移动、进行社区内转移、紧急反应、性表达。

（2）工作及生产性活动：为自我发展、社会贡献及谋生而进行的活动，包括料理家务、安全事宜、照顾家庭、教育活动、求职、就业、工作或职业活动、退休后的计划、志愿者活动。

（3）娱乐及休闲性活动：从本质上讲，是促进娱乐、放松、自发享乐或自我表达的活动，包括娱乐与休闲的探索和娱乐与休闲活动行为。

2. 活动行为成分 是人类成功地从事活动行为所必需的基本技能。表现在三个方面：自己做——感觉运动成分；自己想——认识成分；感情与社会自我——心理/社会成分。

（1）感觉运动成分：接收处理、传入信息及产生输出的能力。

1）感觉：用感觉意识接受和区分感觉刺激。①感觉过程：需用到触觉、本体感觉、前庭觉、视觉、听觉、味觉、嗅觉。②知觉过程：需用到实体觉、运动觉、疼痛反应、躯体图形、区分左右、空间位置、图形结构、深度知觉、空间关系、局部定向。③神经肌肉骨骼：涉及反射、关节活动度、肌张力、力量、耐力、姿势控制、姿势定位、软组织的完整性。

2）运动：涉及总体（粗大）运动的协调、跨越中线、单侧和双侧整合、运动控制、精细协调与灵巧性、视－运动整合、口腔－运动控制等能力。

（2）认识成分：是运用高级脑功能的能力，涉及警觉度、定向、辨认、注意力、活动始动力、活动终止力、记忆、时序、分 类、概念格式化、空间操作、解决问题、学习、归纳等能力。

（3）心理/社会成分：是与社会相互作用及处理情感的能力。

1）心理学方面：涉及价值、兴趣、自我概念。

2）社会：涉及角色活动、社会品行、人际关系技能、自我表达。

3）自我维护：涉及应对技能、时间控制、自我控制。

3. 活动行为背景　是影响个人从事活动行为范畴的因素。由个人生活的时期、环境和文化组成，可以对活动的实施产生影响。

（1）时期方面：①个人的年龄；②成熟的阶段或时期；③生命周期，所处的重要生活时期，诸如职业周期、做父母的周期或教育过程；④残疾状况，诸如急性损伤、慢性残疾，或疾病终末期等。

（2）环境方面：①物理环境，包括进入环境的通道、在环境内的活动行为，包括自然区域、植物、动物、建筑物、所用工具等。②社会环境，重要个体的可用价值与期望，诸如配偶、朋友及护理人员，也包括对建立规范、角色期望及社会常规产生较大影响的社会群体。

（3）文化方面：包括习惯、活动方式、行为标准及期望、政治、接触资源机会及确定个人权利的法律，也包括接受教育、就业及经济支持的机会。

以下以一个患有学习障碍的孩子，需要在公立学校内进行教育活动的训练为例进行讲解。

对于这个孩子，教育性活动就是要考虑的工作及生产性活动行为范畴。为了取得有效且实际的完成课堂作业的结果，可能需要针对孩子的一些特殊活动行为成分进行治疗训练，包括感觉加工、知觉技能、姿势控制、运动技能；对活动行为背景的物理特征做认识和适应评价及/或改造，如环境中的物体（桌、椅）。作业治疗可包括学生在教室中坐姿及稳定性训练、练习运动控制与协调。治疗程序可在模拟场景下或校方工作人员的配合下由作业治疗人员实施。

我们也可以根据重建生活为本作业治疗理念，采用美国作业治疗权威专家安妮·费舍尔（Anne Fisher）提倡的职业治疗干预过程模型（occupational therapy intervention process model，OTIPM）中的生活技能（作业技能）分类及描述方法，即用一套三维技能理念说明从事任何一项作业活动都要有机组合三类作业技能，包括肢体活动技能、作业组织技能、人际互动技能，进行作业活动分析描述。

第二节　作业治疗评定

作业治疗中的评定，是指在获取个体作业能力信息后，发现存在的问题并确定治疗目标从而制订治疗计划的过程，同时通过评定来发现个体的优点和可挖掘的能力。评定的方法需要借助回顾病历、评定量表及一些专项检查，也需要与个体接触，通过交谈、观察获取评定信息。随着作业治疗的发展和技术水平的提高，作业治疗师对作业治疗中患者作业能力、作业目的、作业角色、作业动作的分析和评定逐渐加以重视，形成相对独立的作业治疗评定体系。它与临床评定、物理治疗等其他评定紧密相关，是康复评定中非常重要的组成部分之一。

一、作业治疗评定的意义

1. 反映机体的综合功能和作业能力。
2. 了解功能障碍的严重程度及对作业能力的影响。
3. 发现患者的优势。
4. 为制订治疗计划提供客观依据。
5. 动态观察功能障碍的发展变化和预后。
6. 解决患者的功能需求，及时观察治疗效果和调整治疗方案。
7. 增加患者对自身状况的了解和认识。
8. 通过环境评定，了解患者的作业潜能，为治疗师提供帮助患者适应、改造环境及简化活动的依据。
9. 促进学科发展和社会对功能障碍者的重视。

二、作业治疗评定的内容

作业治疗评定包括治疗前评定、治疗期间定期复查和治疗后评定。作业治疗评定建立在临床和运动功能评定的基础上，与物理治疗中的评定有所不同，作业治疗评定应包括作业表现、作业能力、作业技能的评定。

1. 作业表现评定 作业表现通常采用加拿大作业活动表现量表（Canadian occupational performance measure，COPM）进行评定，COPM是由加拿大作业治疗学会推广实施的一种以患者为中心、以患者意愿为主要治疗目标的评定方法。其包含的内容可以概括为日常生活活动、工作和休闲活动的所有领域，COPM可以帮助治疗师和患者确定功能受限的活动项目。在进行COPM评定时，通常包括以下4个步骤。

（1）作业活动自查：从各活动范畴中分别查找自己有困难或认为自己有困难不能完成的作业活动。

（2）活动重要性评定：患者就自查作业活动中选出的每一个存在障碍的作业活动的重要性进行评分，评分采用10分制，1分表示非常不重要，10分表示非常重要。

（3）活动表现及满意度初评：针对活动重要性评定中选出的最迫切需要解决的5个目标活动，让患者对每一个活动的作业表现和满意度分别进行评分并记录，分数等级还是采取10分制，1分表示表现很差或很不满意，10分表示表现很好或很满意。评定结果计分通常是活动的作业表现和作业满意度分别计分，再分别算平均分，并以此作为制订作业治疗计划和阶段目标的基础（表2-1）。

（4）活动表现及满意度复评：在经过一段时间的训练后对患者再次评价，前后进行对比（表2-1）。

表2-1　COPM活动表现及满意度初评和复评

活动项目	评估阶段			
	初评		复评	
	活动评分1	满意度评分1	活动评分2	满意度评分2
1.	1.	1.	1.	1.
2.	2.	2.	2.	2.
3.	3.	3.	3.	3.
4.	4.	4.	4.	4.
5.	5.	5.	5.	5.
得分	活动分1＝活动评分1总和÷项目数	满意度分1＝满意度评分1总和 ÷ 项目数	活动分2＝活动评分2总和÷项目数	满意度分2＝满意度评分2总和 ÷ 项目数
活动分差＝活动分2 －活动分1		满意度分差＝满意度分 2 －满意度分1		

2. 作业能力评定　包括日常生活活动能力评定、功能独立水平、娱乐和兴趣性作业能力评定、生存质量评定、职业能力评定、就业前能力评定、环境评定。

3. 作业技能评定　作业技能指的是完成某项作业活动所需要的全部素质，包括感觉、运动、认知、心理等多项技能。如日常生活中的作业活动穿上衣，需要有上肢的关节活动度、认知、记忆等作业技能的支撑才能完成。常采用通用的康复评定方法，如Fugl-Meyer评定、Brunnstrom 功能分级、步行能力评定、手－指协调的9孔板试验等。

三、作业治疗评定的注意事项

患者的作业活动一般涉及患者整体的身心状况，包括躯体功能和心理功能等各个方面。同时，还应考虑患者的生活、工作环境情况等，进行综合分析和评定。在作业评定的过程中，治疗师应与患者一起找出患者在日常生活、工作、休闲等活动中亟待解决的问题，共同制订作业治疗方案，使作业治疗更具有目标性。其具体评定时应注意如下几点。

1. 根据患者功能障碍情况选择适宜的评定方法　评定要重点突出，有目的性，同时应注重患者整体的功能情况。如在评定患者的肌力、关节活动度的同时，更应考虑这些功能障碍对患者日常生活、工作、休闲等活动的综合影响，故应重点评定日常生活活动能力、步态分析、手功能及与休闲或工作相关的能力等。

2. 选择标准化的评定方法 因为作业活动能力是患者的各项功能的综合体现，其评定方法也要能反映患者的这种综合能力。因此，尽量采用大家公认的、标准化的量表进行评定。如Barthel 指数、功能独立性评定、世界卫生组织生活质量量表简表（WHO quality of life-BREF，WHOQOL-BREF）等，因为这些量表均有较高的信度、效度和灵敏度，评定的结果较为客观。

3. 重视发挥患者的主动参与性 在作业评定过程中，一定要让患者了解评定的内容和方法。作业治疗师要充分认识到患者在整个作业评定或治疗过程中“自我”的重要性。充分发挥患者主动参与的积极性，这对患者完成作业治疗活动、提高康复治疗效果具有非常重要的作用。

4. 重视和加强与患者的沟通能力 与患者建立友好关系，不仅能获得患者更多、更准确的信息资料，同时，也能让患者或家属充分理解和积极配合，更好地完成作业活动功能评定工作。

5. 评定时应注意适当的时间、地点及患者的生理状况 如评定患者日常生活活动中的穿衣、洗漱、梳头、剃须等活动，最好是在患者起床或上午进行，以求真实。定期地再次评定，每次也应在同一时间和地点进行。同时还应注意患者的生理状态，避免患者在身体不适或疲劳的状态下进行评定，以减少偏差。

6. 评定中注意环境因素的影响 在进行作业评定时，应保持环境整洁、安静、宽敞、空气清新和温度宜人，应尽量在模拟实际家庭生活或工作的环境下进行评定，以减少不良环境或不实际的环境因素对评定结果的影响。

第三节　作业治疗计划和处方制订

一、作业治疗计划

作业治疗过程是一个提供服务的过程，也是基于逻辑顺序和临床推理进行的基本过程，需要具备问题解决能力、理论基础、数据和结果导向、循证依据、动态评估及治疗和协作等。作业治疗计划过程主要包括确定问题、制订治疗计划、实施计划、对所采用的计划效果进行评定、通过评定结果重新调整治疗计划等。其中作业治疗计划的制订是作业治疗实施的核心部分。治疗计划是根据对每个患者的动作缺陷和特定情况进行评估后制订的。一个有效的治疗计划取决于治疗师是否认真地进行评定和病史采集，并仔细地分析和总结评估资料。治疗师、患者及有关人员应制订一个明确的、贯穿始终的治疗计划，确定合适的治疗目标。

治疗师在详细地评估后，可确定大体上能达到的目标。根据残疾评估实验亦可预测出可能出现的继发性畸形及挛缩等，在此基础上制订一个包括预防对策在内的、为达到目标的治疗计划。治疗计划的制订，主要包括以下步骤。

1. 根据评定的结果，明确需要解决的问题。

2. 根据患者的个体情况，选择作业治疗方案。

3. 根据目标，提出具体适宜的作业治疗方法。

4. 计划实施过程中进行定期的评定和适时的修正。

5.给出出院计划和建议。

作业治疗师应作为顾问来管理作业治疗计划。要清楚预期目标、治疗建议，做好治疗监督，及时处理团队的意见和医患反馈。治疗过程中，要和患者及其家属一起来确定问题，形成假设，作出治疗干预决定，有时需要康复团队参与讨论。

作业治疗计划制订过程十分考察治疗师的能力和专业水平。计划的制订和实施有助于研究资料的获取，有利于证实作业治疗服务的目的和效果，使作业治疗体系不断发展和完善。除此之外，在治疗计划的实施过程中，为了更好地了解患者的进展情况，作业治疗师会在此期间做好治疗记录，通常采用治疗记录SOAP治疗处方原则。

▶**知识拓展**

SOAP治疗处方原则及其在作业治疗中的应用

SOAP治疗处方原则是医疗记录中广泛应用的标准化格式原则，包含主观、客观、评估、计划四个部分，旨在系统化记录患者信息、分析问题并制订治疗计划。在作业治疗中，SOAP治疗处方原则有助于提升治疗过程的科学性和规范性。

（1）主观（subjective）：患者自述的功能障碍、需求及感受。例如，本章案例导入中，患者李先生自述右侧肢体活动不利、乏力，情绪不稳。

（2）客观（objective）：治疗师通过观察和评估工具获得的客观数据。如李先生的Ashworth肌张力分级（2级）、Barthel指数（50分）及Brunnstrom运动功能分级（Ⅲ级）。这些数据可量化功能障碍程度，明确治疗基线。

（3）评估（assessment）：结合主客观信息，分析患者的核心问题及潜在原因。例如，李先生右侧肢体活动不利导致ADL能力下降，情绪问题可能影响治疗依从性，需综合功能、环境及心理因素，明确治疗优先级。

（4）计划（plan）：制订具体、可操作的干预方案。针对李先生，计划可包括以下三部分。

1）目标：促进右侧上肢分离运动，提高ADL独立性，改善患者情绪。

2）方法：独立完成右侧肢体参与的穿衣（如系扣子）和洗漱（如拧毛巾）等ADL训练，每日练习3次，每次10分钟；使用改良农具（如轻质锄头）进行模拟种植作业活动，每日2组，每组10分钟。

3）随访：每两周进行一次作业技能、作业活动表现及满意度评估，动态调整方案。

二、作业治疗处方

临床作业治疗是在康复医师指导下，由康复医师开出作业治疗处方，由作业治疗师执行的过程。作业治疗处方是实施作业治疗的指导性的医疗文书，是康复治疗处方之一。目前尚无统一的作业治疗处方，全国各地各康复机构都有根据自己的经验和实际情况设计的康复治疗处方，包括作业治疗处方等。一般情况下，作业治疗处方应包括患者一般情况、功能评定、目前存在的障碍问题、康复治疗目标、作业治疗内容及方法（强度、持续时间、频率）注意事项等内容（表2-2）。作业治疗的时间和频率应根据患者的具体情况，遵循循序渐进的原则进行安排，一般每次30～40分钟，每日一次。出现疲劳等不良反应时应缩短时间，减少频度。

表2-2　作业治疗处方示例

作业治疗（OT）处方

患者姓名：　　　　性别：　　　　年龄：　　　　住院号：　　　　床号：

临床诊断：

病历摘要（包括现病史、既往史、个人生活史等）：

功能评定：

存在障碍问题（如日常生活问题，二便问题，心理问题等）：

康复目标：

作业治疗内容及方法：1.

2.

……

注意事项：

康复医师：

日期：　年　月　日

—• 考试知识点总结 •—

—• 本章小结 •—

—• 协和云课堂……　拓展练习及参考答案 •—

（李文博）

第三章　治疗性作业活动

教学课件

微课：治疗性作业活动

学习目标

素质目标

（1）具备专业的评估与分析能力，根据患者的功能障碍和康复需求，科学设计个性化的治疗性作业活动方案。

（2）树立以患者为中心的康复理念，确保治疗性作业活动贴合患者的功能需求和生活目标，促进其全面康复。

知识目标

（1）掌握：治疗性作业活动的概念、应用原则及治疗作用；治疗性作业活动分析方法。

（2）熟悉：治疗性作业活动的常用工具、材料及注意事项。

（3）了解：治疗性作业活动的特点及代表性活动。

能力目标

（1）能根据患者的功能评估和目标选择恰当的治疗性作业活动。

（2）能调节活动的程度，使用、管理常用工具。

（3）能与患者及家属沟通，帮助和指导患者进行作业活动训练。

案例导入

【案例】

王女士，42岁。3个月前，由于骑车不小心致右下肢胫骨骨折，行右下肢骨折术。王女士是一名钢琴老师，平时惯用右脚，骨折后导致王女士不能进行正常的工作。

【问题】

1. 针对王女士的问题，该如何进行评定及治疗？
2. 可以采用哪一种治疗性作业活动？

·核心知识拆解·

人类需要作业活动，活动是作业治疗的核心。治疗性作业活动直接来源于生活、工作及休闲活动，是作业治疗所常用的，有意义、持续、有规律地进行的基本活动。患者在反复实施和完成作业活动的过程中获得身心两方面的康复。治疗性作业活动是作业治疗实用性、灵活性的具体体现，同时也是作业治疗师创造性和开拓性的直接体现。

第一节 概　　述

治疗性作业活动（therapeutic activities）指通过有目的、结构化的活动，帮助患者恢复或改善身体功能（如运动、感觉、认知）、心理状态及社会参与能力，是作业治疗的核心手段。通过系统设计治疗性作业活动，可显著提升患者的主动参与度和康复效果。实际应用中需动态评估并灵活调整方案，以实现功能恢复与生活质量的同步改善。

一、治疗性作业活动的分类

治疗性作业活动包括生产性活动、手工艺活动、艺术活动、园艺活动、体育活动及娱乐活动。

二、治疗性作业活动的应用原则

治疗性作业活动种类多，作业活动项目更是繁多，治疗师在为患者选择一项作业活动时，既要符合患者的实际功能水平，也要兼顾患者的兴趣爱好，还要考虑周围环境等。只有综合考虑各方面的因素，才是有目的的、有针对性的、精心选择的作业活动。在选择和实施一项作业活动时应遵循以下原则。

（一）在评定基础上有目的地选择

在选择治疗性作业活动前，应对患者的功能情况进行全面的评定，评定内容包括患者的基本情况、躯体功能、认知功能、心理功能、兴趣爱好、职业情况、康复需求等，可采用观察、询问、检查、测量、查阅病历、问卷等方法。

1. 基本情况　包括年龄、性别、文化程度、家庭情况、经济收入、伤病原因、部位、病情发展等方面。

2. 躯体功能　包括肌力、关节活动度、平衡、协调、步行、转移、日常生活活动能力、手功能及职业能力等。

3. 认知功能　包括感知、认知、言语等，如注意力、记忆力、解决问题能力及有无交流障碍等。

4. 心理功能　包括患者伤病前后的情绪、行为、性格有无改变，以及有无抑郁、焦虑等。

5. 兴趣爱好　包括患者的文化背景、生活经历、个人兴趣及特长等。

6. 职业情况　包括工作环境、工作要求、工作任务、工作时间、职业兴趣、单位意向等。

7. 康复需求　包括患者对自身病情及预后情况的了解，以及对治疗的积极性和预期目标等。

（二）详细分析作业活动

为了准确选择治疗性作业活动的方法，使其达到治疗的需要和目的，应对作业活动进行详细的分析，了解活动所需的技能和功能要求、活动顺序、场所、时间、工具及有无潜在危险等。

（三）适当调整作业活动

在评定和作业活动分析的基础上，可对活动进行必要的调整，以更好地达到治疗目的。活动的调整应包括以下内容。

1. 工具的调整　如象棋训练时将棋子与棋盘加上魔术贴，以增加下棋的难度，在游戏的同时加强肌力、耐力的训练效果；将棋子、棋盘改造成用脚来完成下棋活动，以改善下肢的肌力或平衡协调功能；用筷子夹棋子改善手的精细功能和ADL能力；用加粗手柄工具使抓握功能稍差的患者较容易完成活动等。

2. 材料的调整　如手工编织、木工作业活动中选择不同质地的材料，如质地较硬的材料对肌力要求较高。

3. 体位或姿势的调整

（1）体位的调整：如插棒作业活动中，站立位进行可增强立位平衡能力及站立的耐力；坐位进行可改善认知功能或提高视觉扫描能力（图3-1）。

（2）姿势的调整：如钉钉子作业活动中，选择不同的姿势可训练上肢各大关节的功能，如肘关节屈伸、肩关节内外旋等。调整治疗用品的位置也可达到上述效果。

4. 治疗量的调整　从治疗时间、频率、强度进行调整。如心脏病患者步行训练时，应严格控制

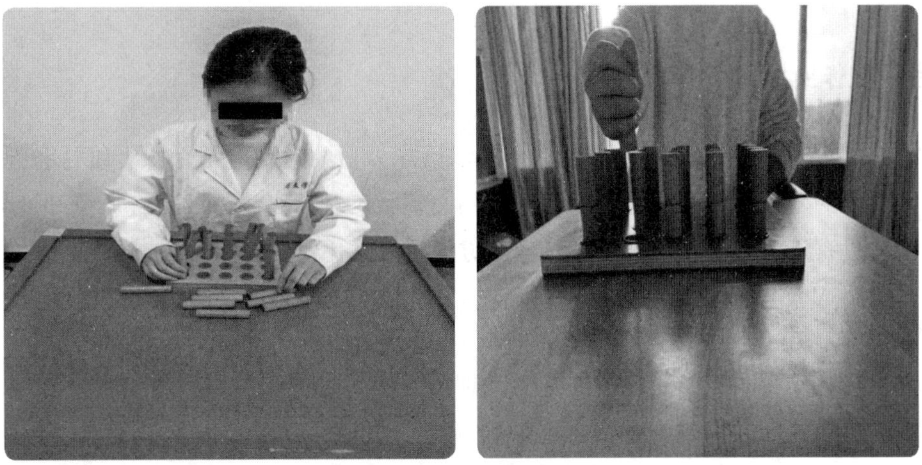

图3-1　体位的调整

运动量，速度不宜过快、时间不应过长，以适宜心率为度。

5. 环境的调整 如改善认知功能时，选择较安静的环境以避免注意力分散；为提高患者环境适应能力、实际生活或工作能力，可在真实环境中进行，如木工车间、金工车间作业等。

6. 活动方法的调整 简化活动方式和程序，可选择某一活动中的一个或几个动作进行训练。如选择篮球活动中的传球、投篮、运球分别进行训练，而非打一场比赛；截瘫患者，可选择轮椅篮球赛形式进行训练。

（四）以集体形式活动

治疗性作业活动尽量以集体活动的方式进行（图3-2），可提高患者治疗的积极性和治疗效果。集体训练的优点：趣味性强，能调动患者的积极参与性；培养患者合作和竞争意识；提高患者社交能力；有利于患者间的交流，增进友谊。作业治疗更鼓励集体训练，尤其是趣味性活动。

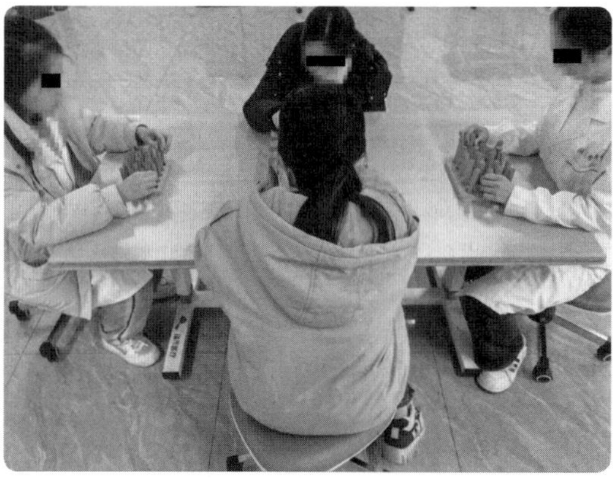

图3-2 集体作业活动

（五）充分发挥治疗师的指导、协调作用

在治疗性作业活动中，作业治疗师起到组织、指导和协调的作用，治疗师在活动中收集患者的基本信息，进行作业活动评估，制订作业治疗计划；及时与患者或家属沟通，解决患者所关心的问题；指导和教育患者进行功能训练。在作业治疗过程中，应充分发挥治疗师在活动中的作用。

三、治疗性作业活动的作用

治疗性作业活动不同于一般的作业活动。它以治疗为目的，既能帮助患者维持和提高现有的功能、发挥最大限度的残存功能，又可以改善患者的心理状态，提高患者的生存质量和社会适应能力。治疗性作业活动具有躯体、心理、职业、社会四方面治疗作用。

（一）躯体方面

根据患者的不同情况，选择正确的作业活动训练方法，改善患者的躯体功能。

1. 增强肌力和耐力 如木工、金工、制陶、泥塑、投篮、舞蹈、飞镖、足球、绘画、书法、轮椅竞技、缝纫、郊游、爬山等作业活动，可提高机体肌力及耐力。

2. 改善关节活动度 如滚筒、砂磨板、制陶、泥塑、绘画、书法、编织、篮球、乒乓球、舞蹈、捏橡皮泥、纺织等作业活动，可增加关节活动度，提高活动能力。

3. 改善手的灵活性 如泥塑、棋类游戏、牌类游戏、绘画、书法、编织、折纸、镶嵌等作业活动，可增强手的功能。

4. 减轻疼痛 如通过进行牌类游戏、棋类游戏、泥塑、绘画、书法、音乐等转移患者注意力，达到减轻疼痛的目的。

5. 改善平衡和协调能力 如套圈、保龄球、篮球、舞蹈、足球、飞镖、投掷游戏等作业活动，提高身体平衡及协调能力。

6. 促进感觉恢复 如利用不同材料进行棋类游戏、牌类游戏、手工艺制作、制陶、泥塑等作业活动方法，促进感觉功能的恢复和提高。

7. 提高ADL能力 如进行穿衣、进食、洗浴、如厕、家务活动等，恢复或提高患者的ADL能力。

（二）心理方面

治疗性作业活动能够调节情绪，消除抑郁，陶冶情操，振奋精神，改善患者心理状态，恢复或提高患者康复的信心。

1. 宣泄负面情绪 如采用木工、金工、泥塑等活动，使患者情绪合理宣泄，从而促进其心理平衡。

2. 转移注意力 如采用音乐、舞蹈、绘画、书法、泥塑、棋牌类游戏、编织、折纸、镶嵌、电子游戏等转移其注意力，调节患者精神情绪。

3. 增强自信心 如进行穿衣、进食、洗浴、家务活动等ADL练习，提高患者独立生活能力。

4. 提高成就感 如采用制陶、泥塑、绘画、书法、编织、折纸、镶嵌、手工艺制作等作业活动方法，让患者生产出产品，提高自身成就感及满足感。

5. 改善认知、知觉功能 如采用电子游戏、绘画、棋类游戏、牌类游戏、书法、音乐等作业活动方法，提高患者注意力及解决问题的能力。

（三）职业方面

有针对性地选择与患者职业有关的作业活动，可提高患者劳动技能，增强患者的竞争与合作意识，提高职业适应能力，增强患者再就业的信心。

（四）社会方面

通过有目的和有针对性地进行集体作业活动，改善患者的社会交往能力和人际关系，促进患者重返社会，同时也增强了社会对残疾人的了解和理解。

▶知识拓展

治疗性作业活动理论基础

治疗性作业活动以作业治疗的核心理论为根基，如生物-心理-社会模型、人类作业模式（MOHO）和人-环境-作业模式（PEO）。这些理论强调个体与环境的互动，认为作业活动不仅是恢复功能的手段，更是提升生活质量、促进社会融入的重要途径。通过参与治疗性作业活动，患者能够在身体、心理和社会层面得到全面改善。

第二节　生产类作业活动

生产类作业活动是指可以生产出产品的活动，包括木工、金工、制陶、缝纫、搬运、建筑、纺织作业等多种，是传统作业治疗所常用的活动。本节将对常用的具有代表性的木工、金工、制陶进行介绍。

一、木工作业

木工作业是指利用木工工具对木材进行锯、刨、打磨、加工、组装，制作成各种用具或产品的一系列作业活动。木工作业是我国现代作业治疗中应用最为广泛、时间最为长远的作业活动之一。通过木工作业可制作各种家具、玩具、艺术品、乐器，甚至作业治疗器材本身。

（一）特点

1. 方便　材料工具容易获得。

2. 实用　所生产的产品可用于日常生活或欣赏。

3. 易于操作　多数工序容易掌握。

4. 安全　除大型作业外，木工作业较为安全。

（二）常用工具及材料

1. 常用工具　木工台、桌椅、凳、锯、刨、锤子、螺丝刀、钻、钳子、钉子、钢尺、软尺、记号笔、砂纸、刷子等。

2. 常用材料　木板、合成板、木条、油漆等。

（三）代表性活动

木工作业活动较多，包括选料、量尺寸、画线、拉锯、刨削、钉钉子、打磨、组装、着色等，其中最具代表性的是拉锯、刨削和钉钉子。

1. 拉锯

（1）治疗作用：增加上肢肌力和耐力；改善肩、肘关节和躯干活动范围；提高平衡能力。

（2）活动成分：①固定木材，小块材料可用一侧下肢踩于矮凳上固定或用台钳固定，大块木材需专门固定装置进行固定；②拉锯，可用单手或双手持锯利用肩肘关节屈伸的力量平稳完成推拉锯动作。

2. 刨削

（1）治疗作用：增加上肢、躯干肌力和耐力；改善肩、肘关节和躯干活动范围；提高平衡能力。

（2）活动成分：①固定木材，用台钳将木材牢固地固定于水平桌面上，以保证所刨出的平面水平；②刨削，双手或单手持刨，利用躯干、肩肘关节屈伸的力量平稳完成推拉动作。

3. 钉钉子

（1）治疗作用：增加上肢肌力和耐力，尤其是肘、腕部肌群力量和握力；改善肩关节内外旋、肘关节屈伸、腕关节屈伸、腕关节尺偏和桡偏活动范围；改善手眼协调性；宣泄负面情绪。

（2）活动成分：①固定，木材固定方法同上，钉子可用手持固定或钳夹固定；②锤打，根据治疗目的不同可分别应用肩关节内旋、肘关节伸直、腕关节屈曲、腕关节尺偏的力量用力向下敲打。

（四）活动的调整

1. 工具的选择　可用弯手柄锯子或环状手柄锯子增加抓握的稳定性，加粗锤子和刨子的手柄可有利于抓握。

2. 材料的选择　增加木材的硬度可增加动作力度，有助于增强肌力。

3. 位置的调整　固定于较高位置的木材进行锯断时主要训练肘关节的屈伸功能，较低位置则主要训练肩关节后伸功能。木材固定于斜板上有助于扩大肩关节屈曲活动范围。

（五）注意事项

1. 注意安全防护　需要时戴安全帽，坐轮椅者需固定腰带，噪声大时需使用防噪声设备（如耳塞），有粉尘和刺激性气体时需配备吸尘和排气装置并佩戴口罩。

2. 避免损伤　使用锯、刨等锋利工具时注意避免割伤，尤其手灵活性欠佳者和感觉障碍者；打磨时注意避免磨伤手部。

3. 注意防火　因木材、塑料、油漆均属于易燃品，木工作业时注意防火。

4. 避免污染　因油漆难以清除，刷漆时注意避免污染其他物品。

二、金工作业

金工为金属工艺的简称，是指用金属材料制作物品的过程或工艺，根据《中华人民共和国职业分类大典》职业目录的有关内容，金工包括车工、铣工、磨工、镗工、组合机床操作工、铸造工、锻造工、焊工、金属热处理工、冷作钣金工、钳工等多个工种。金工作业与木工作业一样，为早期作业治疗常用方法，但因往往需要专业工具和专门培训，加之安全方面的考虑，近年多数工艺已不在作业治疗中应用，仅拧螺丝、金属工艺品制作等因工具简单、做工精细、安全性好而继续应用于作业治疗。

（一）特点

1. 活动强度较大　金工作业因活动强度较大，比较适合用于增强肌力和耐力的训练。

2. 可较好地宣泄负面情绪　如捶打等重复的较大强度的活动利于发泄情绪。

3. 产品易保存 产品易于长久保存及使用。

（二）常用工具及材料

1. 常用工具 台钳、铁锤、扳手、钳子、螺丝刀、剪刀、镊子、直尺、记号笔、车床、铣床、切割机等。

2. 常用材料 各种金属材料、钉子、螺丝等。

（三）代表性活动

1. 锤打

（1）治疗作用：增加上肢肌力和耐力，尤其是肘、腕部肌群的力量和握力；改善上肢关节活动度；改善手眼协调性；宣泄负面情绪。

（2）活动成分：①固定，用手、钳或台钳固定；②锤打，方法同钉钉子，但活动强度更大，可利用肩关节内旋、肘关节屈伸、腕关节屈曲或腕关节尺偏的力量，强度大时需用全身的力量。

2. 拧螺丝

（1）治疗作用：改善手的灵活性，扩大前臂旋转及手指的活动范围，增强上肢肌力，促进感觉恢复等。

（2）活动成分：①握持，用拇指、示指、中指三指捏持，或通过抓握扳手或螺丝刀固定；②旋转，利用手指的活动旋转（用手指直接拧时），或通过前臂旋前、旋后来旋转（利用螺丝刀时），或利用腕关节的屈伸来旋转（应用扳手时）。

（四）活动的调整

1. 工具的选择 手抓握功能欠佳者可用加粗手柄工具，握力不足者可加长工具手柄来延长力臂。

2. 体位或位置的调整 根据训练目的可选坐位、站立位完成，也可通过位置的改变扩大关节活动度。

3. 工序的调整 如制作整件产品不方便，可仅选其中一些工序进行训练。

（五）注意事项

1. 有攻击或自伤行为者禁用，以免造成人身伤害。
2. 处理金属材料时会有材料温度升高情况，注意避免烧烫伤。
3. 进行切割、锤打等会引起碎屑飞起，注意使用保护网而避免造成伤害。
4. 接触锋利的刀具和工件时，必须小心，以免损伤。

三、制陶作业

制陶也称陶瓷制作、陶艺，是作业治疗常用活动之一。传统制陶工艺对工具、场地要求较高，但用于作业治疗时多为体验性质和小工艺品制作，较易操作。此外，近年出现的软陶制作特别适合在作业治疗中开展，故本节仅介绍软陶制作活动。

（一）特点

趣味性及操作性均较强，可充分发挥创造性，启发创作思考，作品丰富多彩，材料安全，保存持久，易于在作业治疗中开展。较适合用于握力训练、捏力训练、耐力训练、手部关节活动度训练、协调性训练、灵活性训练、感觉训练、职业训练等。

（二）常用工具及材料

1. 常用工具　雕刻工具、竹筷、不锈钢棒、直尺、美工刀、彩色笔、刮刀、面板、容器、烤箱等。

2. 常用材料　软陶泥、金属环、金属丝、挂绳、饰件等。

（三）代表性活动

1. 揉土　揉土的目的是把未经加工的软陶材料揉制均匀，减少裂痕与气泡，方便制作，是软陶制作过程中的必要工序。

2. 造型　造型是软陶制作过程中最为关键的步骤，初期可模仿样品进行制作，然后根据患者的兴趣创造丰富多彩的作品。简单的软陶制作主要有以下几种造型，包括球形、柱形、椭圆形、方形、鼓形、水滴形、弯柱形等，对这些造型进行组合可制作出千变万化的作品。造型过程可以分解为搓、捏、按、压等动作。

3. 配色　软陶的配色是一项关键技术。有些作品的成功往往取决于色彩的调配。虽然市售软陶泥有多种颜色，但为创造出更加丰富或独特的色彩，需要利用红、黄、蓝三原色之间的关系进行调配，调配出的颜色加入其他的颜色还可以混合出更加丰富的色彩。

4. 烘烤　软陶作品烧烤时间及温度为最关键要素，一般在100～140℃温度下烤制10～15分钟即可，具体的烤制温度和时间视软陶的材料、作品的体积、烤箱的类型及容积而定。软陶作品要有足够的烘烤时间，烘烤时间过短无法烘烤完全，导致表面易破裂变形。过低温度烘烤无法达到作品的理想硬度和弹性，容易破损；温度过高则易导致作品表面焦黑甚至融化变形。

（四）活动的调整

1. 材料的选择及调整　选择不同质地的软陶进行训练以达到不同治疗效果，如较硬的软陶更利于进行肌力及耐力训练。对肌力不足者可选择较柔软的陶泥或在陶泥中加入适量凡士林使其变软。

2. 体位的调节　根据需要可选择站立位、蹲位、坐位，以针对性训练站立平衡、下肢力量和关节活动度、坐位平衡和耐力。

3. 工序的调整　可仅选用揉土、造型、配色或烘烤中的一个或几个环节进行训练。

（五）注意事项

1. 应使用质量合格的陶泥。
2. 烘烤时感觉减退者注意防止烫伤。
3. 造型时避免工具或金属丝等碰伤、擦伤。
4. 手部有伤口或对陶泥材料过敏者需使用胶质手套或一次性手套。

5. 注意保持场地的清洁卫生。

6. 未用完的陶泥应装入塑料袋或保鲜袋，置于密闭容器中保存，防止干燥。

第三节　体育类作业活动

体育类作业活动主要包括健身活动、娱乐活动和竞技活动。用体育活动进行治疗的方法称体育运动疗法，又称适应性体育或康复体育。常用于康复训练的体育活动有篮球、足球、排球、乒乓球、飞镖、台球、射击、游泳、体育舞蹈、太极拳、八段锦、五禽戏等。本节仅介绍篮球、排球、乒乓球、飞镖。

一、篮球作业

篮球是深受广大群众喜爱的体育运动项目，运动量适中，适合伤残患者进行运动训练。1960年，第一届罗马残疾人奥林匹克运动会上，轮椅篮球已被列为正式比赛项目。篮球作业活动趣味性强、易学易练，在篮球运动中，患者不仅增强了机体的平衡性、协调性，更加强了肌力和耐力，同时还改善了患者的精神面貌。

（一）常用工具及材料

无须特殊工具及材料，只要篮球、篮球架或特制篮筐就可开展训练。

（二）代表性活动

1. 传球　是作业治疗进行平衡训练和扩大关节活动度训练最常用的方法，包括胸前传球（图3-3）、上手传球、侧身勾手传球、反弹传球、单手传球等。

2. 投篮　主要用于训练上肢肌力和耐力，包括原地投篮、跳起投篮、坐位投篮、轮椅上投篮等。

3. 轮椅篮球　轮椅篮球适用于下肢截肢、脊髓灰质炎或脊柱损伤患者。

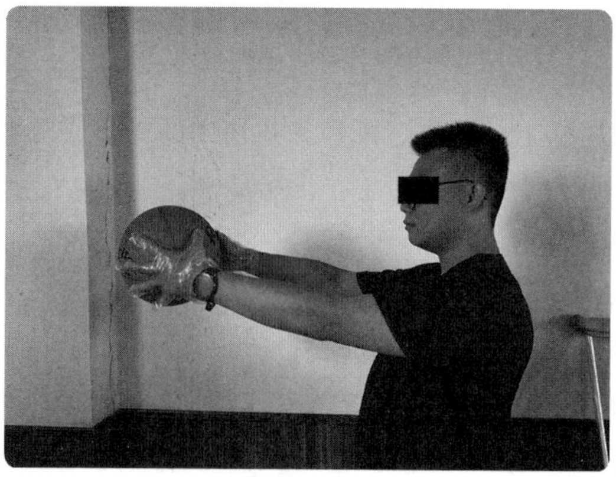

图3-3　胸前传球

（三）活动的调整

1. 工具的选择 如患者功能水平低或场地限制，可采用降低高度的特制篮筐，可在手臂上加沙袋进行增强肌力和耐力训练。

2. 体位的调整 可选择坐位、站立位、轮椅坐位进行以使活动更具针对性。

3. 活动本身的调整 可选投篮、传球中的一个或多个进行训练，也可选择正式或非正式比赛进行。

（四）注意事项

1．运动场地要足够宽敞，注意场地平整，避免患者在运动中发生意外。

2．训练时防止跌倒等意外情况发生，配备医务人员进行保护。

3．注意保持平衡，可让患者在腕关节和膝关节等容易受伤的部位使用护具加以保护，以防摔伤。

4．根据患者的具体情况，可采用降低高度的特制篮球架及特制轮椅。

5．可选坐位、站立位、轮椅上进行训练，使活动更具针对性。

6．注意适当休息，避免过度疲劳。

二、排球作业

排球作业活动要求参与者具有超强度的耐力和协调能力，活动时注意力高度集中，且对球要有较好的判断控制能力。排球属集体项目，与队友密切配合至关重要。通过排球作业活动，不仅能提高患者的平衡、协调能力和耐力，而且能使患者获得一种归属感和集体荣誉感，促进沟通和交流，加强集体观念。

（一）常用工具及材料

宽阔的长方形场地、排球网、排球、运动服及运动鞋等。排球场地约18m×9m，空间高度约7m，要求没有任何障碍物。

（二）代表性活动

1. 准备姿势 两腿左右开立稍比肩宽，一脚在前，另一脚在后两脚尖稍内收，两膝弯曲成半蹲，脚跟稍提起，身体重心稍前倾，两臂放松，自然弯曲，双手置于腹前，身体适当放松，两眼注视来球，两脚始终保持微动。

2. 移动 活动中常用的步法包括并步、滑步、交叉步、跨步和跑步。

3. 传球 采取稍蹲姿势，面对来球，双手自然抬起，放松，置于脸前。当球下降至额前时，蹬地伸膝，伸臂，两手向前上方迎击来球；在额前上方一球距离处，两手自然张开成半球形，两拇指相对呈“一”字形，用拇指内侧、示指全部、中指第2和第3关节触球，在无名指和小指的辅助下将球传给前排队员。

4. 垫球 两脚开立稍比肩宽，运用抱拳互握式、叠掌式、互靠式手型，看准来球，两臂夹紧前伸，插到球下，用前臂腕关节以上10cm左右的地方即两臂桡骨内侧形成的平面击球的下部，向前上方蹬地抬臂，迎击来球。

5. 扣球 站在距离球网3m左右处，两臂自然下垂，稍蹲，眼睛注视来球，做好起跳助跑准备。球传出后开始助跑动作，助跑的最后一步正好赶上扣球的位置起跳；起跳后，挺胸展腹，上体稍向右转，右臂向上方抬起，身体呈弓形；挥臂时，以迅速转体、收腹动作发力，依次连带肩、肘、腕各关节成鞭甩动作向前上方弧形挥动，在最高点将球击出。

6. 拦网 面对球网，两脚平行开立约同肩宽，距网30～40cm，两膝微屈，两臂自然弯曲置于胸前，随时准备起跳或移动。起跳时，重心降低，两膝弯曲，弯曲程度因人而异，两脚用力蹬地，两臂在体侧划小弧用力上摆，带动身体向上垂直起跳；起跳后稍收腹，控制身体平衡。

（三）活动的调整

1. 工具的选择 如患者功能水平低或场地受限，可采用降低高度的特制球网；可在手臂上加沙袋以增强肌力和耐力训练。

2. 体位的调整 可在坐位、站立位、轮椅坐位上进行，以使活动更具针对性。

3. 活动方式的调整 可选移动、传球、垫球、扣球、拦网的一个或多个活动进行训练，也可选择正式或非正式比赛进行。

（四）注意事项

1. 场地周围及高空不能放置杂物，以免影响患者安全。
2. 此项活动要消耗较多体力，注意适当休息，避免过度疲劳。
3. 尽可能在室内进行活动，如在室外，需确保地面平整，天气适宜。
4. 比赛前一定要让患者充分做好热身运动，防止在运动中受到损伤。

三、乒乓球作业

乒乓球是残疾人体育活动中最易开展的项目之一，也是最受中国观众喜爱的运动项目之一。技巧性强，尤其适合灵活性、手眼协调性和上肢关节活动度训练。

（一）常用工具及材料

所需工具简单，场地要求不高，只要有乒乓球、球拍、乒乓球台就可开展该训练。

（二）代表性活动

1. 基本技术 与普通练习和比赛一样，包括发球、接发球、步法、推挡球、搓球、削球、短球、杀高球、反手攻球、正手攻球、放高球、滑板球、回击弧圈球、弧圈球等技术。

2. 轮椅乒乓球 轮椅乒乓球是作业治疗较容易开展的体育运动项目，其规则除特殊规定外与普通比赛相同。

（三）活动的调整

1. 工具的调整 抓握功能不良者可加粗球拍手柄。

2. 体位的调整 可在站立位、轮椅坐位上进行活动。

（四）注意事项

1. 所用场地和球台符合残疾人使用需要。
2. 训练时注意监护和保护，以防摔倒、碰伤。

四、飞镖作业

飞镖运动是室内体育运动，集趣味性、竞技性于一体，技术简单易于掌握，不需要专门的场地和设施，且运动量适宜，不受年龄、性别的限制，经济实惠，是作业治疗最为常用的训练项目之一。

（一）常用工具及材料

所需工具简单，只要有镖盘和飞镖就可进行训练和比赛。

（二）代表性活动

1. 基本姿势和动作

（1）肩：在投掷过程中肩部保持不动，只有手臂是动的，身体的其他部位都应保持一定的姿势不动。

（2）肘：在投掷动作的前期，即手臂后甩时，肘部应基本保持不动，在手臂前挥飞镖加速过程的某一点，肘部顺势上扬。

（3）腕：固定不动或通过甩腕的动作来增加速度。

2. 活动成分

（1）瞄准：使眼睛、镖、目标点成一线。

（2）后移：程度依个人而定，一般来说越远越好，但是不要移得太远。

（3）加速：不要太快，也不要太用力，尽量自然圆滑地运动，沿着一定的抛物线方向。在此过程应适当地提肘，如果采用甩腕动作，也要遵循原来的曲线方向，直到飞镖脱手。

（4）释放：这一步只是前面几步的自然延伸，只需用正确的方法投掷。

（5）随势动作：在投出镖之后，手应继续沿着原来瞄准目标的方向运动而不是立刻下垂手臂。

（三）活动的调整

1. 工具的选择 为保证安全和避免损坏治疗场所，可使用吸盘式飞镖进行训练，也可选用粘贴性飞镖或吸盘式羽毛球取代飞镖。

2. 体位的调整 可选择站立位、坐位和轮椅坐位进行训练。

（四）注意事项

1. 注意安全，有攻击行为者不适于参加本活动。

2. 使用适当的防护措施，避免飞镖损伤周围墙面或人群。

第四节　文娱类作业活动

文娱类作业活动有着悠久的历史，古人早已有了通过文娱活动治疗疾病的思维和实践。近代文娱治疗起源于20世纪30年代的美国，在20世纪四五十年代已广泛用于身心障碍的儿童和青少年、慢性疾病者、老年人及癌症患者等。文娱类作业活动包括音乐、绘画、套圈、棋类游戏、牌类游戏、舞蹈、戏剧、书法、诗歌等，本节仅介绍音乐、绘画、套圈、棋类游戏、牌类游戏。

一、音乐作业

我国古代就有利用音乐治疗疾病的记载，早在2000多年前，我国最早的医学专著《黄帝内经》就提出了“五音疗疾”的理论，但成为一门完整的学科，是从20世纪40年代才开始的。音乐疗法的主要内容包括音乐欣赏、乐器演奏和声乐歌唱等。音乐活动较适用于调整心理状态、增强肌力及耐力、改善关节活动度、抑制肌痉挛、进行协调性训练等。

（一）常用工具及材料

根据科室实际情况、病种特点和患者的兴趣爱好，可选择下列一种或多种工具和材料进行训练：各种乐器（如钢琴、手风琴、电子琴、口琴、小提琴、吉他、笛子、手鼓、架子鼓、二胡等）、录音机、电脑、电视机、音箱、磁带、光盘、麦克风等。

（二）代表性活动

1. 音乐欣赏　只要有简单视听器材就可进行训练，不同的音乐具有不同的作用，如节奏明快的乐曲可使情绪消沉的患者精神兴奋，节奏缓慢的乐曲可使烦躁的患者安静，并具有降低肌张力的作用。

2. 乐器演奏　各种乐器都可成为训练工具，吉他等弦乐器演奏可改善手的灵巧性和心理功能，敲打手鼓等击打乐器可改善手的灵活性和上肢关节活动度，吹笛子等管乐器可提高呼吸功能和改善手的协调性。

3. 声乐歌唱　常用的有卡拉OK，本活动可训练呼吸功能并增进人际间的交流，也可以缓解情绪和放松精神、提高治疗积极性和生活的信心，是患者乐于接受的训练方法，多选用集体方式进行此项训练。

（三）活动的调整

1. 活动本身的调整　主要根据训练的目的和方式进行调整，如手灵活性稍差的患者选用击打乐器而不是弦乐器或管乐器。

2. 环境的调整　环境对音乐治疗非常重要，故最好在相对独立和安静的环境下进行训练。

（四）注意事项

1. 所选择的乐曲一定要适合患者功能训练需要，否则可能带来与治疗目的相反的结果，如选用摇滚乐来训练会使情绪激动者更加兴奋。

2. 注意卫生，尤其是吹奏乐器，最好单独使用固定的乐器，如需公用则应进行消毒。

3. 治疗中注意观察患者的反应，集体治疗时注意控制相互间的不利影响。

二、绘画作业

绘画是一种在二维平面上以手工方式创作、临摹自然的艺术。绘画疗法是一种运用绘画治疗疾病和进行功能训练的方法，是心理艺术治疗的方法之一。绘画作业活动通过创作作品的过程，利用非言语工具，将患者内心压抑的矛盾与冲突呈现出来，并且在绘画的过程中获得缓解与满足。绘画作业包括欣赏和自由创作两方面，按使用的材料分为中国画、油画、壁画、版画、水彩画、水粉画、素描等；按题材内容分为人物画、风景画、静物画、花鸟画、动物画、建筑画、宗教画和风俗画等。绘画的六要素为线条、平面、体积、明暗、质感、色彩。

（一）常用工具及材料

1. 常用工具 包括画笔，如钢笔、铅笔、毛笔、水粉画笔、水彩画笔、中国画毛笔、木炭条等。

2. 材料 包括画纸、颜料、调色盒、画夹、直尺、小刀、橡皮、胶纸等。

（二）代表性活动

绘画包括素描、水粉画、水彩画、中国画等，适合于作业治疗的活动成分有涂色、写生、创作、临摹等（图3-4）。

1. 素描 常用于培养训练视觉思维和发展技能，通过线条的浓淡，或只用单一色调来表现和创造形象。素描的基本元素为形体结构、形体透视、明暗关系等。

2. 水粉画 以水为媒介调和含粉颜料作画，与水彩不同的是水粉颜料色质不透明，具有较强的

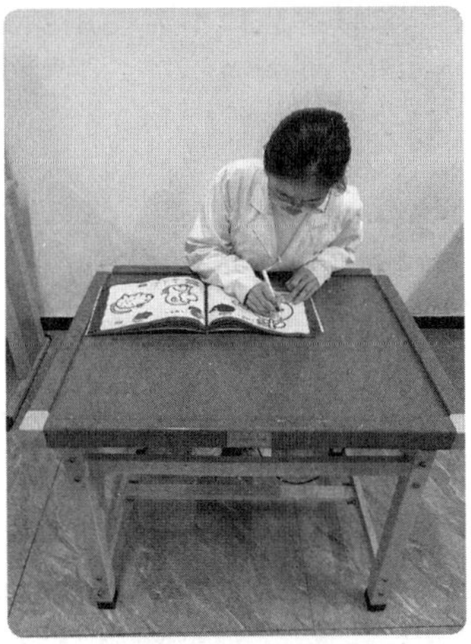

图3-4 绘画作业活动

遮盖和覆盖底色的能力。

3. 水彩画 以水为媒介调和水性颜料作画，包括透明水彩画和不透明水彩画。

4. 中国画 按照艺术手法可分为工笔、写意和兼工带写三种形式；按艺术分科可分为人物、山水、花鸟三大画科。用笔和用墨是中国画造型的重要部分。用笔讲求粗细、疾徐、顿挫、转折、方圆等变化，以表现物体的质感。起笔和止笔都要用力，力腕宜挺，中间气不可断，住笔不可轻挑。用笔时力轻则浮，力重则钝，疾运则滑，徐运则滞，偏用则薄，正用则板。用墨讲求皴、擦、点、染交互为用，干、湿、浓、淡合理调配，以塑造形体，烘染气氛。

活动成分列举如下。

（1）涂色：简单有趣，能激发患者的兴趣，提高信心。根据患者的功能水平和个人爱好选择不同的图画。选择好图画后，采用彩色铅笔、蜡笔、颜料等在图案上着色。

（2）写生：写生前，要求患者仔细观察对象，确定作画对象的大小、长短和形态；写生中，先以几何形概括法描绘对象，构好图，安排好所描绘对象的大小位置，再用长线条从整体入手，概括出各大部分的几何形状，逐步描绘各个细部，用手中的铅笔当尺子比划所绘对象的倾斜度、平衡度、高低长短的比例。

（3）创作：可给予一个命题，让患者独立创作或采用合作方式完成。给患者提供一张大的白纸，让其随意在白纸上画上自己的想法，可根据每个人的特长分工合作。如以“太空”命题进行创作：让患者分别画太阳、星星、银河，可加上自己的想象，使每个患者都参与活动，培养团队协作能力，促进相互间的交流。

（4）临摹：临摹前应仔细观察画的内容、布局、色彩、结构等，然后将画放在白纸旁边，照着画上的内容画。注意要有轻重节奏和粗细、明暗变化，以培养患者的耐心和恒心。

（三）活动的调整

1. 工具的选择 手功能不佳者可加粗画笔手持的部分。不能抓握者可使用自助具固定画笔于手上，或通过自助具用头、口或脚进行绘画。不能固定画纸的可使用镇尺或画夹固定。

2. 姿势或位置的调整 可在坐位、站立位下进行训练，也可调整画纸的位置为平放、斜放、竖放而改变上肢的活动范围。

3. 活动方式的调整 根据患者的情况选择不同的绘画方法进行训练。初学者可选素描；有一定基础者可选水彩画、水粉画；上肢协调障碍者选择不需使用颜料和特殊工具进行训练；训练协调性或颜色识别能力可选水彩画、水粉画等。

（四）注意事项

1. 绘画前做好准备工作，提供足够的画笔、颜料、画板等。

2. 作品不能太复杂，应选择生活中常见或患者比较熟悉的事物进行绘画。

3. 绘画中要注意患者的身体精神状况，避免绘画时间较长，过度疲劳。

4. 可在卧位、坐位、立位下进行。对于手功能差的患者，可以利用口、脚或自助具来进行绘画活动。

5. 将患者的作品装入画框里挂在墙壁上，让患者随时看到自己的杰作，增强自信心及作画的兴趣。

三、套圈作业

套圈是由若干靶棍和环圈构成的装置。环圈可于远处抛掷而套于靶棍上，训练手、眼、躯干和下肢的协调能力及上、下肢肌力和关节活动度，具有多样性和趣味性。套圈作业是一种游戏性训练活动，可起到调节情绪、缓解抑郁的作用。

（一）常用工具及材料

各式套圈（靶棍、环圈）等（图3-5）。

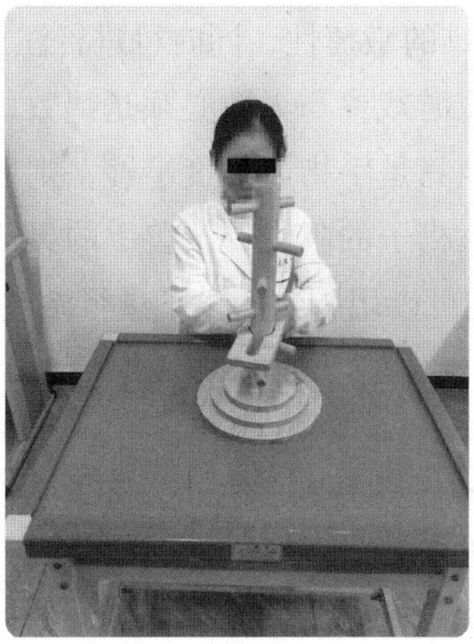

图3-5　套圈作业活动

（二）代表性活动

套圈训练的代表性活动包括水平投掷、垂直投掷。患者取坐位、站立位（或平行杠间站立位），进行握圈、投圈、拾圈的综合动作训练，整个动作需要上肢的屈伸协调、手功能协调、手眼协调及躯干和下肢的平衡。

（三）活动的调整

1. 工具的选择　手指灵活性欠佳者可选较粗的环圈，为加强肌力可于前臂加沙袋以增加阻力，也可利用沙袋改变肢体重心，以增加平衡训练难度。可以选择不同大小的圈，或重量、摩擦阻力不同的套环进行训练。

2. 活动方式的调整

（1）位置调整：调整患者和套圈之间的距离。

（2）体位选择：在坐位、站立位、轮椅坐位上进行，以使活动更具针对性。

（四）注意事项

1. 注意保持正确的姿势。

2. 避免摔倒。

四、棋类游戏作业

（一）常用工具及材料

棋，如象棋、围棋、跳棋、陆战棋、飞行棋，以及棋盘等。

（二）代表性活动

1. 象棋 规则为广大群众所熟悉，常用来改善思维能力和视扫描能力或转移注意力，或仅是娱乐以放松心情，缓解紧张状态。

2. 跳棋 改善手的灵活性和思维的敏捷性，同时可进行注意力和耐力的训练。

本节仅介绍跳棋作业活动。跳棋游戏参与人数必须是偶数，即2人、4人或者6人，一方与对角线的一方对抗。如患者上肢健全，但只是手指灵活度不够，则可以直接训练用手指夹持跳棋或改用筷子夹持跳棋；或者利用魔术贴增大棋子的阻力，改善手的灵活性；如患者下肢灵活度差，也可在地板上铺上放大了的棋盘，用特制的可以用脚钩的棋子进行游戏，可以训练下肢的肌力和灵活性。

（三）活动的调整

1. 工具的调整 可改变棋盘和棋子的材料和大小，如为训练下肢可用脚使用改装的棋子进行训练，为增强手部肌力，可在棋盘和棋子上加上魔术贴以增加阻力，还可使用筷子夹持跳棋进行训练以提高手的灵活性和日常生活活动能力。

2. 体位的选择 可在站立位、坐位甚至蹲位下进行训练。

（四）注意事项

1. 避免大声喧哗，以免影响他人正常治疗。
2. 注意控制情绪。
3. 利用下肢进行改装棋子游戏时，应注意安全，小心摔倒。

五、牌类游戏作业

（一）常用工具及材料

扑克牌、麻将、桌子、麻将台等。

（二）代表性活动

1. 扑克 根据地区文化的不同，玩法不尽相同，进行记忆和思维训练可选择“拱猪”“斗地主”等玩法。“斗地主”是一种三人参与的争先性牌类游戏，每局牌有一个玩家是“地主”，独自对抗另两人组成同盟的玩家。“斗地主”活动能提高患者的兴趣，训练患者的计算、记忆和思维能力，培养团队合作精神。

2. 麻将 可用于改善手的灵活性，促进感觉恢复，提高认知功能，改善心理状态。步骤包括洗牌、码牌、开牌、理牌、审牌、补花、行牌。

在进行牌类游戏时，手功能不佳者或截肢者可以用持牌器代替抓握，或者改变麻将的重量和粗糙程度来改变游戏的难度。

（三）活动的调整

1. 工具选择的调整 手功能不佳或截肢者可使用持牌器代替抓握；失明者可在牌上打上盲文；或改变麻将的重量和粗糙程度以改变活动难度。

2. 体位选择的调整 可采用站立位、坐位和轮椅坐位进行训练。

3. 活动方式的调整 根据患者的功能水平及训练目的选择不同难度的游戏进行训练，也可增加一些额外要求，比如说出前面所打出的主要牌等。

（四）注意事项

1. 注意游戏的时间控制，防止患者沉迷于牌类游戏而影响休息，打乱了正常生活习惯或耽误了其他治疗项目。

2. 注意情绪的控制，避免过度的激动和兴奋。

第五节 其他治疗性作业活动

一、砂磨板作业

砂磨板由砂磨台与磨具组成，用0°～45°可调节倾斜角的桌面，上面放木盘样的磨具。砂磨板作业是通过让患者模仿木工砂磨对上肢功能进行训练一种方法（图3-6）。患者可根据功能障碍情况，采用坐位或立位等不同体位进行训练，主要增大患肢关节活动度，提高肌力及手的抓握能力，改善患肢动作的协调性。训练时患者双手握磨具，用健肢带动患肢做屈伸活动，使磨具在桌面上反复运动。砂磨台还可以增加砂磨板的摩擦力，通过抗阻力活动，提高上肢肌力。

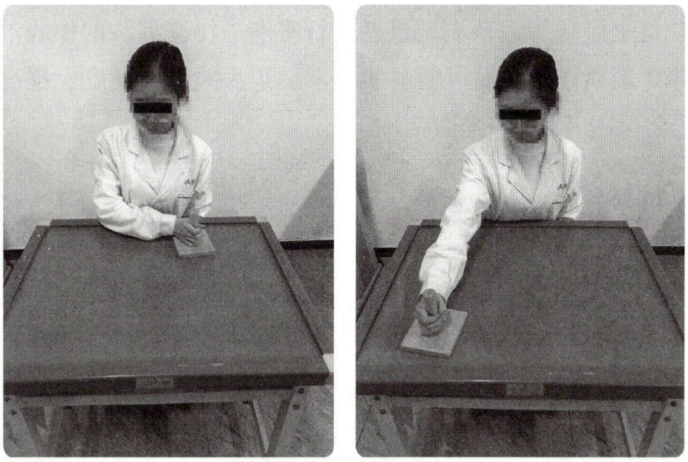

图3-6 砂磨板作业活动

（一）常用工具及材料

木质台板、木质砂磨具、钢或木质台架。

（二）代表性活动

1．协调性训练活动 偏瘫患者可模仿木工作业中用砂纸磨木板的操作，进行上肢伸展运动训练，改善上肢粗大动作的协调性。患者可从坐位开始训练，逐渐达到立位姿势。砂磨具的主体是一块木板，可以在台板上滑动。不同砂磨具的区别之处在于手柄的形状、位置不同，供患者根据不同的需求选用。

2．关节活动度训练活动 患者利用砂磨具做上肢伸展、屈曲运动，训练上肢各大关节的关节活动度。

3．肌力训练活动 通过在砂磨具木板底面不加砂纸、加砂纸或加不同粒度的砂纸，可在砂磨作业训练中提供不同的运动阻力，从而起到训练上肢肌力的作用。

（三）活动的调整

1．工具的选择 手指灵活性欠佳的患者可通过自助具万能袖带，代替抓握动作。

2．材料的选择 砂磨具木板底面不加砂纸、加砂纸或加不同粒度的砂纸。

3．活动本身的选择与调整

（1）改变砂磨具木板底面的摩擦力，或者在砂磨具木板上加不同重量的沙袋，以达到砂磨作业训练中获得不同程度的运动阻力。

（2）可在坐位、站立位、轮椅坐位等不同体位下进行，以使活动更具针对性。

（四）注意事项

1．注意保持正确的姿势。

2．避免摔倒。

二、滚筒作业

滚筒作业是用于偏瘫、脑瘫等运动失调患者进行平衡、协调训练的作业治疗活动，滚筒是一个可以滚动的长圆柱状体。滚筒作业活动可缓解肌痉挛、扩大关节活动度、提高平衡和协调能力，促进脑瘫儿童的保护性姿势反射及抬头（图3-7）。

（一）常用工具及材料

滚筒、桌子和体操垫。

（二）代表性活动

滚筒训练包括筒滚动和肢体运动，主要训练头颈控制、上肢肌力、平衡功能及躯体旋转功能等。训练时，可选择将滚筒放在桌上，用健肢带动患肢做前后滚动，训练上肢的关节活动及运动的协调性；滚筒放在垫子上，患者趴在上面，利用上肢做前后运动；患者仰躺在滚筒上面，做背部按

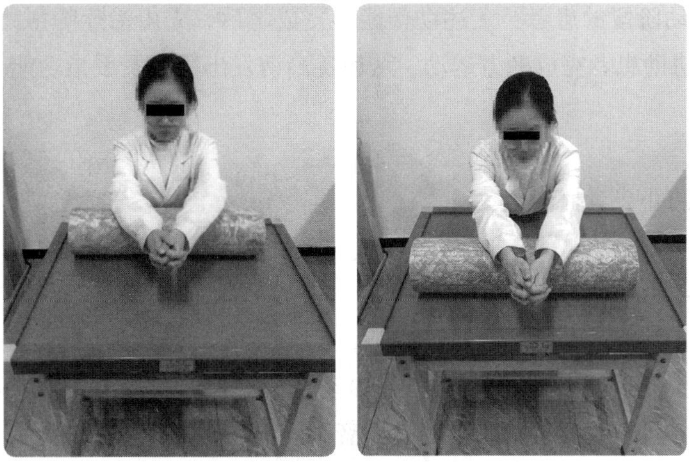

图3-7　滚筒作业活动

摩运动；患儿骑在较粗的滚筒上，由治疗师推滚筒，诱导患儿不断调节身体重心，进行平衡功能训练。

1．脑瘫患儿

（1）患儿俯卧于滚筒上，双上肢支撑于体操垫上，同时治疗师用玩具吸引患儿，诱其抬头，进行头颈控制训练。

（2）患儿俯卧于滚筒上，上肢伸直着地，屈曲髋关节、膝关节，用四肢同时支撑身体，进行手、膝位的支撑负重训练（滚筒的高度应小于患儿上肢的长度）。

（3）患儿俯卧于滚筒上，治疗师握住患儿大腿向前滚动，以诱导患儿的双上肢出现向前方的保护性伸展反应，用以支撑身体。

（4）患儿横卧于滚筒上，滚筒的长度应大于患儿身体的长度，治疗师可用双手固定住患儿的髋部或躯干下部，慢慢转动滚筒使患儿分别向两侧倾斜，以诱导患儿上肢分别向两侧的保护性伸展反应。

（5）患儿骑跨坐在滚筒上，滚筒的高度要适中，使患儿的双脚平放在地面上，治疗师慢慢转动滚筒，使患儿躯干分别向两侧倾斜，诱发坐位的左右平衡反应；又可让患儿横坐在滚筒上，治疗师慢慢转动滚筒，使患儿分别向前后倾斜，诱发坐位前后平衡反应。

2．偏瘫患者　将滚筒置于桌面上，嘱患者健肢带动患肢随筒滚动，以训练上肢粗大运动的协调性，增加上肢关节的活动度，同时缓解偏瘫患者的上肢痉挛。患者还可以自己应用滚筒做助力运动。多数偏瘫患者在坐位或者站位不能克服重力完成肩关节前曲、肘关节伸展、前臂旋后、腕关节背伸及手指伸展，滚筒训练可显著改善患者上肢各个关节的活动度。按照Brunnstrom偏瘫患者肢体功能评定法，滚筒适用于痉挛阶段、联带运动阶段、部分分离运动阶段及分离运动阶段的患者。不同功能阶段的患者，滚筒的应用方法各异。

（1）痉挛阶段的患者：嘱患者Bobath握手，上举上肢，并把双上肢置于滚筒之上，利用健侧上肢带动患侧上肢在滚筒上滚动。

（2）联带运动阶段的患者：嘱患者Bobath握手，上举上肢，并把双上肢置于滚筒之上，利用健侧上肢带动患侧上肢在滚筒上滚动，待肩关节能够前屈90°且不伴随疼痛，上肢痉挛有所缓解之后，利用健侧手带动患侧前臂做前臂旋后运动。

（3）部分分离运动阶段的患者：上述动作能够完成之后，先由治疗师帮助患者做腕关节的背伸运动，然后给予口令协助患者完成助力运动，从而逐渐诱发出手腕及手指功能。

（三）注意事项

做好保护工作，防止患者摔伤。

三、虚拟情景互动作业

虚拟情景互动作业是利用一个时差测距的3D动作捕捉仪，创造出一个患者的3D图，通过动作捕捉仪发射出红外线并且接收反射自患者的“回音”，任何身体移动的细节都可以被软件记录下来，以持续刺激患者反应，激发患者的运动。虚拟现实技术可以帮助患者激发潜能，利用物理治疗加游戏的双重训练模式分散患者对于训练难度的注意力，患者发现自己可以比想象做得更好，更加主动积极参与训练，达到超越极限并探索更多的可能性。

（一）常用工具及材料

计算机图形与图像技术。

（二）代表性活动

虚拟现实技术可根据患者需要设计，每个训练模块可选择难易程度、游戏种类等相关设置，患者在屏幕中看到自己，增加训练过程中的趣味性。智能人体运动捕捉技术具有人体识别定位功能，训练时不受外界干扰，每个治疗方案有多种训练方式，为不同患者提供个性化治疗。虚拟情景互动作业活动的代表性活动包括坐姿训练、站姿平衡训练、上肢综合训练、步态行走训练。

（三）活动特点

1. 虚拟现实技术采用最新的计算机图形与图像技术。患者处于一个虚拟的环境，通过抠相技术，可在屏幕上看到自己或以虚拟图形式出现。患者根据屏幕中情景的变化和提示做各种动作，以保持屏幕中情景模式的继续，直到最终完成训练目标。

2. 在治疗前利用智能人体运动捕捉技术，对患者进行人体识别定位，并在软件中设定训练目标，指定需要训练的部位，建立运动处方，完成一个时间段的运动训练后，临床报告会自动显示训练数据结果。

3. 虚拟现实作业沉浸感强，增加了治疗过程的趣味性和患者的积极性，使康复训练成为患者的主动作业行为。患者以自然方式与虚拟环境中具有多种感官刺激的对象进行交互，根据自己的情况反复观察模仿练习，减少在真实环境中由错误操作导致的危险，并可以提供多种形式的反馈信息，使枯燥单调的康复训练过程更轻松、更有趣和更容易。

4. 虚拟现实作业可进行个性化设置，将作业活动、心理治疗及功能测评有机结合起来，针对患者实际情况制订康复训练计划。虚拟环境与真实世界高度相似，可将习得的运动技能更好地迁移到现实环境中。

（四）活动设计

活动设计包括上肢关节活动度训练、下蹲运动训练、单腿屈膝运动训练、促进本体感觉与认知训练、多重感觉下的姿势控制训练、改善手眼协调能力训练、注意力分配训练、促进躯干稳定训练、全身关节活动度训练等。

（五）注意事项

1．应在治疗师指导下进行作业。

2．注意休息。

考试知识点总结　　**本章小结**

协和云课堂……　拓展练习及参考答案

（李秀娟）

教学课件

第四章　日常生活活动训练

学习目标

素质目标

（1）具备同理心、耐心，能充分理解功能障碍对患者日常生活造成的影响，能够体会其痛苦和不易。

（2）具备较好的沟通协作能力，与康复治疗团队的其他成员能够融洽配合。能对日常生活活动训练相关理论、最新研究及相应的新型辅具等信息有较强的敏锐度，以便及时对患者进行治疗方案的调整和提质。

知识目标

（1）掌握：日常生活活动的概念和分类；日常生活活动训练的内容和步骤；良肢位摆放的意义和具体方法。

（2）熟悉：日常生活活动训练的意义和主要事项。

能力目标

能够根据患者情况，对其进行必要的日常生活活动训练及良肢位的摆放，必要时提供相应的辅助用具。

案例导入

【案例】

吴先生，70岁，右脑基底节区出血恢复期转到康复科。目前，左侧上肢Brunnstrom评定Ⅱ级、下肢Ⅳ级，坐位、站立位平衡评定2级。患者除进行物理治疗之外，也希望能够尽快达到生活自理。

【问题】

针对吴先生，需要开展哪些日常生活活动训练，如何进行？

·核心知识拆解·

日常生活活动是指个体为满足自身日常生活每天反复进行的最基本的功能活动，即衣食住行和个人卫生等动作和技巧活动。狭义上说，是人们为了维持生存及适应生存环境而每天必须反复进行的、最基本的、最具有共性的生活活动。广义上说，是人们在家庭、工作和社区中的一切活动。对很多患者来说，日常生活活动能力代表了其基本生活自理及家庭和社区生活的能力，是其十分关注的能力，也是作业治疗师工作中的重要环节。

良肢位（normal limb position）是为了保持肢体的良好功能而将其摆放的某种体位或姿势，是为后续康复而设计的一种临时性体位，应在发病后尽快进行，在卧床期均应保持。

第一节　概　　述

微课：ADL介绍

一、日常生活活动的分类

日常生活活动的项目众多，为方便认识，大致可以分为两大类，即基础性日常生活活动（basic activities of daily living，BADL）或躯体性日常生活活动（physical activities of daily living，PADL），以及工具性日常生活活动（instrumental activities of daily living，IADL）。

（一）基础性日常生活活动

基础性日常生活活动指的是个体自我照顾的相关活动，包括穿衣、进食、如厕、洗澡、整理个人卫生及坐、站、行走、上下楼梯等最基本和最必需的日常生活活动。相较于IADL，BADL的活动范围多在家中，范围相对较小，需要的功能水平相对较低，同时大多不需要借助各种工具，也是ADL训练过程中较早开展的训练项目。

（二）工具性日常生活活动

工具性日常生活活动指的是个体在家庭和社区中管理自身、处理家务及参与社区活动时进行的日常生活活动，常见的内容包括打扫家庭卫生、烹饪、洗衣、修理家居物品、照顾子女老人、金钱管理等室内活动，以及搭乘交通工具、银行缴费、赴约、购物、社区交际活动等室外活动。相较于BADL，IADL往往活动范围更大，更复杂，对功能水平要求较高，同时多数需要借助某些工具。当患者的BADL恢复到一定水平，其往往会有更高的期许和要求，此时为了其更好地实现自我管理、照顾他人和社区活动，就需要对其进行IADL训练。

二、日常生活活动训练的目的

1．提高患者的日常生活活动能力，提高其生活自理能力，为其回归家庭和社会打下基础，提高其康复的信心。

2．日常生活活动训练也能进一步训练患者的运动感觉、认知功能及社会心理功能，也能够间接提高患者其他作业活动能力。

3．通过日常生活活动训练，找出患者存在的问题，为将来其进行辅具适配和家居环境的改造打下基础。

三、日常生活活动训练的内容

日常生活活动训练的内容很多，临床上比较常用的训练内容如下。

1．更衣训练 包括穿脱前开襟衫、套头衫、裤子、鞋袜。

2．修饰和清洁训练 包括梳头、洗脸、刷牙漱口、洗澡。

3．进食训练 包括饮水、吃固体/半固体食物、使用各种餐具。

4．床上活动训练

（1）床上体位：仰卧位、侧卧位、俯卧位，以及各种体位下的良肢位摆放。

（2）床上体位变换：上述三种体位相互之间的变换，以及从卧位坐起和躺下。

（3）床上移动：纵向移动、横向移动。

5．坐位及站立训练

（1）坐位平衡：包括静态平衡和动态平衡。前者指保持坐姿稳定，后者指坐位时进行躯干各方向活动或肢体活动时的平衡。

（2）站立：包括坐位站起和坐下，以及在站立位时的平衡（包括静态平衡和动态平衡）。

6．转移活动 包括床—轮椅转移、床—扶手椅转移、轮椅—坐便器转移、轮椅—浴缸转移等。

7．行走及乘车训练

（1）室内行走：在地板或瓷砖地面上行走。

（2）室外行走：在水泥地、碎石路、泥土路面上行走，上下台阶或楼梯。

（3）借助助行器行走：使用助行架、手杖、腋杖、穿戴支架、支具或假肢行走。

（4）搭乘公交车：主要训练上下车活动。

8．轮椅活动训练

（1）乘坐轮椅：上述提到的轮椅转移活动、上下轮椅、轮椅上减压活动。

（2）使用轮椅：驱动轮椅、轮椅过障碍和转弯、轮椅倒地训练、轮椅的保养与维修等。

微课：轮椅转移训练

四、日常生活活动训练的步骤

进行日常生活活动训练，也需要遵循一定的步骤，进行系统性的训练，临床上常用的训练步骤如下。

1．能力评估 在对患者进行训练之前，首先需要对患者进行必要的日常生活活动能力评估，确定需要进行训练的具体项目。这部分内容在相关作业评估中有涉及，本章节不具体展开。

2．活动分析

（1）需要对将进行训练的日常生活活动进行分析，分析其活动的组成部分、分解动作、需要的作业技能、需要的环境及辅助器具，这个过程需要治疗师具有很好的作业活动分析能力，这部分内容在前面章节有相关提及。

（2）根据患者评估结果，分析其从事日常生活活动训练项目时相应技能和作业表现，找出其中缺陷和不足。

3．计划制订 根据上述活动分析的结果，可以明确进行日常生活活动训练的基本思路和计划。当患者功能与需要训练的日常生活活动要求不符时，可以从以下几个思路进行治疗计划的设定。

（1）如经过评估，该患者具有较好潜力时，可以经过相应运动感觉或认知等作业技能的训练，使其能够顺利完成日常生活活动训练。

（2）如果患者自身功能情况较差，可以在训练其功能的同时，降低训练难度，例如，调整日常生活活动训练项目，提供辅具和改造环境。

4．训练实施 上述准备工作完毕后，可以开展具体的训练工作，在日常生活活动训练的实施过程中，也有一些技巧值得我们学习掌握。

（1）在活动分析的基础上，对患者进行训练，对一时难以掌握的训练动作，可以分解开来，先进行分步的简单动作的练习，再进行组合串联，最终达到训练目标。

（2）作业治疗师对每个患者的家庭生活和社区环境必须做实际调查，要根据患者的具体情况进行训练，如果训练与实际生活脱节，则会失去训练的意义。必要时可采取短期出院办法，在实际生活中观察，寻找日常生活中存在的困难动作，带着问题住院进行训练。

（3）训练与病房、家庭生活要密切结合。在治疗室练习的动作必须应用到实际生活中。因此，作业治疗师与病房护士、家属间的密切联系和协作十分重要。

（4）许多患者是一侧上肢出现功能障碍，训练时要分情况处理，如受损的为利手，一方面要进行利手功能的训练，一方面也要考虑是否要进行利手和非利手交换训练，必要时也要进行双手活动训练。

五、日常生活活动训练的注意事项

1．训练计划的制定与实施训练前，要评估患者日常生活活动能力及其潜能。

2．根据评估结果，结合患者的病情、全身功能状况，现在和将来的个人需要和愿望、住宅环境和家庭条件，制订切实可行的计划。

3．训练计划实施时，必须尽早开始，由易到难，重点突出。训练中，可以先化整为零，再化零为整。

4．对因疾病而引起严重残疾的患者或经过适当训练仍不能独自完成训练的患者，可以借助必要的辅助器具，同时调整其环境。

5．治疗师训练时要耐心，患者要主动参与，两者之间建立有效沟通，互相配合，才能达到很好的训练效果。

第二节　日常生活活动训练实施

一、更衣训练

偏瘫患者的更衣训练应遵守的一个基本原则就是穿衣时先穿患侧，先脱健侧。更衣活动包括穿脱上衣、穿脱裤子、穿脱鞋袜。

（一）穿脱上衣

患者一般取坐位完成穿脱上衣的训练，因此，患者在穿脱上衣训练前，应具备一定的坐位平衡能力，包括静态平衡，以及自动态平衡。嘱患者坐于床上或靠背扶手椅上，双足能够平放于地上，将衣服放置于患者健侧一手距离，同时确保患者训练时的安全。以下讲授的为患者独立完成穿脱上衣训练的方法，治疗师在一旁起到指导和监督作用。

1. 穿脱开襟上衣

（1）穿开襟上衣（图4-1）

1）将上衣正面朝上、衣领向外放于其膝上或将上衣患侧袖子向外，衣领向患侧放置膝上。

2）嘱患者健手抓住衣襟，从下往上将患手穿进衣袖，也可按照上述第二种放置方法，健手将患手向双腿间的衣袖穿进去，将衣服拉到患侧肩部以上。

3）嘱患者将衣服拉过颈部，拉到健侧肩部，再将健手穿进衣袖。

4）嘱患者用健手抓住上衣的后襟将其拉开展平，最后整理上衣使其对称，并使纽扣对准相应的扣眼，稳定纽扣边缘，用健手扣上纽扣。

（2）脱开襟上衣（图4-2）

1）嘱患者解开纽扣，先将患侧衣袖脱到患肩下。

2）嘱患者将健侧脱到健肩下。

3）将健侧上肢和手脱出衣袖，然后将患侧的衣袖脱下，完成脱衣。

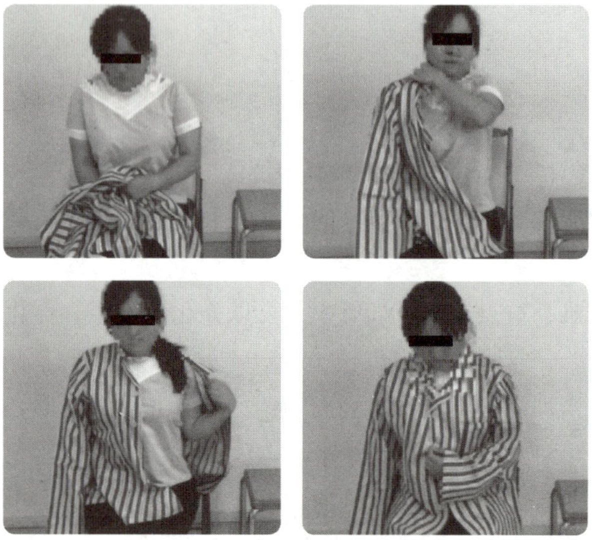

图4-1　偏瘫患者穿开襟上衣

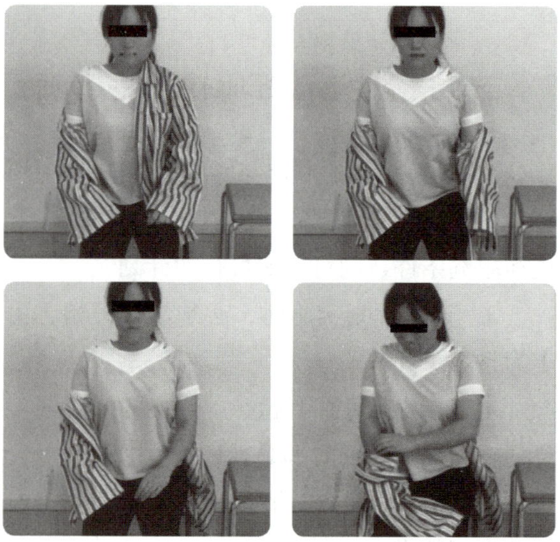

图4-2　偏瘫患者脱开襟上衣

2. 穿脱套头上衣

（1）穿套头上衣（图4-3）

1）嘱患者将套头上衣的背面向上、衣领向外放于膝上。

2）嘱患者健手将套头上衣的后襟拉到一起直到里面的袖口露出。

3）嘱患者拉起患侧上肢并将其穿入相应的袖口，拉上衣袖直到穿到患肘以上。

4）嘱患者将健侧上肢穿入相应袖口，并且穿到肘部以上。

5）嘱患者将套头上衣从衣领到衣襟拉在一起，然后低头套过头。最后拉衣襟整理好套头衫。

（2）脱套头上衣（图4-4）

1）嘱患者健手从腰到上背将套头上衣拉在一起。

2）嘱患者抓住套头上衣的后襟低头将其从头上脱出。

3）嘱患者用健手先将患侧上脱出衣袖，然后再摆动健侧上肢将衣袖也脱出。

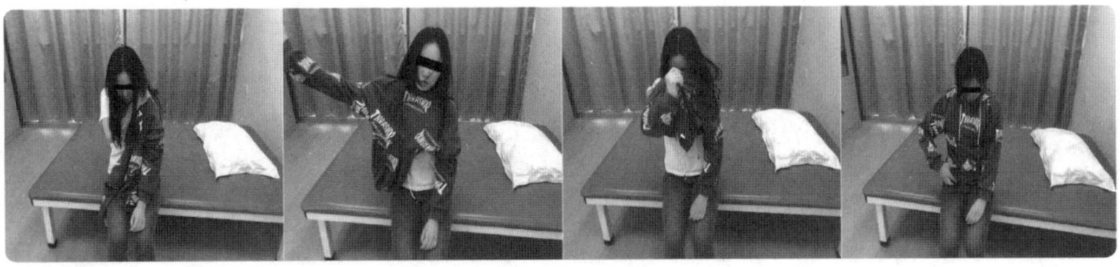

图4-3　偏瘫患者穿套头上衣

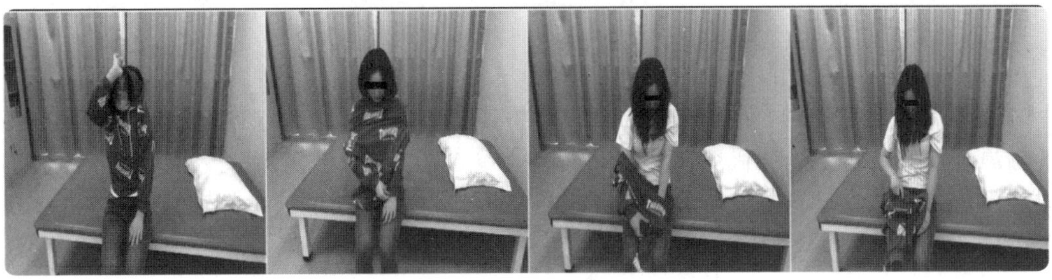

图4-4　偏瘫患者脱套头上衣

（二）穿脱裤子

穿脱裤子可在3种体位下完成。

卧位：适合腰背控制差，无法保持坐位平衡的患者，也是最安全的体位。

坐位：适合可以保持坐位平衡和完成坐站转移的患者。

站位：一般不推荐，因为它需要患者有很好的动态站位平衡，比较不安全。

1. 卧位穿脱裤子

（1）卧位穿裤子（图4-5）

1）嘱患者把裤子放在健手容易够到的地方，用健手将患侧小腿拉起，交叉放置于健侧大腿上。

2）嘱患者用健手将患侧裤腿穿到患腿上，拉到膝关节以上处，再将患腿重新放到床面上。

3）嘱患者把健腿裤子穿上并尽可能拉到膝关节以上。

4）嘱患者通过桥式运动或转身使臀部离开床面，把裤子拉过臀部直到腰。

（2）卧位脱裤子（图4-6）

1）嘱患者躺下，通过桥式运动或转身使臀部离开床面，用健手将裤子拉到臀部以下。

2）嘱患者坐起，将患侧腿拉起交叉置于健侧腿上，躯干前屈，将患侧裤子脱下。

3）嘱患者用同样方法将健侧裤子也脱下。

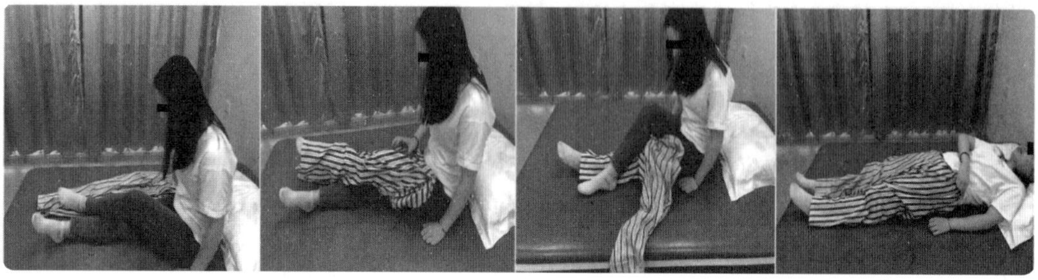

图4-5　偏瘫患者卧位穿裤子

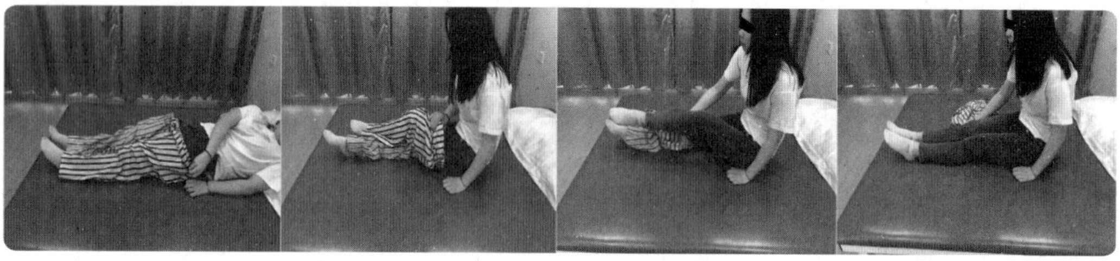

图4-6　偏瘫患者卧位脱裤子

2．坐位穿脱裤子训练

（1）坐位穿裤子（图4-7）

1）嘱患者把裤子放在健手容易够到的地方，将患侧小腿拉起交叉放置于健侧大腿上。

2）嘱患者用健手将患侧裤腿穿到患腿上，拉到膝关节以上处，再将交叉的患腿重新放到地上。

3）嘱患者把健腿裤子穿上并尽可能拉到膝关节以上。

4）站起把裤子提到腰部，再坐下系好腰带或扣子。

（2）坐位脱裤子（图4-8）

1）嘱患者解开裤带或扣子，通过倾斜身体或将躯干从一侧向另一侧旋转，使臀部离开座位快速将裤子脱到臀部以下。

2）将裤子从腿上脱下，可用以下两种方法之一：①先脱健侧然后用健足踢下患侧裤子；②用健足踩住裤脚，健手拉起患腿先脱掉患侧，然后再脱掉健侧。

（三）穿脱鞋袜

穿脱鞋袜可坐在扶手椅上或床边完成，患者须具备动态坐位平衡能力。袜子和鞋子应放在容易拿到的地方，如果有必要，可采用长柄穿衣钩将鞋子从地上捡起。

1．穿鞋袜

（1）嘱患者用健手将患足放于脚凳上或抬到健侧腿上。

（2）嘱患者健手拿起袜子并伸进袜口以手指撑开，将袜子穿过患足足趾，用健手将其拉上。

（3）嘱患者把患足的鞋子从地上拿起，鞋面向下放在床上或身体旁边的椅子上，患足仍交叉置于健腿上。

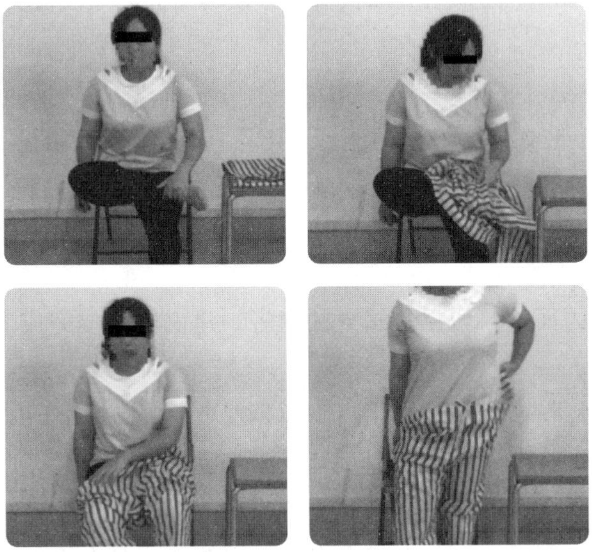

图4-7　偏瘫患者坐位穿裤子训练

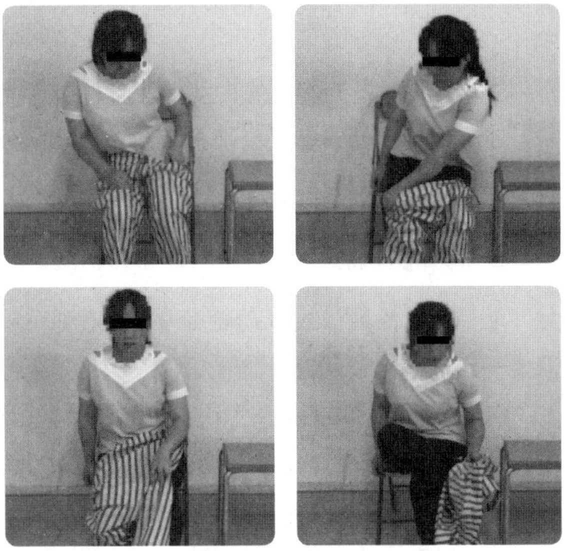

图4-8　偏瘫患者坐位脱裤子训练

（4）嘱患者拉开鞋面部分，将患足穿进鞋里，足趾先穿进鞋里，然后穿足掌，再用健侧手指钩上鞋跟。

（5）嘱患者用健手系上鞋带或粘上魔术贴，最后放下交叉的患腿。

（6）随后将健侧的鞋袜穿上，注意，如健腿抬起后患者容易倾倒，则也可将健腿置于患侧大腿上完成活动。

2. 脱鞋袜

（1）嘱患者用健手帮助将患腿交叉于健腿上，解开鞋带（或拉开魔术贴），脱掉患足上的鞋子和袜子。

（2）嘱患者将健侧腿交叉置于患侧大腿上，脱下健侧的鞋袜。

二、修饰训练

正常情况下，日常的修饰活动有很多，本节主要介绍临床上针对患者经常进行的修饰活动训练，包括梳头、洗脸和洗手、口腔卫生（刷牙、漱口）、刮胡子、眼镜或接触镜的护理、使用化妆品等。多数脑卒中患者经过训练后，可以用健侧完成个人卫生和修饰；即便如此，治疗师也应该尽量鼓励患者使用双手，用患侧手提供帮助，以提升患侧的功能水平。

修饰活动需要一定时间，因此对站立功能不佳的患者来说，最好取坐位完成，患者应具备静态和动态坐位平衡能力。修饰的工具放在容易够到的地方，小毛巾或小块海绵将会更容易操作。用具有标记的小牙膏要比家庭普通尺寸的好。从安全考虑，鼓励男性患者使用电动剃须刀代替刀架剃须刀，建议患者用充电的电动剃须刀，因为患者用一只手换电池通常十分困难。如果需要，治疗师应给患者配备必要的辅具，如加粗把柄或用万能袖带帮助抓握。

（一）梳头训练

1. 嘱患者坐在梳妆台或有镜子的台前，面朝镜子，可用健侧拿起台上的梳子；患者有能力使用患侧手来梳头，应尽量鼓励其患手完成，必要时可给予其加粗或加长梳柄方便其抓握以完成梳头动作。

2．嘱患者先梳前面的头发，然后再梳后面的头发。

3．女性患者如患手有抓握固定发辫的能力和上肢在空中控制的能力，则可训练其扎简单的马尾辫。

（二）洗脸训练

1．嘱患者步行或驱动轮椅靠近卫生间或厨房的面盆，如无法站立的患者，建议取坐位完成，需要一定的静态和动态平衡能力。

2．嘱患者用健手将一个小毛巾放进脸盆，打开水龙头冲洗毛巾，用一只手紧握小毛巾将其拧干或用一只手将其缠在水龙头上拧干。此时如患手具备一定功能，则让患手辅助健手拧干毛巾（图4-9）。

3．当毛巾足够干时，平拿在手掌上擦脸。这样重复几次，直到脸已洗净。

4．如患者需要使用洗面奶，则嘱患者单手将洗面奶挤在脸上或毛巾上，用健手在脸上涂匀，需要用湿毛巾多擦洗几次，待泡沫洗净，再擦干脸。

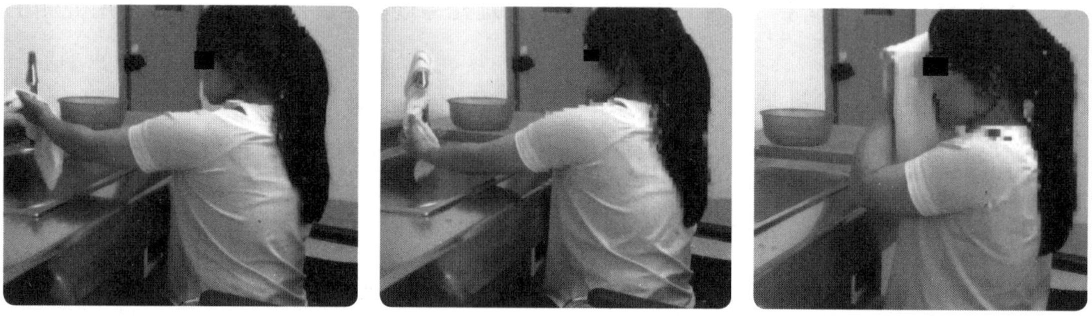

图4-9　偏瘫患者洗脸训练

（三）刷牙漱口训练

1．嘱患者步行或操作轮椅靠近卫生间或厨房的面盆，如无法站立的患者，建议取坐位完成，需要一定的静态和动态平衡能力。

2．嘱患者用健手打开水龙头，将牙杯接满水后关上水龙头并将牙杯放在脸盆里或脸盆旁。

3．嘱患者用健手将牙刷放在湿毛巾上或防滑垫上固定，打开牙膏的盖子，然后将牙膏挤到牙刷上。

4．嘱患者放下牙膏并拿起牙刷刷牙，放下牙刷并拿起漱口杯漱口。重复刷牙和漱口动作直到活动完成。

5．如患者患手具备一定功能，则可在训练中完成稳定牙杯或在使用辅具的情况下操作牙刷刷牙。

三、进食训练

进食训练指的是训练患者使用合适的进食工具或辅具独立完成饮水、吃固体/半固体食物。患者需要有稳定的坐位平衡能力及具备头和颈部良好控制能力，否则可能出现误咽和呛咳。食物和水应放在患者面前一个稳定的平面上，训练过程中要注意安全问题；如果患者的患侧上肢具有运动功能，在进食训练期间应尽可能多加利用。而如果患侧手为利手，且功能较差没有康复潜力，则需考虑将健手改为利手进行训练，中国人使用筷子较多，非利手较难适应，因此也需要进行针对性的训练。必要的时候应提供患者进食用的辅具，如防滑垫、万能袖带、合适的刀叉、弯角调羹、防洒盘子、有把手的杯子等；盛水用隔热杯可以帮助延长保温时间，减少注水的次数。对于卧床的患者，饮水时用吸管杯比较方便。

（一）饮水训练

1. 嘱患者取坐位或站立位于桌边，用防滑垫或患手稳定饮水杯，健手用热水瓶或水壶往水杯里倒水，注意水温要适度以免感觉障碍患者烫伤。

2. 嘱患者用健手或双手（如果可能）握住杯直接饮水或用吸管饮水。如吞咽期间出现漏水或呛咳提示有吞咽问题，需要更全面的评估和特别处理。

（二）吃固体/半固体食物训练

1. 嘱患者取坐位于桌边，食物及餐具放在伸手可取的位置。

2. 嘱患者用健手拿起餐具（筷子、匙），把餐具放入有食物的碗碟中，夹住或舀起食物，将食物运送到口部，张开嘴巴，将食物送入口中，然后合上嘴，进行咀嚼和吞咽，放下食具，此时患侧手可起到稳定碗碟的辅助作用（图4-10）。对患手功能较好的患者，也可训练其患手夹起食物，必要时提供辅具。吞咽期间任何误咽或呛咳提示有吞咽问题，需要更全面的评估和特别处理。

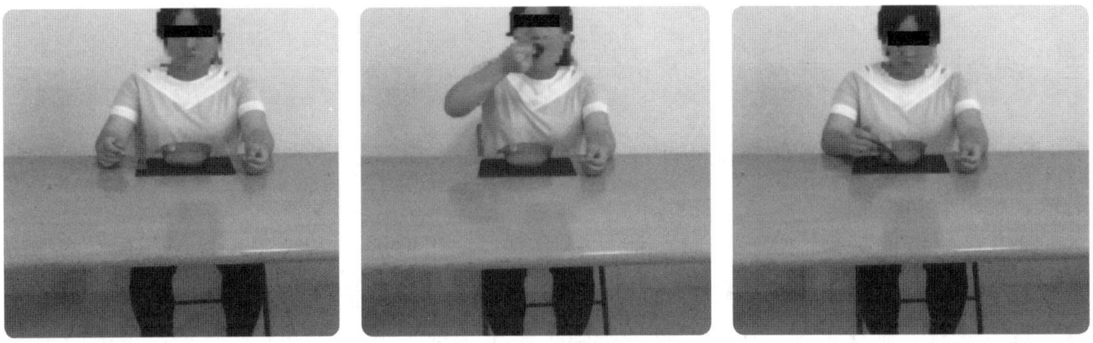

图4-10　偏瘫患者进食训练

四、如厕训练

如厕是一项较为复杂的日常生活活动，整个过程包括与厕所间的转移、坐便器转移、穿脱裤子、大小便控制、擦拭清洁、冲厕。由于有大小便控制障碍的患者一般需要进行相应的针对性训练，在此章节不做详细介绍，在此介绍大小便控制正常的患者如何进行如厕功能训练。

由于涉及患者转移问题，因此必要时应对环境进行改造及配备辅具，例如，加装扶手（最好是可摇起的样式），方便患者转移到坐便器；将厕所门换成移门或折叠式，方便患者坐在轮椅上开关门；厕纸应放在患者健侧，方便其拿取；配置增高坐便器以方便患者坐下等。

1. 患者步行或操作轮椅至厕所，用健侧手开门，乘坐轮椅的患者进入厕所后，如厕所空间充裕可将轮椅转弯，健侧成角将轮椅停于坐便器旁并刹车；如厕所空间十分狭小，可将轮椅正面面对坐便器，患者直接面朝坐便器进行转移。

2．嘱患者将轮椅侧面挡板摇起或拆下，健手握住扶手支撑，健腿为轴，用力将身体撑起，将臀部转移到坐便器上（图4-11）；臀部左右交替抬起，用健侧手将裤子脱下。

3．解完大小便后，患者用健手拿取纸巾，完成擦拭清洁，并将厕纸置入垃圾桶，然后按动冲厕按钮完成冲厕。

4．嘱患者交替抬起臀部，健手将裤子拉上，扣好扣子，将轮椅刹车松开，转到另一侧的健手边上，靠近坐便器停放，刹好刹车，用健手握住轮椅扶手，健腿为轴，撑起身体，转移到轮椅上。

5．嘱患者松开轮椅刹车，操作轮椅出厕所。

6．截瘫患者如厕流程大致相同，但其应具备上肢的支持功能及手指抓握功能，在进行轮椅和坐便器转移时，一手握持坐便器扶手，一手握持轮椅扶手，用力撑起进行转移。

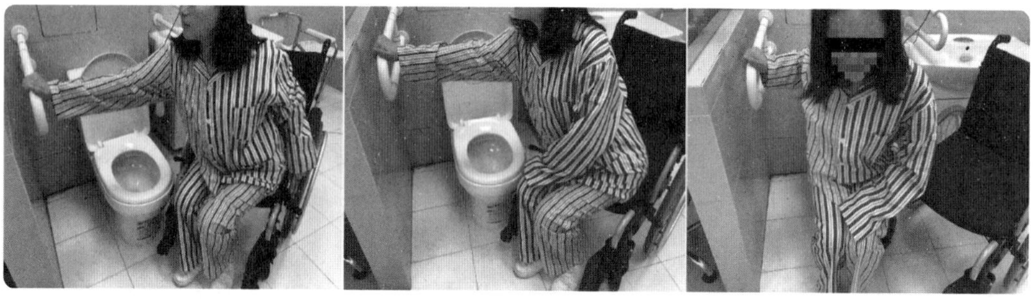

图4-11　偏瘫患者轮椅向坐便器转移

五、洗澡训练

1．治疗师或家人帮患者做好洗浴前准备，如放置好浴椅，如果是浴缸，要事先放好热水，但不能太烫，放好换洗衣物。

2．嘱患者轮椅推行进浴室，面对浴椅，刹住手刹，用健侧手支撑浴椅扶手，以健侧腿为轴，将躯干撑起，转移到浴椅上（图4-12）。如果是使用浴缸，将轮椅推行至浴缸旁，浴缸上应放置转移板，健侧靠近浴缸，刹住手刹，用健手将健侧腿先搬进浴缸，再将患侧腿搬进浴缸，用健手支撑住转移板，以健腿为轴，撑起躯干转移到转移板上，脱下衣服。

3．嘱患者用长柄刷、带圈毛巾和沐浴球等完成擦身，沐浴液擦完身体后冲洗身体，用另外一条干毛巾或海绵擦干身体，换上换洗衣服。

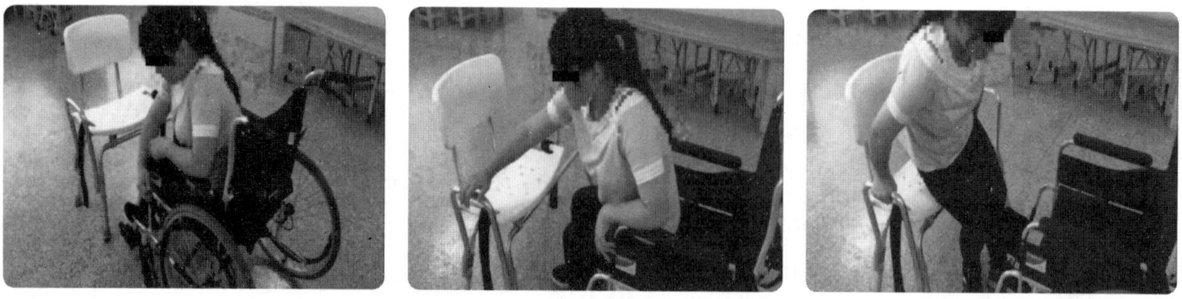

图4-12　偏瘫患者轮椅向浴椅转移

第三节 良肢位摆放

一、良肢位摆放的意义

1. 早期良肢位摆放 能有效地预防包括压疮、关节挛缩、肩关节半脱位、循环异常等继发问题及失用综合征的发生。

2. 偏瘫患者良肢位摆放 良肢位摆放可以有效抑制异常运动模式，抑制痉挛模式，增加患侧感觉输入，对诱发主动运动也有一定效果。

3. 截瘫、四肢瘫患者良肢位摆放 良肢位摆放可抑制下肢痉挛模式、关节挛缩，维持肢体功能位。

二、良肢位摆放的分类

1. 偏瘫患者良肢位摆放 分为仰卧位、健侧卧位及患侧卧位，其中患侧卧位为最佳体位。

2. 截瘫、四肢瘫患者良肢位摆放 分为仰卧位、侧卧位。

三、良肢位摆放的实施

（一）偏瘫患者仰卧位体位摆放

1. 在进行仰卧位体位摆放之前，需要先与患者或患者家属进行沟通，讲明摆放目的，做好解释工作。

2. 嘱患者头向健侧侧屈，转向患侧，目视患侧肢体。

3. 在患者患侧肩胛骨下垫枕头，保持肩带前伸，防止后撤。

4. 将患者肩略外展、肘关节伸展、前臂旋后、腕关节伸展、手部自然放置在一长枕上，如后期手部痉挛，可将手部置于分指板内，抑制痉挛。

5. 将患者骶尾部垫枕，防止压疮。

6. 患者髋关节保持中立位，膝关节腘窝下，放垫一毛巾卷，防止下肢伸肌痉挛。

7. 早期患侧踝关节下方不要放置任何物品，后期如出现下肢伸肌痉挛，足下垂现象，则用硬质板将患侧踝关节控制在90°。

（二）偏瘫患者健侧卧位体位摆放

1. 在进行健侧卧位体位摆放之前，需要先与患者或患者家属进行沟通，讲明摆放目的，做好解释工作。

2. 患者取健侧卧位，用手往前托住患侧肩关节，尽量前伸，前臂伸展、旋前，腕关节伸展，手指伸展放置于厚枕上（必要时可放两个枕头）。

3. 健侧上肢取舒适体位摆放。

4. 患侧下肢前跨一步放置于长枕上，髋、膝关节略屈曲摆放，踝关节处于中立位，置于枕头上。

5. 健侧下肢取舒适体位摆放。

（三）偏瘫患者患侧卧位体位摆放

1. 在进行患侧卧位体位摆放之前，需要先与患者或患者家属进行沟通，讲明摆放目的，做好解释工作。

2. 患者取患侧卧位，托住患侧肩膀，尽量前伸，前臂旋后，肘关节伸展，腕关节伸展，手指自然放置于床面上。

3. 健侧上肢取舒适体位摆放在躯干上。

4. 健侧下肢前跨一步放置于长枕上，髋、膝关节略屈曲摆放，踝关节保持中立。

5. 患侧下肢略微屈髋屈膝，放置于床面上。

6. 躯干后侧放置长枕或被子，保持躯干稳定性，防止患者后倾。

（四）截瘫、四肢瘫患者仰卧位体位摆放

1. 在进行仰卧位体位摆放之前，需要先与患者或患者家属进行沟通，讲明摆放目的，做好解释工作。

2. 将患者头部放于中立位，头下垫薄枕，或不用枕；颈段损伤患者，可用颈托固定，防止继发性损伤（图4-13）。

3. 在患者两侧肩胛骨下垫枕头，预防压疮，双侧上肢肩关节略外展，肘关节伸展，前臂旋前摆放于长枕上，腕关节背伸，手保持功能位。

4. 患者骶尾部垫枕，预防压疮，双下肢自然分开或放一长枕，保持髋关节轻度外展外旋，预防下肢内收肌痉挛；双膝关节腘窝处加毛巾卷，保持略屈曲位。

5. 踝关节下放足垫，预防足跟压疮，足底放置垫子，保持踝关节90°。

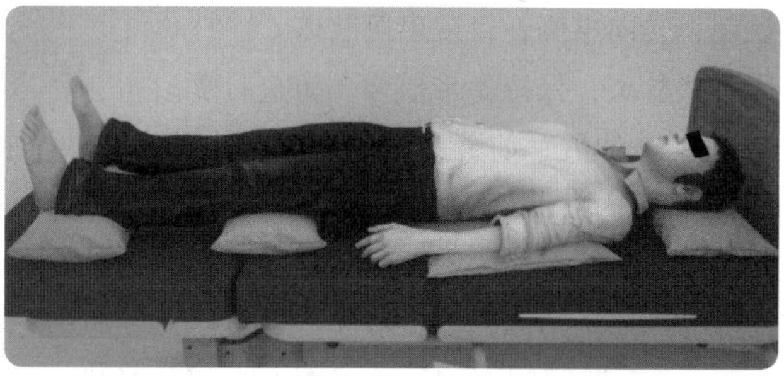

图4-13　截瘫、四肢瘫患者仰卧位体位摆放

（五）截瘫、四肢瘫患者侧卧位体位摆放

1. 在进行侧卧位体位摆放之前，需要先与患者或患者家属进行沟通，讲明摆放目的，做好解释工作。

2. 患者取侧卧位，头下垫薄枕，保持头部中立位。

3. 下方上肢肩前屈，肘关节伸展，前臂旋后，置于床面上；上方上肢肩前屈，肘关节略屈曲，前臂旋前，置于枕上。

4. 双下肢略屈髋、屈膝、双下肢之间放枕头，使上方的下肢可以轻放在下方的下肢上；踝关节下方放垫，保持在90°（图4-14）。

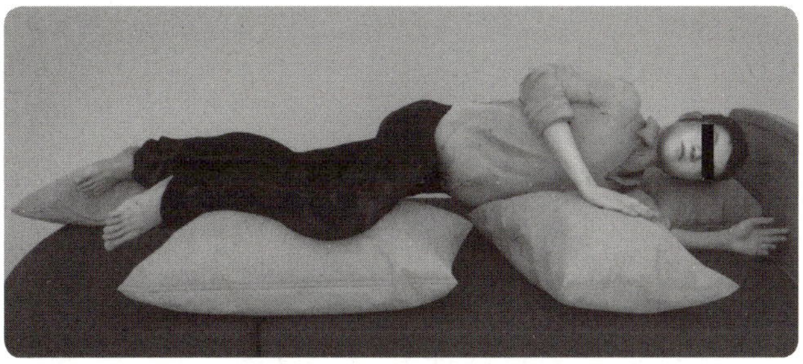

图4-14　截瘫、四肢瘫患者侧卧位体位摆放

5．躯干后侧可放置长枕，保持稳定，防止患者后倾。

▶**知识拓展**

智能日常生活活动评估训练系统

随着人口老龄化的加剧，康复治疗在医疗领域中扮演着越来越重要的角色。智能日常生活活动评估训练系统作为一种先进的康复辅助设备，能够帮助康复患者提高日常生活技能，提升生活质量。

智能日常生活活动评估训练系统主要功能包括：①自动化日常生活活动评估，通过智能算法对用户的日常生活能力进行评估，包括自理能力、行走能力、认知能力等方面；②个性化训练方案制订，根据评估结果为用户制订个性化的康复训练方案，包括生活技能训练、运动康复训练等；③实时监测和反馈，系统能够实时监测用户的康复训练情况，并及时给予反馈和指导；④数据分析和报告生成，系统能够对用户的康复训练数据进行分析，生成详细的报告，帮助医护人员了解用户的康复情况；⑤远程指导和支持，医护人员可以通过系统进行远程指导和支持，方便用户在家中进行康复训练。

—• 考试知识点总结 •—

—• 本章小结 •—

—• 协和云课堂……　拓展练习及参考答案 •—

（章　琪　吕　柳）

第五章 认知功能障碍作业治疗

教学课件

学习目标

素质目标

（1）具备耐心、同理心和积极倾听技巧，深刻理解并尊重认知功能障碍患者的情绪困扰，依据不同个体对治疗的反应灵活调整治疗方案。

（2）能持续关注认知神经科学等领域的最新研究进展，更新知识库，为认知功能障碍患者提供高效的医疗服务。

知识目标

（1）掌握：基础认知功能及执行功能障碍康复的基本知识，包括认知功能障碍的分类、评定及作业治疗的方法。

（2）熟悉：认知功能评定的目的、分析方法；认知功能训练原则及方法。

（3）了解：注意障碍、记忆障碍、执行功能障碍作业治疗的注意事项。

能力目标

（1）能够理解基础认知功能及执行功能障碍的概念。

（2）能够根据患者的表现进行相应的评估及诊断，并根据诊断结果有选择、有针对性地开展认知功能障碍训练。

案例导入

【案例】

张先生，45岁，颅脑损伤患者。几个月前，由于车祸导致颅脑损伤，家属照顾期间发现患者记不住早上吃了什么饭，不能集中精力与人沟通交流，不能够流畅地说出一类词语，家属和张先生都比较担忧，但又不知道该如何应对。

【问题】

1．张先生出现的这些症状是哪种认知功能障碍？

2．该如何对其进行评定及治疗？

·核心知识拆解·

认知功能是指人在对客观事物的认识过程中对感觉输入信息的获取、编码、操作、提取和利用的过程，是输入和输出之间发生的内部心理过程。认知的加工过程通过脑这一特殊物质实现，因此，认知过程是高级脑功能活动。认知障碍是指认知功能因大脑及中枢神经系统障碍而出现的异常，有多方面的表现，如注意、记忆、推理、判断、抽象思维、排列顺序的障碍等。引起认知障碍的病因是多种多样的，如血管性（如脑梗死、脑出血）、神经变性（如阿尔茨海默病、路易体痴呆、帕金森病）和感染性（如梅毒、艾滋病）等病因。常见的认知功能障碍包括基础认知功能障碍、执行功能障碍。其中，基础认知功能障碍包括定向力障碍、注意力障碍、记忆力障碍。

第一节　基础认知功能障碍康复

一、定向力障碍康复

（一）相关概念

定向力（orientation）是个体对时间、地点、人物等的自我察觉能力。定向力障碍表现为对时间和地点等方面的信息混淆不清，比如患者可能不知道自己身在康复科病房，早上醒来以为是一天的中午，将康复治疗师误以为是家人或朋友等。

（二）定向力障碍的评定

1. 定向力评定最常见的方法　包括询问有关时间、地点、人及人物关系的问题。关于时间的问题包括年、月、日、季节等，比如“今年是哪一年？”“现在是什么季节？”“现在几点钟？”等。关于地点方面的问题，比如“你住在哪个城市？”“你现在在哪个城市？在哪个医院？”“我们现在在医院的几楼？”“我们现在在病房还是在康复大厅？”等。关于人及人物关系方面的问题包括询问是否认识自己，和亲人之间的关系等，比如“你叫什么名字？”“你多大年纪？”“你家里都有哪些人？”“你的姐姐叫什么名字？”或者是拿着照片，问“照片里面的人是谁？和你是什么关系？”等。当被检查者无法独立回答相关问题时，治疗师可以口头提示并给予引导，了解其定向力障碍的严重程度。

2. 标准化的定向力测验　包括盖尔维斯顿定向力测验（Galveston orientation and amnesia test，GOAT）和本顿时间定向力测验（Benton temporal orientation test，BTOT）。此外，一些标准化的认知评定量表也包括了对定向力的检测，比如简易智力状态检查量表（mini-mental state examination，MMSE）、蒙特利尔认知评估量表（Montreal cognitive assessment，MoCA）、神经行为认知测试（neurobehavioral congnitive status screening examination，NCSE）等。

定向力障碍的标准化测验GOAT量表操作步骤如下。

（1）告知患者，物料准备：与患者进行沟通交流，进行物料准备，包括标准化GOAT量表、纸笔、桌子、有靠背的椅子（根据患者实际情况可以坐轮椅）。

（2）量表评估：根据GOAT量表评估指导语及注意事项对患者进行评估，见表5-1。

表5-1 GOAT量表

序号	问题	分值		
1.1	你叫什么名字（姓和名）？	2分□	1分□	0分□
1.2	你什么时候出生？	4分□		0分□
1.3	你现在住在哪里？	4分□		0分□
2.1	你现在在什么地方（城市名）？	5分□		0分□
2.2	你现在在什么地方［在医院（不必陈述医院名称）］？	5分□		0分□
3.1	你是哪一天到这家医院的？	5分□		0分□
3.2	你是怎么被送到医院里的？	5分□		0分□
4.1	受伤后你记得的第一件事是什么（如苏醒过来等）？	5分□		0分□
4.2	你能详细描述一下你受伤后记得的第一件事吗（如时间、地点、伴随人等）？	5分□		0分□
5.1	受伤前你记得的最后一件事是什么？	5分□		0分□
5.2	你能详细描述一下你受伤前记得的最后一件事吗（如时间、地点、伴随人等）？	5分□		0分□
6	现在是什么时间？ （最高分5分，与当时时间相差半小时扣1分，依次类推，直至5分扣完为止）	5分□ 2分□	4分□ 1分□	3分□ 0分□
7	今天是星期几？ （与正确的相差1天扣1分，直至5分扣完为止）	5分□ 2分□	4分□ 1分□	3分□ 0分□
8	现在是几号？ （与正确的相差1天扣1分，直至5分扣完为止）	5分□ 2分□	4分□ 1分□	3分□ 0分□
9	现在是几月份？ （与正确月份相差1月扣5分，最多可扣15分）			
10	今年是公元多少年？ （与正确年份相差1年扣10分，最多可扣30分）			

（3）评价标准及注意事项：该项检查满分100分，患者回答错误时按规定扣分，将100减去总扣分为GOAT实际得分。75～100分为正常；66～74分为边缘；少于66分为异常。

（三）定向力障碍的作业治疗

1. 现实定向疗法（reality orientation，RO） 为患者反复呈现有关现实定向力的信息，包括时间、地点、人物等。首先，与患者建立并维持良好的关系并对其始终保持友好的态度。其次，康复治疗师最好走进患者的日常生活环境中，在与患者的日常交往中不断提醒患者，他是谁，他现在在哪里等。同时，康复治疗师在患者接受康复治疗过程中引导患者关注环境中正在发生的事情并强调其时间、地点、人物等。

2. 团体现实定向疗法（group reality orientation，GRO） 布置作业环境，在环境中增添有关现实信息的提醒物，如时钟、日历、地图、报纸、电视、图片、现实定向板（记录有随时更新的地点、天气、节假日等信息）等。最佳团体现实定向力疗法包括3～6个患者，配备1～2名康复治疗师。通过患者之间、患者与治疗师之间的交流互动，定向信息得到不断重复，如讨论去医院的路线，设置游戏情景讨论解救被困者的路线，讨论即将到来的节日等。

3. 认知刺激疗法（cognitive stimulation therapy，CST） 以小组团体形式展开，属于心理社会干预范畴，通常包括14次课程，每周2次，每次约45分钟，共持续7周。每次课以10分钟“介绍阶段”开始，25分钟“干预阶段”，最后以10分钟的“巩固阶段”结束课程，在“巩固阶段”总结讨论和想法，并与患者道别。CST课程中使用现实定向板，板上注明小组名称、小组成员、时间、课程名称等定向信息。CST是英国伦敦大学学院的艾米·斯佩克特（Aimee Spector）教授在理论和实践基础上研发的，作为非药物干预纳入英国国家卫生与临床优化研究所发布的临床指南用以治疗痴呆症。CST也被引入其他国家，中国学者研究发现CST能改善痴呆患者的认知能力。考虑到资源有限、身体不便及个人喜好等因素，部分患者不能或不愿意接受团体形式的干预。经过对团体CST的个体化，形成了基于家庭的个体认知刺激疗法。干预由患者家属或朋友实施。

总体来说，上述作业疗法对改善定向力的效果已经比较明确，且有较好的成本效益。其中团体认知刺激疗法的效果最好，其操作简单且安全，对实施人员没有严格的资质要求，只需根据操作指南进行简单培训即可，对场地也没有限制，在医院、养老院、社区等都可以开展。

二、注意力障碍康复

微课：注意力转移训练

（一）注意力障碍

注意是最基础的认知功能之一，是其他认知功能（记忆和执行功能）的基础。注意力（attention）是指人们集中于某种特殊内、外环境刺激而不被其他刺激分散的能力，是一个主动过程，包括警觉、持续和选择等多个成分。按其障碍水平可分为以下五种类型。

1. 集中性注意障碍 患者对简单的感觉刺激有反应，如能注意到电话铃声或有人叫自己的名字，但是不能提供感觉的细节，如无法描述特殊的面部特征，不能描述言谈举止的细节等。

2. 持续性注意障碍 表现为患者进行一项活动时，注意持续时间短，容易分散和中断，如不能在公路上开车，无法看一部完整的电影，不能与人持续交谈等。

3. 选择性注意障碍 指患者不能有目的地注意符合当前需要的特定刺激或信息，并排除不相干刺激或信息的干扰，如患者不能在嘈杂环境中与他人交谈或看书，不能在地图上找到特定地点等。

4．交替性注意障碍 指患者不能把注意从一件事转到另一件事上，如患者在吃饭时接了个电话，挂断电话后不能再立即继续吃饭。

5．分别性注意障碍 指患者不能分别同时注意发生的两件事，如不能边听歌曲边跳舞，不能开车时听歌曲等。

日常的大多数活动都需要以上五种注意的共同参与，只是每种注意的参与程度会依照活动的不同特性而有所不同。如在安静环境中看书，更依赖持续性注意；在嘈杂环境中看书，则更需要集中性注意和选择性注意。

（二）注意力障碍的评定

1．功能行为观察

（1）视追踪：让患者注视光源，测试者将光源向患者左、右、上、下移动，观察患者随之移动的能力。每个方向评1分，正常4分。

（2）形状辨别：让患者复制一根垂线、一个圆、一个正方形和大写字母A，每项评1分，正常4分（图5-1）。

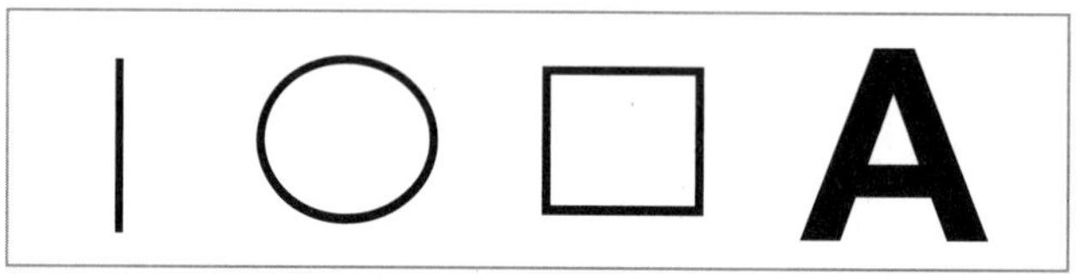

图5-1 形状辨别

（3）听追踪：让患者闭目倾听铃声，将摇铃在患者左、右、前、后和头上方摇动，让患者指出铃声所在的位置。每种位置评1分，少于5分为异常。

（4）声辨别：包括音辨别和词辨别。音辨别考察对单调声音的注意力，如向患者播放一段录音，包含随机重复出现的电话铃声、钟表滴答声、门铃声和号角声等，要求患者每听到一次特定的声音就给出反应。词辨别考察对单词的注意力，如向患者播放一段录音，其中有一定数量的指定词，如“红”字，让患者每听到一次“红”字就敲击一下桌子。如短文“傍晚放学时，我穿着红外套骑着红色的自行车，看到晚霞将天空染得红彤彤的，我向红色的天空望了一眼，看到了几只飞翔的鸽子。回到家里，我的姐姐小红穿着一条红裙子，头上束着一条红发带在客厅的酒红色地板上跳舞。她告诉我，她要去红树林剧场表演，就骑上我的红色自行车走了。”该文敲击次数少于8次为有注意缺陷。

2．依赖视觉的标准化纸笔测验

（1）划销测验（cancellation test，CT）：检查注意的持久性。划销测验可分为以下几种。①字母删除：每行有52个英文字母，共有6行，让患者以最快的速度准确删除字母中的C和E，每行有18个需要删除的字母，随机地分散在每行字母中，100秒内删除错误多于1个为注意有缺陷（图5-2）。②线条删除：让患者用铅笔将线条做交叉状删除（图5-3）。③图形删除：让患者用铅笔删除指定图形，如五角星（图5-4）。要求患者迅速、准确地找到目标物并用笔划去。评定结果需要详细记录完成划销所需时间、划销个数、漏划个数、错划个数。可用于单侧忽略的测定。

（2）符号-数字模式测验（symbol-digit modalities test，SDMT）：要求被试者在规定时间内将

EUHNKCVAUYFEJCECEHXSFENUCENBEKVCIUXVXKEHAEQTFEPOZXEC

JCYEUFESALCEKNELKACYEUYENCYCVBEAOIEVMEVKCUHECHUIEHAN

SEJCOKEHXSEUHNKCVACYFENUCENEHCEQTFEPOZXECBEKVCIUEVXK

KCVAEYBEJCBCEUHNEHXSFENUCENXKEHGEQTFEPOZXECBEKVCIUGE

UYGEJCECEHXSFENEUHNKCVACIUCVXKEHGEQTFECPOZXECENBEKVC

JEUHCNKCVAUEYCMEHXESENUCENBEKVCIFUCXEHCVXKEHEQTFEPOZ

图5-2 字母删除

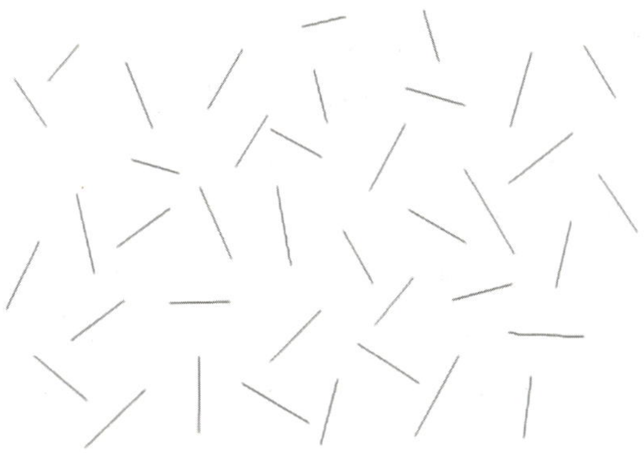

图5-3 线条删除

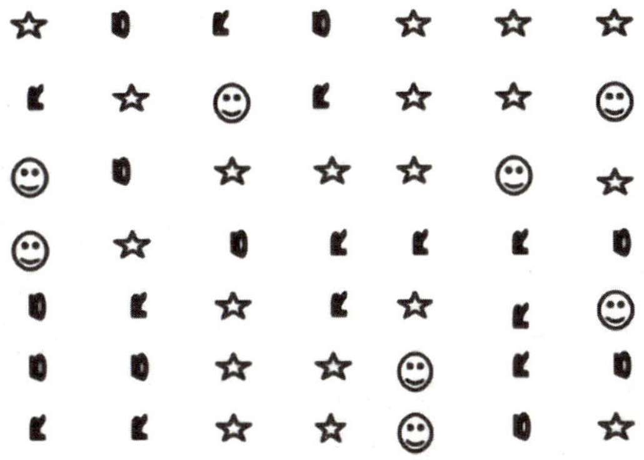

图5-4 图形删除

无意义的几何形状转化为书写或口述的数字，以操作速度和正确数进行评定。该测验对于评定成人和儿童的脑损伤极为灵敏。

（3）连线测验（trail making test，TMT）：检查注意和运动速度。它包括两种类型：A型和B型。A型（图5-5），一张纸上印有25个小圆圈，并标上数字1～25，要求患者尽快地将25个圆圈按顺序用直线连接，即1→2→3→4→5→……→24→25。B型（图5-6），一张纸上印有13个数字（1～13），另外还有12个字母（A～L），要求患者尽快地将1→A→2→B→3→C→……→12→L→13连接起来，以完成的时间评分。A型主要反映大脑右半球的功能，即较为原始的知觉运动速率。B型则是反映大脑左半脑的功能，除知觉运动速率之外，还包括概念和注意转换等能力。

3. 依赖听觉的标准化测验

（1）同步听觉系列加法测验（paced auditory serial addition test，PASAT）：检测听觉持续性注意和分散性注意。测试时将随机出现的数字做加法，即将后面一个数字加前面的一个数字，将答案

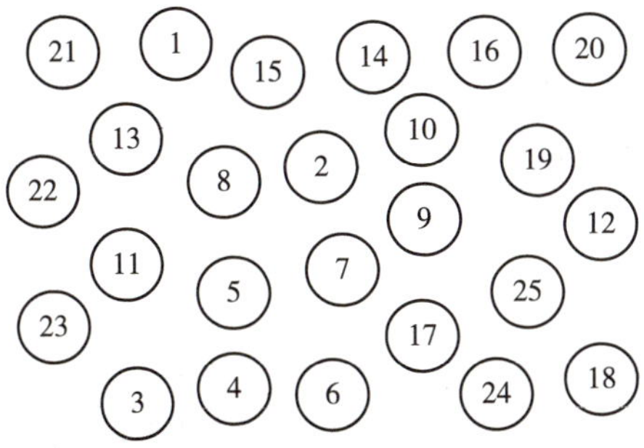

图5-5 A型连线测验

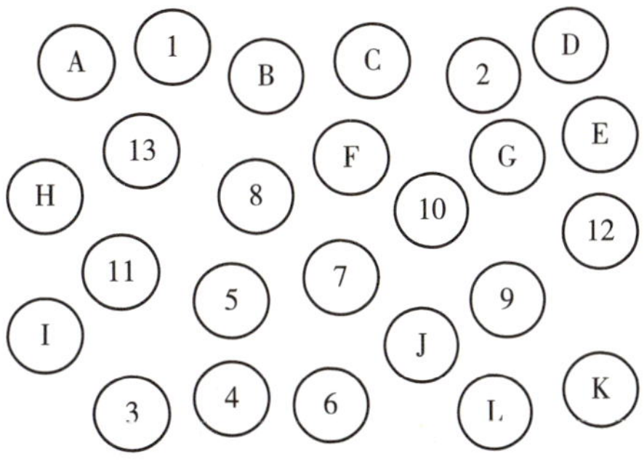

图5-6 B型连线测验

用笔记录。比如，呈现“2→8→6→1→9→……”，正确的反应是“10→14→7→10→……”。数字由录音机呈现，数字呈现的速度可以是每1.2秒、1.6秒、2.0秒、2.4秒呈现一个数字。值得注意的是，完成此测验也依赖好的工作记忆和算术能力。

（2）数字广度测验（digital span test，DST）：韦氏智力测验中数字顺背和倒背测验。测试者以每秒1个的速度读出随机排列的数字，从2个开始，每念完1组让患者重复1次，一直进行到患者不能重复为止。复述不到5个数字为异常。

4. 斯特鲁普测验（Stroop test，ST） 又称Stroop测验，有英文单词、文字两种形式，一般有4页，第1页是用黑色笔书写的文字，第2页是不同颜色的色块，第3页和第4页则是使用不同于字义的颜色的笔写的文字（如用黄色笔写出“红”字）。第1页和第3页分别要求患者尽快读出该页的文字，第2页要求患者尽快读出色块的颜色，第4页的任务则是要求患者尽快读出书写文字所用的颜色，分别记录读字或颜色所用时间。这一测试中，第4页的测试测验患者的选择性注意。

5. 日常专注力测验（test of everyday attention，TEA） 是一个有正常参考值的专注力测验，由兰·罗伯特森（Lan H.Robertson）、托尼·沃德（Tony Ward）、瓦莱丽·里奇韦（Valerie Ridgeway）和兰·尼莫·史密斯（Lan Nimmo Smith）于1994年定制而成。TEA将日常活动作为测验项目，只评定选择性及警觉性，如通过不同的声音或指示灯，在无和有背景噪声中分辨双向电梯的位置，在电话簿中查阅指定的一组电话号码，边数数边查阅电话，核对彩票等内容。本项测试可以预测右脑损伤的康复结果。

（三）注意力障碍的作业治疗

1. 信息处理训练

（1）兴趣法：利用患者有兴趣的物品和用熟悉的活动刺激注意，如园艺、打麻将、电脑游戏、专门编制的软件、虚拟的应用程序等。

（2）示范法：治疗师应用语言提示结合示范动作，以多种感觉方式将要做的活动展现在患者面前，有助于患者知道集中注意的信息。如进行日常生活活动训练时，一边让患者看到示范者的示范动作，一边讲解多种要领，同时调动听觉、视觉参与，加强注意。

（3）奖赏法：用词语称赞或其他强化刺激，增加所希望的注意行为出现的频率和持续的时间，出现希望的注意反应之后，立即给予奖励。治疗中常采取代币法：在30分钟的治疗中，训练者每2分钟记录一次患者是否注意治疗任务，连记5天作为行为基线。每当患者能注意时就给予代币，每次治疗中患者得到的代币数要达到给定值才能换取患者喜爱的物品。在注意改善后，训练者逐步提高上述的给定值。训练者可准备一些毛绒玩具、糖果、水果、卡通贴纸、明信片等作为小奖品，奖励给注意持续时间达到一定阶段的患者，激发患者的热情。

（4）电话交谈：由于电话只能提供听觉，电话交谈比面谈更容易集中患者的注意力。治疗师可采用电话分机与患者分处两室进行交谈，也可鼓励患者与不同住的家人、亲友打电话聊天。打电话之前指导患者将要交谈的内容列简要提纲，随时查看提纲以免跑题。

2. 以技能为基础的训练

（1）时间感训练：给患者秒表，要求其按训练者指令开启秒表，并于10秒内自动按下秒表；以后延长至1分钟，当误差小于1～2秒时改为不让患者看表，开启后默数到10秒停止；然后时间可延长至2分钟，当每10秒中误差不超过1.5秒时，增加训练难度，改为一边与患者讲话，一边让患者进行上述训练。

（2）猜测游戏：利用杯/盒子和物品（乒乓球、各种水果模型），将物品放置在杯/盒子下面让患者猜测哪个杯/盒子里面有物品，根据患者的情况增加或降低难度。

（3）删除游戏：与划销测验相似。可以根据患者的具体情况，增加或降低游戏的难度。

（4）数目顺序训练：让患者按顺序说出或写出0～10的数字；或给患者11张写有0～10数字的字卡，让他按顺序排好，反复数次。能完成上述练习后，改为按奇数、偶数或逢5的规律说出或写出一系列数字，如"1→3→5→7→……""5→10→15→20→……"。数字可以从小到大，或从大到小反复训练，还可以训练加减法、乘除法，增加难度。

3. 分类训练

（1）连续性注意障碍训练：删除作业、连线作业；数秒数、一边数一边看着手表的秒针走动，1秒数1下，在1分钟结束的时候刚好数出"60"，也可以1秒数2～3下；数字顺背、倒背训练；连续减7训练；竞赛类游戏，如击鼓传花等。

（2）选择性注意障碍训练：同声、词辨别，可以根据患者的情况增加或降低难度。

（3）交替性注意障碍训练：删除作业；扑克牌分类，要求患者将20张扑克牌按颜色、图形或大小分类，操作过程中随时改变命令；间隔游戏，如看电视时要求患者间隔一定时间切换一次频道；朗读报纸时要求患者每读完一段在纸上记录所用的时间。

（4）分别性注意障碍训练：听写字母或汉字、短文；拼图或下棋作业时与患者谈论时事；三种颜色的光源依次闪亮，治疗师同时随机说出黄色、红色或蓝色等，要求患者当听到的颜色与灯光闪亮的颜色一致时，敲击桌面一次。

4. 电脑辅助训练　使用电脑游戏等软件，对注意的改善有极大的帮助。通过丰富多彩的画面、声音提示及主动参与（使用特制的键盘与鼠标），吸引患者的注意。个性化软件程序注意理论与患者的日常生活需求相结合。比如警觉性训练的任务是患者模拟驾驶者骑一辆摩托车穿越丛林，驾驶者随时观察周围环境，当遇到动物时尽快按下隐身键。

三、记忆力障碍康复

（一）记忆力障碍分型及表现

记忆（memory）是既往经验在脑内的贮存和再现的心理过程。根据信息存储时间的长短，记忆可分为瞬时记忆、短时记忆、长时记忆。

1. 瞬时记忆　又称为感觉记忆，是视听觉信息到达感官的暂时贮存，维持时间以毫秒计，一般短于250毫秒。比如看漫画，将一页页静止的文字和图片知觉成一个个鲜活的人物和故事情节，就依赖于感觉记忆。临床中常见的瞬时记忆障碍表现为空间关系辨认障碍、物体识别失调、主客体关系失调、深度感知失调等。

2. 短时记忆　又称为工作记忆，是对信息进行短暂存贮且容量有限的记忆系统，维持时间约几秒，短于1分钟。如默念一串电话号码，然后立即拨号，或者看一段文字，然后立即复述出来。短时记忆障碍表现为不能及时更新信息、不能思考或解决问题、思维迟钝、记不住电话号码等，常见于脑卒中、颅脑损伤、帕金森、痴呆及多种精神疾病等。

3. 长时记忆 能储存数分钟至数年，甚至终身，长时记忆的容量很大。根据存储信息的类型，可分为语义记忆、情景记忆和程序记忆。语义记忆是有关字词、知识、概念、规则及公式的记忆，如苹果的颜色是红色的。情景记忆是关于个人经历的某一情景所涉及的时间、地点、人物等细节信息，如记得自己遇到困难时朋友帮助的场景。程序记忆是有关技能或日常的记忆，如游泳、开汽车等。根据存储信息的发生时间，可分为前瞻性记忆、回溯性记忆。前瞻性记忆是对将来计划或意图的记忆，如明天是妈妈的生日，离家时要锁门。回溯性记忆是对过去的记忆，包括近期记忆和远期记忆。

以上各记忆系统之间是独立的，可以单独发生障碍，也可以同时发生障碍，与患者的疾病种类密切相关。

（二）记忆力障碍的评定

1. 韦氏记忆量表（Wechsler Memory Scale，WMS） 是评定记忆功能的神经心理学测验，需要专业人员进行测试，测试时间约需要90分钟。目前临床中广泛使用的是学者龚耀先等修订的中国版韦氏记忆量表。

2. 简易评定记忆力方法 方法简单，易于操作，包括基本信息、物件记忆、视觉保持、背数四方面，总分为20分。

3. Rivermead行为记忆试验（Rivermead Behavioural Memory Test，RBMT） 用于评定每日生活中的记忆能力，测试过程相对简单，测试项目包括记住姓名、记住藏起的物品、记住预约、记住一段短的路线、记住一项任务、学习一种新技能、定向力、辨认面容、认识图画等。测试结果可以预测记忆障碍患者的生活独立性和受雇就业能力。操作步骤如下。

（1）告知患者，物料准备：与患者进行沟通交流，进行物料准备，包括标准化测试RBMT量表、纸笔、桌子、有靠背的椅子、人像照片及人物姓名、梳子、铅笔、手帕、水果、盒子、闹钟、一沓信封、可设定时间的计时器/电子表、30张用线条图绘制的物体画两套、10张人物照片两套（根据患者实际情况可以坐轮椅）。

（2）量表评估：根据RBMT评估指导语及注意事项对患者进行评估，见表5-2。

表5-2 RBMT量表

序号	项目	具体操作	评分标准
1	记住姓名和名字	让患者看一张人像照片，告知患者照片上人的姓和名，延迟一段时间后让患者回忆姓名	不能回答或回答错误的为0分；仅答对姓或名的为1分；全部正确为2分
2	记住藏起的物品	在患者面前将梳子、铅笔、手帕、水果藏在某一个地方，然后与患者游戏，结束之前，询问物品放在何处	正确指出所藏地点的为1分，找不到的为0分
3	记住预约	告诉患者，闹钟定在20分钟后响铃，响铃时他需要提出一个预约，如向测试者询问“你能告诉我什么时候可以走吗？”	响铃时能记住预约的为1分，不能记住的为0分
4	记住一段短的路线	让患者观察测试者手拿一封信在屋内走一条分5段的路线：椅子→门→窗前→书桌，并在书桌上放下信封→椅子→从书桌上拿信封放到患者前面	患者照做，如5段路全部记住计1分，否则为0分

续 表

序号	项目	具体操作	评分标准
5	延迟后记住一段路线	完成项目4后与患者谈一些事，延迟一段时间再让他重复项目4	全记住为1分，否则计为0分
6	记住一项任务	观察项目4和项目5中放置信封的地点是否正确	立即重复和延后重复均对计1分，否则为0分
7	学习一种新技能	拿一个可以设定时间如月、日、时、分的计算器，让患者学习如何设定。评定者示范一次，然后让患者操作3次	3次内操作成功者计1分，否则0分
8	定向	提问患者以下问题：①今年是哪一年？②本月是哪月？③今日是本月的第几日？④今日是星期几？⑤现在我们在哪？⑥我们在哪个城市？⑦您多大年纪？⑧您是哪年出生？⑨我国国歌的名字是什么？	如果有七项是对的计1分，否则计0分
9	患者回答问题情况	项目8中的“③今日是本月的第几日？”记下对、错	正确计1分，否则计0分
10	辨认面容	给患者出示5张人物照片，每张看5秒。逐张问其是男是女、是成年人还是未成年人。然后给患者看包括刚才5张在内的10张人物照片，让其挑出来	全部挑对的计1分，否则计0分
11	认识图画	让患者看10张用线条图绘制的物体画，每次看1张，每张看5秒。让患者说出每一幅图中的物品名称。延迟数分钟后，让患者从20幅图中挑出刚看过的10张	全部挑对计1分，否则计0分

（3）评价标准及注意事项：以上11题满分共12分，正常人总分为9～12分（含9分），脑部有损伤时至少有3项不能完成，总分0～9分。

（三）记忆力障碍的作业治疗

1. 环境调适（environmental adaptations） 适用于记忆力无法恢复的患者，通过环境的重建，满足患者日常生活的需求。

（1）减少环境的变化：使环境尽量保持一致。如避免更换房间、固定治疗师、固定治疗时间和地点，白天有光亮夜晚黑暗安静等。

（2）避免视觉过度输入：避免呈现分散注意力的视觉刺激，如闪烁的灯光，明亮的色彩。

（3）家用电器安全化：为电水壶、电炊具、电灯等家用电器设计定时关闭的装置以避免危险。安全存放电器。

（4）避免常用物品丢失：将眼镜框系上绳挂在脖子上，手机钥匙挂在腰上，防止丢失。

（5）简化环境：生活中养成习惯，物品摆放位置固定有序。

2. 无错性学习（error less learning） 指的是在提供给患者学习反馈时，只给予其正确的反馈，当患者发生错误时立即给予纠正，鼓励患者不要用猜测的策略。如果行为是错误的，患者在从事这种行为时会强化它，导致无法更改。中国学者窦祖林教授把无错性学习理念融入中国传统文化，开发了一套记忆障碍训练课程。无错性学习应贯穿于记忆障碍患者的整个康复训练过程中，这种方法会将康复效果优化。

3. 言语记忆法 适用于右脑损伤或形象记忆较差者。

（1）首词记忆法：也称为关键词法，常用于无规律事物的记忆。将所罗列的各项事物的首字、词摘出，编成自己容易记忆的顺口溜。为了发挥联想记忆的作用，某些“首词”还可以用谐音字或“形象描述字词”替代。如把“水星、金星、地球、火星、木星、土星、天王星、海王星”太阳系八大行星首字挑出来，排成一列，就成了“水金地火木土天海”。

（2）组块：将要记忆的信息组成与患者记忆广度相适应的节段。如果患者的记忆广度只能达到三项，就以三项为一节，称为组块。数字分段是最常用的一种。

（3）编故事法：让患者按照自己的习惯和喜好将要记住的信息编成一个他自己熟悉的故事来记忆，所编故事包括所有要记住的情节。

（4）自身参照：让患者探讨要记住的信息与他自己本身有何关系，并将两者联系起来。

（5）精细加工：让患者对要记住的信息进行详细的分析，找出各种细节，并将其与已知的信息联系，分析是否互为因果、前后、上下关系。

4. 视形象技术 适用于左脑损伤或言语记忆差者。

（1）图像法：将要记忆或学习的内容想象成图像，这是记住姓名的好方法。将一个人的形象、独特的面容、特征和他的名字结合起来，有助于记住其名字，适合于遗忘症患者。

（2）联想法：也称为关联法。将新学到的信息联系到已存在和熟悉的记忆中，在大脑里产生一个印象方便记忆。如别人介绍一位新朋友，这个新朋友与其以前熟悉的老友同名，一想到老友的风趣幽默，就记住了新朋友的姓名。

（3）层叠法：将要学习的内容演化成图像，然后层叠起来。如要记住红花、白鹅、船、项链这组单词，可以想象：在一艘船上，有一只脖子戴着项链，头戴红花的大白鹅，要求患者记住这幅图像，而不是单词。

（4）倒叙法：回溯事件的各个步骤，找到遗漏的物品或回忆一件事。例如，不慎将讲稿留在家里，可以想象讲稿写在什么纸上，在纸上的具体位置，以及写讲稿时的情景等，均有助于回忆起讲稿的具体内容，避免再次回家拿取讲稿。

5. 外在记忆辅助工具 是利用身体外在的辅助物品来帮助记忆障碍患者的方法，适用于年轻、记忆障碍不太严重且其他认知功能障碍较少的患者，同时也适合于正常人。

（1）日历本：如将来某日需做一件事，可在该日期的日历页上折起一角，到达当日时将会提醒患者。

（2）日记本：可帮助患者记录过去的事。教会患者给日记本编页码，在每页上写好有关的细节，并在首页上作索引以便查找。日记本放置的地点要恒定。

（3）备忘录：训练患者养成每日翻看备忘录的习惯，查找需要做的事情。

（4）日程表：按时间顺序组织好活动日程表，包括治疗和休息。用铅笔将完成的事情划去，患者佩戴电子表（定时发出信号），教会患者根据表项查阅活动日程表上相应时间还有什么事要做。日程表应字体大而醒目。

（5）明显的标志：用大的地图、大的数字、大的箭头和鲜明的标志指引常去的地点及路线。

（6）记忆提示工具：包括清单、标签、记号、录音机等。提示能在最需要时立即提供；提示的内容对被提示的信息有特异性。

6. 高新技术

（1）智能屋：即智能家居环境，通过电子设备来监控认知功能严重障碍患者的生活环境，目的是增加患者的生活独立性和活动性，进而提高生活质量。具有跌倒倾向、定向力障碍、需要急救、家务管理受限者均可利用此装置。还可通过对一般家庭所拥有的设备改造，使智能屋更加完善。

（2）使用电话：在患者网络中，把10个重要成员的照片贴在电话按键上，每个按键编上程序，要打电话给其中某人，按贴着照片的按键即可，免去了记住电话号码的麻烦；患者家中和照顾中心或主要帮助者之间提供可视电话；一个大的红色帮助按键提供给患者，以便呼叫照顾中心或亲戚。

（3）环境控制系统：在门前安装一盏感应灯，当有人走进来时，灯会亮；一个运动探测器连接到词语信息器上，当某人正要进来可以显示；可以使用远红外线钥匙开门；一套适合控制淋浴和浴缸的系统，可以保证水温既不太冷也不太热；中央控制系统可以用来调节室内温度。

（4）报警系统：当炊具或其他电子设备放在那里并且一段时间没有使用时，可发出警告声音；为了防止迷路，当某人离开房间时，可发出警告声音；在着火或其他紧急情况下，报警系统会响，一个语音会转发给患者，告诉他此时危险需离开这所房子。

（5）远程康复：远程康复指应用计算机技术、互联网及多媒体信息技术，为患者提供康复服务。接受远程认知康复的患者不受时间、场所限制，并可一天内多次进行强化训练。研究表明，远程康复可以显著改善患者的记忆功能。

第二节　执行功能障碍康复

一、概述

（一）执行功能

执行功能（executive function）是高级认知功能，指人独立完成有目的活动，具体包括计划、词语流畅、工作记忆、反应抑制及定势转移。

1. 计划（planning） 包括决策、问题解决、判断、对自己和他人的行为作出评价等很多过程。例如，张先生上街去买菜，在去商店的路上发现自己的钱包忘记拿了，他该如何做?就属于计划的一种。

2. 词语流畅（verbalfluency） 指能够回忆并说出或写出某一类别的词语。如说出尽可能多的水果，能够说出苹果、梨子、桃子、香蕉、葡萄、芒果、火龙果、山竹、榴莲、小番茄、杨桃、橙子、橘子、猕猴桃等。

3. 工作记忆（working memory） 指暂时储存和加工信息的系统。常涉及一些复杂的认知任务，如语言理解、学习、推理等。

4. 反应抑制（response inhibition） 指在陌生或不明确的情境下拒绝习惯性、趋近性行为的能力，包括运动抑制、认知抑制、动机抑制、注意抑制、干扰控制等。

5. 定势转移（set shifting） 指在不同任务或不同操作之间灵活转换的能力。如可以完成积木的组装、完成折纸、做一顿大餐。

（二）执行功能障碍

1. 启动障碍 不能在需要时开始动作，表现为行为被动、丧失主动性或主观努力，表情淡漠，对周围事物漠不关心并毫无兴趣，反应迟钝，懒惰。

2. 不恰当反应失抑制 患者不能花费一定时间利用现有信息作出一个恰当反应，常表现为过度反应和冲动。例如脑卒中患者在不存在影响其操纵轮椅手闸的知觉障碍的情况下，从轮椅上站起来之前不刹手闸，或在明确需要辅助时却急于独立行走等，这都是不能抑制不恰当反应的临床表现。

3. 思维或行为转换困难 患者由于反应抑制和反应转移或变换障碍而不能根据刺激变化改换应答，表现出持续状态，即在进行功能性活动时不断地重复同一种运动或动作。例如，洗脸时反复洗一个部位。

4. 思维具体 患者对于事物的观察仅停留在表面的认识，缺乏深入的洞察力。表现为缺乏计划能力、缺乏远见、行为不能与目标一致等。使用和形成抽象概念的能力受到损害。患者不能够根据抽象思维解决问题，只能在熟悉的环境中活动。

二、执行功能障碍的评定

（一）计划评定

计划评定包括评定问题解决能力的河内塔测试、伦敦塔测试。河内塔测试由一个特殊装置组成，包括3个相同大小的底座，n个盘子从大到小、由下往上放置在其中一个底座（起始座），要求被测者遵守一定的规则，即每次只能移动一个盘子且移动过程中始终保持大盘在下、小盘在上，将n个盘子从起始座借助中间座移到目标座（图5-7）。伦敦塔测试将河内塔任务中的盘子换成了彩球，要求被测者描述他们要怎样改变彩球的位置才能将它们按要求移到目标位置上（图5-8）。

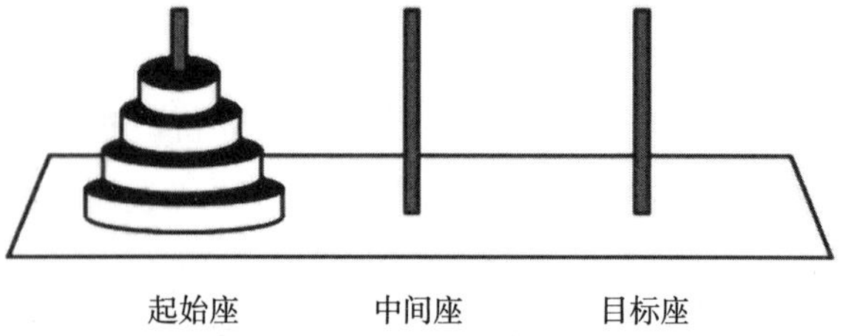

图5-7 河内塔测试

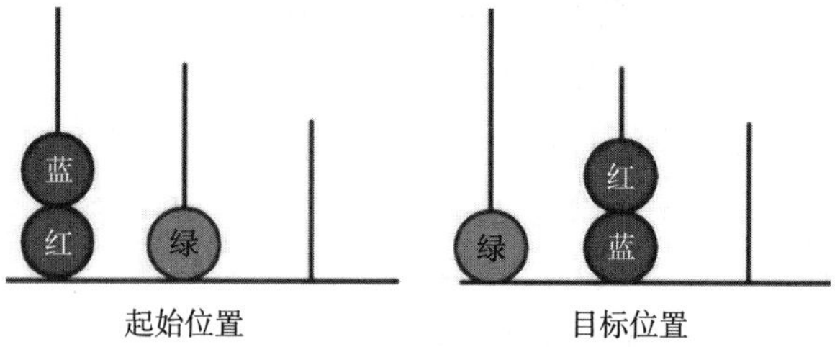

图5-8 伦敦塔测试

（二）词语流畅评定

词语流畅评定包括语义流畅性测验、语音流畅性测验。语义流畅性测验要求患者在一定时间内，比如1分钟，尽可能多地说出某一范畴的词语，如“家具”“电器”“蔬菜”等。语音流畅性测验要求患者在一定时间内尽可能多地说出以某个发音为开头的词语，如“sheng”可以是“生日”“生命”“生活”等。

（三）工作记忆评定

工作记忆评定一般采用瑞文推理测验，主要测试推理能力。它是一种图形类智力测验，共有60题，每题由一幅缺如的大图案和供选择的6～8个小图案组成，要求被测者判断哪一个小图案能匹配大图案中缺失的部分，使整个图案形成一个合理完整的整体。

（四）反应抑制评定

反应抑制评定包括Stroop测验、Go/No-Go测试、停止信号任务。

1. Stroop测试 是评定执行功能的经典测验之一，具体操作步骤可参考本章第一节。

2. Go/No-Go测验 是一种心理学实验，用于研究个体在执行任务时的反应抑制能力。在这个任务中，参与者通常会收到两种类型的信号：一种信号指示他们应该做出某种反应（“Go”），而另一种信号则指示他们不应该做出反应（“No-Go”）。通过分析参与者的反应时间和错误率，可以评估他们的认知控制能力和冲动控制能力。

3. 停止信号任务 被测者在对某一视觉刺激，即go信号，做反应的过程中，如果听到一个声音刺激，即stop信号，就必须立刻停止反应。go与stop信号之间的时间间隔则是停止信号延迟时间（stop-signal delay，SSD），把SSD从go反应时中减去即是停止信号反应时（stop-signal reaction time，SSRD）。SSRD越长，抑制能力越低。

（五）定势转移评定

定势转移评定包括威斯康星卡片分类测验（Wsiconsin card sorting test，WCST）、连线测验。威斯康星卡片分类测验是一种单项神经心理测定，首先由伯格（Berg）在1948年用于检测正常人的抽象思维能力，反映的认知功能包括抽象概括、认知转移、注意、工作记忆、信息提取、分类维持、分类转换、刺激再加工、感觉输入和运动输出等。目前也用于检测认知功能中的执行功能障碍。病理生理学意义：能够较敏感地检测有无额叶局部损害，尤其是对额叶背外侧部病变较为敏感。WCST共有4张刺激卡片和128张反应卡片，每张卡片的大小为8cm×8cm，卡片上分别以红、绿、蓝、黄4种颜色，画有1～4个三角形、星形、十字形或圆形。其中，4张刺激卡分别画有1个红三角、2个绿星、3个黄十字、4个蓝圆。具体操作步骤如下。

（1）刺激卡置于前方。

（2）被试者将反应卡依次放在刺激卡下方。

（3）测试者掌握分类原则（颜色→形状→数量）并告诉被试者“对”或者“错误”。

（4）每个原则至少放置10张正确卡片。

（5）正确完成分类6次或用完128张反应卡结束。

评定标准如下。

（1）完成测验总应答数：完成6个分类所有的应答或完成128次应答。正常值60～128，反映认知功能。

（2）完成分类数：测验结束后所完成的分类数。其值范围为0～6，反映认知功能，用来测量被试者掌握将物品分类到不同类别的概念的程度。

（3）正确应答数：测验过程中，正确的应答数目。

（4）错误应答数：正常值0 ～ 45，反映被试者的认知转移能力。

（5）正确应答百分比：正确应答数占总应答数的百分比。反映抽象概括能力。

（6）完成第一个分类所需应答数：正常值10 ～ 20，高分提示抽象概括能力差，特别是最初概念形成能力差。

（7）概念化水平百分比：整个测验过程中，连续完成3 ～ 10个正确应答的总数，占总应答数的百分比。正常值60%，低分提示概念形成的洞察力较差。

（8）持续性应答：指明知根据某一属性来分类是错误的，但是还是继续用这一属性来分类，它是WCST中提示有无脑损害及有无额叶局灶性损害的一项最好指标。正常值0 ～ 27，反映认知转移能力。

（9）持续性错误：指在分类原则改变后，被试者不能放弃旧的分类原则，固执地继续按原来的分类原则进行分类；它可反映概念形成、校正的利用和概念的可塑性等方面的问题。提示脑额叶功能损伤。

（10）持续性错误的百分比：持续性错误占总应答数的百分比。正常值0 ～ 19，高分提示脑额叶功能损伤。

（11）非持续性错误：总错误数与持续性错误数之差。正常值0 ～ 24，高分提示注意力不集中或思维混乱。

（12）不能维持完整分类数：即规则坚持失败，指测验过程中，连续完成5 ～ 9个正确应答的次数，即已发现分类规则但不能坚持完成分类的次数。正常值10，低分表示不能有效应用以往经验，提示学习能力有一定障碍。

（六）全面评定

包括执行功能行为评定量表、额叶功能评定量表、执行功能操作测验等。其中，额叶功能评定量表是全面评价患者执行功能的量表，具体评价内容见表5-3。

表5-3　额叶功能评定量表

序号	项目	具体操作	评分标准	
1	类似性（概念化）	“下面两个或两个物体有什么类似的” A.香蕉和橘子 B.桌子和椅子 C.郁金香、玫瑰和月季	3题正确	3分
			2题正确	2分
			1题正确	1分
			没有正确	0分
2	词汇流畅性（心理灵活性）	尽可能多地说出以“一”（yi）字或“大”字开头的词（60秒）	多于9个	3分
			6 ～ 9个	2分
			3 ～ 5个	1分
			3个以下	0分

续　表

序号	项目	具体操作	评分标准	
3	运动序列测试（程序性控制）	检查者坐在患者前面，说“仔细看我如何做”，用左手做3次“拳–刀–掌”动作，然后说“现在用你的右手先跟我做同样序列动作，然后再自己做”，3次同时做后，让患者自己做	单独连续完成6次	3分
			单独连续完成3～5次	2分
			患者自己做失败，同时做的3次正确	1分
			同时做也无法达到3次	0分
4	不一致性指令（对干扰的敏感性）	“我拍1下你就拍2下”，试行3次，即1-2-1；“我拍2下你就拍1下”，试行2-1-2，我们正式开始：1-2-1-2-1-2-2-1-2-1-2-1	全正确	3分
			1～2个错误	2分
			3个以上错误	1分
			连续像检查者一样拍起码4次	0分
5	Go-No/ Go试验（抑制性控制）	“当我拍1下时你拍1下”，试行1-1-1；“当我拍2下时你不用拍”，试行2-2-2。“我们正式开始”：1-1-2-1-2-2-2-1-1-2	全正确	3分
			1～2个错误	2分
			3个以上错误	1分
			连续像检查者一样拍起码4次	0分
6	抓握行为（环境自主性）	坐在患者前，使其双手掌向上放在膝盖上，检查者不说任何话或看着患者，用双手触摸患者手掌，观察患者是否自动抓握，如果有则重新试一次，说“现在请别抓我的手”	患者没有抓手	3分
			患者迟疑并问该怎么做	2分
			患者毫不犹豫抓握	1分
			在第二次不让抓握时仍抓握	0分

三、执行功能障碍的作业治疗

1. 目标管理训练（goal management training，GMT） 是一种以任务为中心的自我管理策略训练，可以改善额叶损伤患者的执行功能。它将大目标任务分解为若干层次的小任务，提高患者的注意力。

2. 执行和解决问题能力训练 包括手部动作转换训练、物品分类训练、数字排列训练、手动迷宫游戏及日常生活相关活动训练。手部动作转换训练，可锻炼定势转移，如切水果、做馍花等；物品分类训练，要求患者将恐龙图片放进三角形盒子，将鸟类图片放进圆形盒子；数字排列训练，对随机排列的数字1～30连线；手动迷宫游戏，通过双手控制方向盘的倾斜度，使一颗钢珠沿设置好的路线滚入目标点；日常生活相关活动训练，比如穿衣、吃饭、刷牙、洗漱等。

3. 镜像疗法 将日常活动动作分解，搭配合理的虚拟环境，从正前方和正侧方两个角度拍摄制作成视频。要求患者仔细观察动作视频，尽可能记住视频中各活动任务的动作步骤，并让患者用运动想象去模仿完成视频中的动作任务。

4. 虚拟现实训练 利用电脑程序构建一个虚拟的三维空间，提供视、听、触等多感官刺激，患者产生身临其境的感觉。学者兰德（Rand）等设计了虚拟超市训练，患者在虚拟超市里按照要求采购商品，研究发现能够提高患者的执行功能。

▶知识拓展

虚拟现实技术

虚拟现实（virtual reality，VR）是一种基于计算机的人机交互技术，其通过模拟多场景虚拟环境，实现视觉、听觉、触觉等多种感觉的反馈。VR技术作为康复医学的前沿技术展现出了巨大的优势，作为非药物干预的方式之一，是一种集趣味性、智能化、可获得性、依从性于一体的应用程序。VR技术在认知领域的应用主要为功能评估及训练。VR认知功能评估应专门针对不同的认知域进行设计，如记忆力、空间定向、注意和执行功能、语言理解和表达能力等。个性化和定制化的设计是VR认知功能康复治疗的核心。VR技术可以和相关辅助技术有机结合，可以将VR认知康复变得更加高效和普及。结合VR技术与其他数字化工具的可能性和优势，多元化的治疗方式可能为认知康复带来更为全面和有效的治疗手段。VR技术的应用需要注意多元化及个性化。

—• 考试知识点总结 •—

—• 本章小结 •—

—• 协和云课堂……　拓展练习及参考答案 •—

（吕　柳　刘　尊）

第六章　感觉统合失调作业治疗

教学课件

微课：
感觉统合
作业治疗

学习目标

素质目标

（1）具备以个案为中心的理念，能理解并尊重感觉统合失调患者的主观体验，避免标签化或刻板干预。具备伦理与安全意识，能遵循安全操作原则，保护患者身体与心理安全。

（2）具备循证实践与反思能力，能批判性评价感觉统合干预的研究证据，平衡传统方法与新兴技术，养成记录、反思及调整干预方案的习惯。

知识目标

（1）掌握：感觉统合与感觉统合失调的概念；感觉统合的异常行为表现、功能评定及治疗性活动。

（2）熟悉：感觉统合失调的分类、病因、治疗原则、治疗流程、感觉餐单。

（3）了解：Wilbarger治疗法、水中活动、眼球控制、口部感觉运动治疗和自然环境治疗等辅助疗法。

能力目标

能够对感觉统合失调的患者实施评估、制订治疗计划并开展针对性的训练。

案例导入

【案例】

小明，4岁，孤独症谱系障碍，经评估后显示精细运动、模仿和社交互动落后，认知、语言表达和粗大运动重度落后，不喜欢在户外草地上玩耍，抗拒他人触碰手脚，喜欢跑，不喜欢重心转移，害怕荡秋千、旋转等活动，平衡能力和协调能力差，学习新动作能力较差，身体缺乏灵活性，小明的家长非常担忧，不知道该如何应对。

【问题】

1. 小明出现的这些症状属于哪些类型的行为表现？
2. 该如何对小明进行干预？

·核心知识拆解·

感觉统合（sensory integration，SI）指多种感觉器官进行感觉信息接收，中枢神经系统对接收到的信息进行对比、提取、联系、整合、加工处理继而形成可执行的指令，再结合以往的经验，通过神经输出指挥身体各部分器官和肌肉对外界环境作出适应性反馈的过程，是个体进行日常行为、生活、社交、学习及工作的基础。感觉信息包括触觉、前庭觉、本体觉、嗅觉及视听觉等。感觉统合失调是指大脑不能有效地组织处理个体所接收到的感觉信息，导致机体无法产生适应性行为，最终影响身心健康，出现一系列行为和功能障碍。

第一节　概　　述

感觉统合在1969年由美国南加州大学临床心理学博士安娜·琼·爱尔丝（Anna Jean Ayres）系统地提出。随着“问题”儿童日趋增多，经多名专家共同研究，于1972年提出感觉统合理论。

一、感觉系统

感觉系统广义上包括触觉、本体感觉、前庭觉、视觉、听觉、嗅觉和味觉等。其中本体感觉、前庭觉和触觉是在个体生存发展中所需要的最基本且最重要的感觉系统。

1. 触觉系统　触觉系统是发展最早、影响最广泛的系统。儿童通过触觉系统获得外界的信息并取得互动。皮肤的感觉接收细胞获得感觉信息，这些接收细胞遍布全身的皮肤。触碰、重压、移动、温度、疼痛等感觉刺激皮肤的信息接收器，将感觉信息传递给大脑，大脑处理后作出相应的反馈。触觉分为保护系统（外部皮肤）和辨别系统（皮肤内），保护系统分布在头部、面部等毛发的皮肤中，提醒注意身边潜在的危险刺激，辨别系统分布在嘴、舌、手掌、指尖、脚底，辨别正在感受的触碰属于哪一类。

触觉系统的功能是帮助人类分辨物体信息。触觉失调分为三大类，即触觉敏感、触觉迟钝和触觉寻求。触觉敏感往往表现为感觉防御（被触碰时表现出厌恶情绪）和感觉逃避（远离不喜欢触碰的事物，较难主动地去触碰）。触觉迟钝的儿童与触觉敏感的儿童相比，表现出对刺激无法作出有效的回应，因此，在受到伤害性刺激时很难自我保护。触觉寻求的儿童表现为需要额外的刺激并主动寻求触觉刺激，需要更多的皮肤接触和更大力的拥抱。

2. 本体感觉系统　本体感觉是指肌腱、关节等运动器官本身在运动或静止时产生的感觉。包括位置觉、运动觉和振动觉。只有具备良好的本体感觉才能顺利地完成爬行、走路、跑步、跳跃等活动而不会无缘无故地摔倒，动作不协调。当本体感觉失调时，往往表现出行为笨拙、力量控制差、易走失、过分怕黑等。

3. 前庭觉系统　前庭觉，也被称为平衡觉、静觉，是大脑功能的门槛，也是影响儿童成长和学习发展最重要的因素之一。前庭神经核在大脑的后下方，脑干的前方，组成的神经网络叫作前庭觉，包括三个半规管及它们之间相互连接的球囊、椭圆囊，能感受头部的变化。前庭神经系统的主要功能之一是维持身体平衡和侦测身体的动态变化，任何涉及头部的活动都能够产生前庭觉信息。前庭神经影响个体的姿势、平衡、肌张力、身体两侧的动作协调、眼球维持视觉的稳定和个体的警醒程度。当前庭觉失调时，表现出好动不安，注意力不集中；久转不晕或一转就晕；平衡能力差，空间感不足；讨厌阅读，并且阅读时会出现跳行漏字现象；坐立不安，姿态不良。

4. 视觉系统 视觉感受器位于视网膜，是正常视知觉产生的基础。基本运动功能是视觉动作整合（手眼协调、手部精细动作）、视觉分析技巧、视觉空间能力、帮助建立人际关系与沟通（如目光接触、情感表达）等。视觉失调者的表现包括无法流利地阅读，常跳字漏读，写字笔画顺序常颠倒，写字慢且经常超出格子等，文字阅读或算术特别困难。

5. 听觉系统 听觉感受器在耳蜗，听觉系统的转化是一个复杂的过程，声波由耳郭收集后传到外耳道，在鼓膜将声波转化为振动，耳蜗将振动转化为神经冲动，通过听神经传到大脑听觉中枢形成听觉。听觉系统的正常发育对智力的发展起着重要作用。听觉主要包括听知觉辨别能力、听知觉记忆能力、听知觉排序能力、听知觉理解能力及听说结合能力。听觉统合失调的表现主要分为两种，听觉过度敏感和听觉低度敏感。听觉过度敏感表现为对声音过度反应、环境适应困难，在噪声较大的环境中会感到极度不适、听力选择性增强、倾向于用手捂耳朵或寻找安静的地方来避免噪声刺激。在学校里，注意力难以集中，影响课堂学习，可能抗拒吹风机等家用电器工作时发出的声音，影响日常生活。听觉低度敏感表现为对声音反应迟钝，在日常对话中经常需要重复话语，才能有所回应。忽视口头指令，难以定位声源；听力记忆差；学习障碍；注意力分散，噪声背景下更容易分心。

6. 嗅觉和味觉 嗅觉感受器位于上鼻道及鼻中隔后上部的嗅上皮，嗅上皮中的嗅细胞是嗅觉器官的外周感受器。味觉的感受器是味蕾，主要分布在舌的表面和侧缘，口腔和咽部黏膜的表面也有散在的味蕾存在。嗅觉和味觉承担身体的警戒作用，当环境发生异常时，会对身体及时发出警报。嗅觉和味觉都是人类赖以生存的强大本能，灵敏的嗅觉可以提高儿童的判断力和敏锐度，大脑会随着气味的变化运动，提高记忆区的反应能力。如果儿童的嗅觉、味觉失调，大脑会因长期缺乏气味刺激而变得迟钝，注意力和记忆力的发展也会受到影响。

二、感觉统合失调的分类

感觉统合失调主要指前庭平衡、触觉防御、本体感觉及视听觉语言等多个方面出现障碍。会干扰身体处理视觉、声音、触觉、嗅觉和味觉接收的信息的能力。主要分为感觉调节障碍、感觉辨别障碍和以感觉为基础的运动障碍。感觉调节障碍是最常见的形式，表现为难以调节对刺激的反应。感觉调节障碍又分为过度反应和反应不足，也被称作超敏或低敏，超敏指感觉阈值低于正常水平，通过轻微刺激即可唤醒，低敏则需要更强或更多的刺激来唤醒。感觉辨别障碍表现为对感觉的来源感到困惑。感觉为基础的运动障碍包括姿势和运动障碍、动作计划障碍、双侧统合及动作顺序障碍。

三、感觉统合失调的病因

造成感觉统合失调的病因主要有以下几个方面。

1. 孕产期影响 在孕期和产后母亲情绪低落易致感觉统合失调。另外，孕期有阴道出血史、妊娠水肿、骨盆狭窄、父亲年龄偏大、早产史等问题均易导致感觉统合失调。

2. 环境因素 儿童生活的环境，如空气污染物的浓度、湿度等均与感觉统合失调相关。

3. 养育方式 儿童的养育方式和生活环境的不同与感觉统合能力相关。居住环境拥挤、缺少身体活动、父母溺爱等容易出现感觉统合失调。父母对儿童长期表现出拒绝或否定的态度也是危险因素。另外，父母教育程度低、家庭结构有缺失或氛围差、儿童受到以惩罚为主的教育及父母对子女教育观念不同均为感觉统合失调的危险因素。

四、感觉统合失调的评定

感觉统合失调者常伴有行为障碍，但是出现行为障碍并不一定是感觉统合失调。任何一个感觉系统出现异常均会造成感觉统合失调。判断感觉统合失调可以从日常生活中的异常表现、标准化工具量表及使用感觉统合训练器材等方面进行筛查。

（一）异常表现

通过与儿童的父母等照顾者沟通或者由专业人员对儿童进行观察，了解儿童日常生活中、学习和游戏时的行为并进行记录，由专业的医生、治疗师对行为进行分析。常见的异常表现主要有以下几方面。

1. 日常生活活动表现

（1）穿脱衣服困难：扣扣子、坐着换鞋子、穿脱裤子等动作缓慢或笨拙并缺乏耐心；拒绝接触某些材料的衣物，或坚持要穿长袖长裤的衣物以避免暴露皮肤等。

（2）用餐问题：无法确定使用汤匙的手、吃饭时饭粒洒满地、口水控制不良，难以将水倒入杯中和整理餐盒、餐具等；只吃某类食物，拒绝其他类型食物，出现挑食、偏食。添加辅食困难，经常口含食物不咽等。

（3）个人卫生：排斥洗脸、洗发、擦鼻子、剪指甲等；不喜欢被触碰面部特别是口腔。

（4）移动方面：抗拒乘坐电梯，上下车、斜坡、楼梯等动作缓慢，方向感差，易迷路。闭眼时或黑暗环境下易摔倒。

（5）其他：不喜欢被人触摸、拥抱，喜欢扭动嘴唇、扯头发、咬铅笔、衣服等，过度依赖家长，经常破坏物品。

2. 游戏表现

（1）协调性差，动作僵硬，如不能完成抛接球、跑动中踢球等连贯动作。与同伴玩耍时易发生冲撞。

（2）不喜欢头倒置或者身体需要碰撞的游戏，不喜欢荡秋千、旋转木马等移动的游戏。

（3）不喜欢参加团体游戏项目。

（4）不能分辨相似物品，不会玩拼图游戏。

（5）个性孤僻，不合群。

3. 学习表现

（1）书写速度慢，字迹不规则，书写时往往过分用劲。容易因为非智力因素引起学习不良。

（2）视物易疲劳，写字时偏旁部首颠倒，数字容易写反，不会做计算，常抄错字漏字等，完成作业困难。

（3）回到家讲不出老师留的作业。

（4）注意力不集中，上课不专心，爱做小动作，调皮任性，兴奋好动，容易违反课堂纪律。

（5）身体幅度大，力气控制差，执笔忽轻忽重，易断笔，字迹浓淡不均。

儿童在日常行为中出现异常，接下来可以应用标准化量表进行进一步评定。

（二）标准化量表评定

儿童感觉统合能力发展评定量表是常用的标准化评估量表，用于测查儿童感觉统合能力的发展水平。该量表由家长填写，针对6～11岁儿童，根据其近一个月内出现表格中行为的频率，各条目按程度不同（从不这样、很少这样、有时候、常常如此、总是如此）进行分级评定（分别记为5、4、3、2、1分）。量表由58个问题组成，分为5项：前庭失衡、触觉功能不良、本体感觉失调、学习能力发展不足及大龄儿童的问题。

1. 前庭失衡　主要涉及身体的大运动能力及前庭平衡能力的评定，包括“手脚笨拙”等14个问题。

2. 触觉功能不良　主要对情绪的稳定性及过分防御行为进行评定，包括“害羞、不安、不爱和别人玩”等21个问题。

3. 本体感觉失调　主要涉及身体的本体感觉和平衡协调能力，包括“穿脱衣服、系鞋带动作缓慢”等12个问题。

4. 学习能力发展不足　主要涉及因为感觉统合不良所造成的学习能力不足，包括“阅读常跳字、抄写常漏字或行、写字笔画常颠倒”等8个问题。

5. 大年龄儿童的问题　对使用工具和做家务的评定，主要评定10岁以上儿童，有3个问题。

结果判断时根据儿童的年龄将原始分换算成标准分进行评定。标准分＜40者说明存在感觉统合失调现象。一般来说，标准分在30～40之间为轻度；20～30为中度；20分以下为重度。

对于4～18个月婴幼儿可采用婴儿感觉功能测试表（test of sensory function in infants，TSFI）。另外还有感觉剖析量表（sensory profile，SP）和感觉统合及运用能力测验（sensory integration and praxistests，SIPT）。

（三）器材筛查

专业的医生或治疗师利用感觉统合教具设计活动，通过观察儿童使用感觉统合教具的情况，可以了解儿童感统能力的发展情况。常用的器材有小滑板、大笼球、旋转陀螺等。

1. 小滑板　可以通过让儿童以俯卧或仰卧姿势趴或躺在滑板上观察敢不敢乘小滑板，是否经常从滑板上掉下来、头脚同时上举时的情绪反应、操作小滑板时手部的灵活度判断前庭功能和运动能力情况。

2. 大笼球　通过大笼球练习观察儿童的身体和重力的协调作用。

（1）在大笼球上抬头伸手：动作要领为儿童趴卧在大笼球上，治疗师轻轻地前后拉推动儿童的双脚，观察儿童的抬头挺胸和双手上举情况。

测试评估：感觉统合正常发展则能够抬头挺胸、双手上举，肌肉张力足以保持抵抗重力的姿态，具有良好的保护能力；感觉统合出现问题则头部向下掉，双手紧张地扶住大笼球，身体和重力协调不良，平衡能力不足，有恐惧感，较胆小而不够灵活。

（2）头部位置的稳定性：动作要领为治疗师用双手压住儿童的腰部，让大笼球做前后滚动，观察儿童头部的稳定情况。

测试评估：感觉统合正常发展则能够始终保持平衡；如果头部向左或者向右，使身体向同方向滑落，说明儿童肌张力不足，前庭平衡发展不足。

（3）球碾过身体的压迫刺激反应：动作要领为儿童仰卧或俯卧在地板上，治疗师滚动大笼球，轻轻地压过他的身体，使其感受这种压挤的触觉刺激。

测试评估：感觉统合正常发展则能够配合游戏训练，一般触觉防御过度的儿童无法接受这种游戏训练，对压迫有强烈的排斥情绪。

3. 旋转陀螺 旋转陀螺的测试可以评估儿童的平衡能力和运动能力的成熟度。让儿童进入旋转陀螺中承受摇动，若出现惊慌、抗拒，不懂如何平衡身体，旋转引起害怕、眩晕或者无论如何都不眩晕，这是前庭运动感觉有异常的表现。也可让儿童自己操作摇动式旋转陀螺。

第二节　感觉统合治疗

一、治疗原则

1. 针对性原则 每个儿童的发育程度都是不同的，感觉统合失调的表现既有共性也有个性，因此，对儿童进行感觉统合训练要有针对性。包括问题评估的针对性、训练方案的针对性、评价反馈的针对性。根据儿童感觉统合发展情况或失调类型有的放矢地组织治疗性活动。在进行训练时，要根据儿童的年龄、性格、喜好等实际情况来制订相应的训练方案，选择的感觉统合治疗器材能够提供多样的刺激，搭配出多种活动或者提供视听活动的多种刺激。

2. 以儿童为中心的原则 治疗师设计的活动要遵循儿童生长发育的规律，要关注成长过程中的敏感期，以儿童为主体地位，尊重儿童，调动儿童的主观能动性，激发训练的兴趣，让儿童主动地参与训练，在训练中为儿童提供作出适当反应的时间和机会，及时表扬，让儿童体验训练的快乐和获得成功的喜悦，协助儿童建立自然的情绪及自信心，用耐心培养儿童的兴趣。

3. 兴趣性原则 兴趣是最好的老师，设计的活动必须能激发儿童的兴趣。让儿童在活动中，体验乐趣，享受成功的快乐，从而提高儿童参与活动的积极性，培养儿童对训练的掌控力。

4. 循序渐进原则 儿童身体功能的发展有一定的顺序性。感觉统合能力的发展也是循序渐进的，需要持续地关注。

5. 全面性原则 采用综合治疗的方法，粗大运动与精细运动搭配、动态与静态结合。既保存儿童适当的体力，又能接受到全面的刺激，使儿童的大脑能组织与统合感觉刺激信息，从而作出适合环境的反应。

二、治疗流程

（一）分析感统问题

描述儿童存在的感觉统合问题，采用相关的评估量表和器材筛查确定感统障碍的类型，理顺感统障碍与行为之间的关系。

（二）制订目标与计划

制订感觉统合失调的治疗目标和计划是感觉统合失调治疗的核心。这直接关乎治疗的效果。根据评估结果制订治疗计划，根据治疗的情况再动态调整治疗计划。

1. 制订原则

（1）个性化原则：治疗师要根据每个儿童的功能水平、存在问题，从现实角度出发制订有针对性的治疗计划。

（2）循序渐进原则：制订的活动从较小运动量、容易引起儿童兴趣的项目开始，随着儿童能力的提高逐渐增大运动量，提高活动难度。

（3）由量变到质变原则：要保证儿童每次治疗的时间、频率及治疗周期，并且按要求完成每次的治疗项目。

2. 确定治疗策略 在实施治疗前要确定解决哪个感觉统合层面的问题（包括感觉调节层面、感觉辨别层面和动作运用层面）、运用到哪些感觉刺激、应该设计哪些治疗性活动等。

3. 明确治疗计划内容 包括治疗目标和治疗方案。

（1）确定治疗目标：如减少自我刺激、减轻感觉防御，改善姿势控制和身体认知等，最终的目标是改善自理、学习、游戏等方面的能力。目标可分为阶段目标、月目标和周目标。

（2）制订治疗方案：治疗方案的制订要根据治疗目标来确定，具体包括治疗目的、治疗时间、活动内容、治疗频度、注意事项等内容。

（三）实施治疗

实施过程要严格按照治疗计划；过程中可以配合儿童心理辅导；进行家长咨询与指导，取得家长配合；另外要注意的是每次感觉统合治疗结束时气氛是快乐的。

（四）评估治疗效果

一般在进行治疗3个月后再次评估，以了解治疗效果，提出下一步的治疗意见，以便及时调整治疗方案。

三、治疗器具

感觉统合治疗器具经过特别的设计，对儿童有很大吸引力。进行感觉统合治疗时，要依靠这些器具进行。其核心是通过使用滑板、大笼球、蹦床等器具整合触觉、前庭感觉、本体感觉和视觉等刺激，通过控制感觉信息的输入来提高感觉统合能力，见表6-1。此外，生活中很多器具如跳皮筋、打沙包、踢毽子等，都可以作为感觉统合治疗的项目。

表6-1 常用感觉统合治疗器材的作用和使用方法

名称	感觉输入	作用	使用方法
滑行类器材 滑板 滑梯	本体感觉 前庭觉 触觉 视觉	（1）强化前庭系统的功能； （2）促进身体保护性伸展反应成熟，促进双侧统合； （3）强化身体形象，有利于注意力集中	以坐姿、卧位等姿势在滑板上进行活动，如静态飞机式、俯卧旋转、滑板投球、滑板爬阶梯、单（双）人牵引滑行、滑板水平推球等；卧滑滑梯、俯卧滑梯。熟练后可配合其他活动如推球、取（扔）物
悬吊类器材 圆筒吊缆 横抱筒吊缆 方板秋千 南瓜秋千 游泳圈吊缆、网缆	前庭觉 本体感觉 触觉 视觉	（1）提高前庭系统功能，纠正触觉防御； （2）提高手眼协调能力和注意力； （3）矫正重力平衡感，强化身体形象，促进身体协调； （4）改善运动计划、平衡反应、视觉运动协调	以俯卧、坐位、站等不同的姿势在器材上活动，可配合手眼协调活动，如插棍游戏、取物等
触觉类器材 过河石 触觉板 触觉球	触觉 视觉	（1）提高触觉分辨能力，稳定情绪； （2）提供丰富的触觉和嗅觉刺激，减轻触觉防御	在过河石上踩踏练习，赤足在触觉板上行走，用触觉球进行全身滚动按摩。熟练后可配合取物扔物活动，或与其他器具联合使用
平衡类器材 平衡台 独脚凳 旋转浴盆 平衡木	前庭觉 本体感觉 触觉 视觉	（1）提高协调性、平衡能力和空间感知能力； （2）建立身体协调及双侧统合，增强腰腹肌及下肢肌力	以不同姿势在平衡台上如仰卧或俯卧摇晃平衡台、坐或跪于摇晃的平衡台上、扶持下进行摇晃平衡台、被动站立摇晃平衡台、站立于摇晃的平衡台、平衡台上进行蹲起、坐独脚椅进行踢腿运动；坐、蹲、站、俯卧于旋转浴盆
滚动类器材 彩虹筒	前庭觉 触觉 本体感觉	（1）提供触觉体验； （2）提高平衡能力； （3）促进身体协调，增加空间感知	在彩虹筒里进行翻滚、爬行穿越、互动游戏如躲猫猫、抛接球等
弹跳类器材 羊角球 蹦床 跳袋	前庭觉 本体感觉	（1）抑制感觉防御； （2）矫治重力不安全感和运动计划不足； （3）锻炼下肢力量，发展上下肢协调能力； （4）锻炼跳跃能力、强化姿势控制和身体双侧统合； （5）有助于情绪稳定	骑在羊角球上，抓住球柄，身体前倾进行上下晃动，调整姿势后可进行蹦跳。在蹦床上自由弹跳、双脚分合跳、前后交替跳等；双手抱球跳、抛接球游戏、投球入篮、击打目标等。站在跳袋内，通过双脚的弹跳使袋子上下跳动
重力类器材 重力背心 弹力背心 重力被	前庭觉 本体感觉 触觉	（1）促进抗重力肌群发展； （2）改善前庭系统功能，增强本体感觉及触觉； （3）稳定情绪； （4）提高注意力	根据儿童年龄、体重和训练目标选择合适的重力背心，将重力背心从头部套入。可进行走、跑、跳等基本的身体活动
球类器材 大笼球 皮球	前庭觉 本体感觉 触觉	（1）增强身体与地心引力之间的协调； （2）提高运动计划能力； （3）提高视觉、手眼协调能力，强化身体形象； （4）提高对移动物体控制和运用的能力	可进行压滚训练，将球置于儿童腰臀等部位轻轻挤压或弹动；俯卧（仰躺）在大笼球上活动；坐在大笼球上利用自身力量弹动，并可配合抛接物品；推球训练

四、治疗性活动

（一）触觉活动

1. 滚动大笼球　适用触觉敏感或不足，身体协调不良的儿童。

活动器材为大笼球。活动方法：儿童趴卧或仰躺于地上，治疗师将大笼球放在儿童身上，缓慢进行前后左右的滚动，中间可做轻微压挤。对较敏感的儿童，相比仰卧压腹部，更容易接受趴卧压背部。尝试压儿童的足部，有助大脑和身体间的协调。每次20～30分钟，每周2～4次。

2. 泥土游戏　适用触觉敏感或不足的儿童。

活动器材为泥土、沙土、盆。活动方法：将大盆里放入泥土或沙土，所需泥土或沙土的数量的原则是儿童进入时，全身各部位均能接触到泥土和沙土。特别是手，让儿童用手利用泥土做成各种东西，过程中注意观察儿童对各种材料接触时反应，是否有排斥。若活动良好，可适当地增加泥土及沙土的数量，以增加接触面。另外也可用其他接触物进行活动，如纸巾、米、豆子等，以强化儿童触觉识别能力，促进儿童的感觉。每次20～30分钟，每周2～3次。

3. 海洋球池　适用触觉敏感或不足、重力感不佳的儿童。

活动器材为海洋球池。活动方法：儿童进入球池，若抗拒则不要强迫，可拿出1～2个球在球池外玩，也可以由家长或治疗师抱着儿童轻触海洋球，逐渐让儿童慢慢坐下或躺下，缓慢地将身体全部投入球池中，接受球的挤压，从而加强对全身触觉系统的刺激和锻炼。

4. 擦身体　适用触觉敏感或不足的儿童。

活动器材为刷子、羽毛、扇子等。活动方法：治疗师用刷子以中等的力量刷儿童的手臂、足部、胸部、背部等。先从触觉防御性较少的手背、手指等部位开始，渐渐过渡到手心。再刷脚的部位，先刷脚趾、脚跟，最后过渡到脚心。对于反应敏感的儿童刷擦力度要轻，以帮助其适应，对于反应迟钝的儿童可稍用力。操作时，治疗师可以通过唱歌或讲故事的方式缓解其紧张感，并一直维持轻松快乐的气氛。每次15～20分钟，每周2～3次。

5. 卷筒游戏　适用触觉敏感或不足的儿童。

活动器材为毯子、粗布或者毛巾等。活动方法：将儿童放在预先铺好的毯子或毛巾中卷成筒状。儿童的头部和脚部露在外面，治疗师轻轻挤压儿童的身体，也可推动卷筒翻滚。包裹时力度适中，以没有不适、身体活动自如并能产生摩擦为宜。治疗师可以引导儿童自己裹在毛巾筒里，在床上或地板上来回滚动，从而体验挤压和摩擦的感觉；另外可以更换不同材质的毯子如绒布、线毯、粗布等。活动时间以10分钟为宜。

6. 滚筒式时光隧道　适用触觉敏感或不足的儿童。

活动器材为彩虹接龙、游戏隧道。活动方法：可以用塑胶或金属做成圆筒状，或透气布料做成隧道，两侧都可进入。让儿童头先进去，自己设法爬进里面，也可以采用脚先进去的方式，倒爬进去。游戏时，提醒儿童注意自己手脚和身体的运用，以及头部滚动式的感觉。此游戏每次约30分钟，每周进行2～3次。

（二）本体觉活动

1. 身体画 适用本体感觉不足的儿童。

活动器材为黑板、纸。活动方法：可在地板上铺纸或使用黑板，儿童躺在纸上，利用手和脚在纸上画出自己的轮廓。并在轮廓里标记自己的头、手、脚等各个身体部位。治疗师引导儿童讨论自己的身体结构和位置，以增强儿童对自己身体的感知。

2. 躲避球 适用本体感觉不足的儿童。

活动器材为海洋球、篮子。活动方式：治疗师规划出躲闪区域，让儿童站在区域内，做好准备。治疗师站立在儿童2m外，告知儿童要将球扔向儿童，若儿童被打中，则与治疗师互换位置。一轮结束后，将球捡回篮子，再开始新一轮的游戏。游戏时间40分钟。

3. 大海中的鱼 适用本体感不足、身体反应迟钝的儿童。

活动器材：床单、毛巾。活动方式：让儿童轻躺在地上或床铺上，治疗师用床单或毛巾在儿童的正上方，如波浪般振动。床单足够大到可以触碰儿童全身，从而体验忽明忽暗的视觉刺激。振动时，气流也会影响儿童的触觉和肌骨，以强化本体感觉。

（三）前庭觉活动

1. 滑行取物 适用前庭功能、手眼协调能力不足的儿童。

活动器材为滑板车、海洋球、篮子。活动方式：治疗师将空篮子放在滑道边，在准备台边同样放好篮子并装满海洋球。儿童在准备台做好准备，趴在滑板车上，双手抓住滑梯边沿。治疗师确认儿童已准备好后，将海洋球放在滑梯上自由滚落。儿童在看到海洋球滚动后，将自己从准备台上推出，在滑行过程中用手抓取到海洋球，并放在滑道的篮子里。儿童放好后，爬回准备台，并做好再次抓取海洋球的准备。游戏时间40分钟。

2. 趴地推球 适用前庭功能、手眼协调能力不足的儿童。

活动器材为球。活动方式：让儿童在距墙壁约20cm处面向墙壁，趴在地上，挺胸、抬头，双臂悬空，用双手将球水平推向墙壁，在球弹回后继续推向墙壁，如此反复。若颈、背部张力不够，头、颈及手臂都较难抬起，用双肘撑地，缓慢推球和接球，在练习趴地推球时，治疗师可帮助儿童扶起双肘，协助抬起头颈部，练习以较快的频率推球。开始时每天推球50次，之后逐渐增加次数，过程中可根据儿童的情况进行加减。

3. 袋鼠跳 适用本体感觉辨别能力、前庭感觉处理能力不足的儿童。

活动器具为袋鼠跳袋、海洋球、篮子。活动方式：儿童钻进跳袋里，从起点处拿着海洋球，跳到终点，将海洋球放入篮中，再跳回起点。过程中，儿童只能保持跳跃的姿势，不能走路。治疗师利用袋鼠跳的活动为儿童提供感觉刺激的输入。每次持续跳跃20～30次，每周进行2～3次。

4. 乘坐小飞机 适用多动症、孤独症、身体协调不足的儿童。

无活动器具。活动方式：治疗师平躺于地垫上，双膝弯曲，脚趾向上，治疗师握住儿童的双手，治疗师的双脚贴在儿童下腹部，将他举起来，使其平稳“起飞”。当儿童在治疗师上方时，鼓励儿童把腿伸直。准备好要高飞时，治疗师的双腿、双手伸直。该活动能有效提供大量的前庭觉和本体感觉刺激。

5. 螃蟹先生 适用前庭觉、空间判断能力不足的儿童。

无活动器具。活动方法：儿童举起双手于耳高度处，双脚略微弯曲，向左和右连续横着活动，如螃蟹行走；或者双手轻放下，侧头，踏脚进行向前、向两侧走。也可双手向前平举，或伸开摆放在两侧，踏脚向前、向两侧走。

（四）视听觉活动

1. 视觉追踪　适用专注力、视知觉阅读能力不足的儿童。

活动器具为不同颜色、形状、大小的物品或玩具。活动方法：治疗师取一个小玩具，放在距儿童眼30cm处。先用声音吸引儿童注意，再从左到右、自上而下、由近到远地改变玩具位置。每次1～5分钟。移动的速度尽量不要太快，位置变化可随儿童月龄调整。也可以用透明的瓶子或管子，里面装入带颜色的球，置于距儿童约20cm处，小球在瓶子（管子）里缓慢滚动，儿童的视线会随着小球活动而移动。

2. 光影追踪　适用专注力、手眼协调不足的儿童。

活动器具为手电筒。活动方法：光线较暗的室内，治疗师用手电筒照在天花板或墙壁，缓慢移动，引导儿童眼睛追踪光线，保持头不动，重复4～5次。让儿童用手指指光线，或用手电筒追踪光线。

3. 多彩声音的世界　适用促进专注力和听觉发展的儿童。

活动器具为口琴、鼓、笛子等乐器玩具。活动方法：在安静的环境中，让儿童尝试聆听周边的自然声音，如水龙头的流水声、楼道脚步声等，并让儿童描述所听到的声音特点。让儿童闭眼，治疗师依次敲打或吹奏各种乐器，儿童根据声音来识别乐器并尝试描述声音特点。引导儿童站在窗前，引导儿童聆听更远处的声音，如风吹过树叶的沙沙声、汽车的喇叭声等。治疗师与儿童交流分享听到的声音，并讨论声音的来源和特征。

五、辅助疗法

（一）感觉餐单

感觉餐单是感觉统合治疗的重要组成部分，它是将儿童一天的感觉需要设计为活动流程。帮助儿童保持情绪稳定，让儿童发挥该有的能力。感觉餐单里的具体活动内容可以根据儿童的能力随时调整。

1. 目的　调整感觉失调，提升儿童接受感觉信息的功能；促进感觉整合，使儿童达到较为理想的学习状态。减少儿童自我刺激或自我伤害的行为。

2. 感觉餐单的元素　感觉餐单里包含时间，如每天的训练时间或每次的间隔时间；空间，包括家居摆设、使用的用品和训练器材；调整性，包括活动流程、各个活动之间的组合、环境空间等均可以按照需要进行调整；兴趣，活动游戏要鼓励儿童主动参与，避免强迫儿童；参与者的投入，感觉餐单的执行不是单靠家长或者一两个人的力量，而是需要团队的合作才有效。

（二）Wilbarger治疗法

1．治疗机制和目的 通过深触压皮肤和挤压关节，短时间内向大脑输入大量的本体感觉和触觉信息，从而调节大脑的觉醒状态，可以镇静安神，改善感觉防御。

2．方法

（1）工具：选用柔软的高质量的手术刷。

（2）治疗部位：手臂、手掌、手背、背部、肩、臀部、大腿、小腿足部和四肢关节。

（3）操作顺序：先刷皮肤，再挤压关节；先从感觉防御相对较轻的部位开始，再向症状严重的部位过渡。

（4）擦刷方法：治疗师拿手术刷，直接刷在儿童皮肤上，刷擦时要压刷毛，先顺毛发生长方向刷擦可有效减少敏感和张力，缓慢而又连续、均匀地用力移动刷子，每个部位刷一次，并且要不断更换部位。

（5）关节挤压方法：刷完后给予关节挤压，每个部位挤压关节8～10次，包括四肢大关节和小关节。

（6）治疗频率：90～120分钟治疗一次。

（三）水中活动

水中活动是指将水作为介质来组织的治疗性活动。儿童可以在水中进行活动和学习，获得丰富的感觉刺激，并且可以促进儿童的心肺功能、肌力、体能、姿势控制、情绪、人际关系和日常生活能力的全面发展。

水中活动适用于所有人，尤其是残障人士，包括中枢性协调障碍、情绪障碍、认知学习行为障碍等患者。

1．治疗机制和目的 水的黏滞性、流动性、压力和抗阻力运动及水对皮肤触觉感受器的挤压，可以产生与陆地活动截然不同的本体觉。在水中可以组织球类活动、小组游戏等，有利于发展儿童组织计划、专注力、沟通和社交能力。

2．治疗方法

（1）可借助Halliwick方法指导儿童学习游泳。

（2）可组织一对一的活动或者小组活动，如让儿童在水中行走、转圈、划水、漂浮、抢水球等，在享受水中活动快乐的同时改善感觉调节和动作运用能力。促进语言、情绪、认知、社交等方面的全面发展。

（四）眼球控制

适用于发育迟缓、注意力缺陷、学习障碍及各种脑损伤导致眼球基本运动功能缺陷和视感知障碍者。

1．治疗原理和目的 前庭觉、本体感觉与视觉系统的整合才能协调头、眼和身体的运动。这三者任何一方功能受损都会影响到儿童的功能。增加本体感觉和前庭觉的输入，提升三者的整合能力，可以有效促进眼球控制的发展。

2. 操作方法

（1）注视和追视训练：让儿童以坐位、卧位、侧卧位等不同姿势坐或躺在悬挂器材上，通过旋转来激活前庭觉，旋转结束后引导儿童进行垂直、前后、水平和对角线注视追踪玩具，在儿童面前距眼30cm和距眼50～90cm的位置放置玩具，引导儿童注视追踪。

（2）立体觉和动态视力训练：在摇晃的秋千、滑板等全身性大幅度活动中引导儿童持续地注视目标物。

（3）手眼协调能力训练：可以让儿童在蹦床上蹦跳，治疗师可以与其进行抛接球游戏；让儿童跨越障碍取物；练习画线条和图案等活动。

（五）口部感觉运动治疗

1. 治疗目的 提高口腔器官高级精确活动功能，有效促进口腔感知能力的发展，从而进一步提高感觉统合能力。

2. 训练方法 儿童采用端坐位，治疗师用奶嘴、棉签、压舌板等作为工具，对儿童口腔内各个部位进行按摩，从而有效提高口腔内的感觉调节和辨别能力。另外也可以使用不同型号的口哨、吸管、硅胶磨牙器等工具进行游戏和进食，对口腔内器官和发声器官进行有效的锻炼，提高唇、舌、软腭等器官的活动度。

（六）自然环境治疗

在进行一段时间的感觉统合训练后，儿童的能力得到了明显地提高，此时可以到大自然中进行训练。适合于有行为障碍、语言发育迟缓、社交障碍及各类发育迟缓的儿童。

1. 治疗机制和目的 儿童接近自然，接触土地、动物、植物，并可以在真实的劳作活动中提升注意力，学习新的技能，更好地提升自我认知和处理人际关系，建立自信心。

2. 训练方法 可以在小区、农场、公园等环境，遵循儿童的兴趣，为儿童设计合理的活动。

▶**知识拓展**

感觉餐单

人的大脑需要给予足够及合适的感觉刺激才有利于大脑细胞的发育和一天活动所需。合适的感觉输入可以调节脑部感觉神经，为其提供所需营养。刺激的种类和强度要根据儿童的需求制定。治疗师为有需要的个体设计感觉餐单，然后由父母和照顾者在家中进行活动，教师也可以在学校应用，帮助儿童进入“恰到好处”的状态。感觉餐单通过收集触觉、本体感觉、前庭觉、听觉、味觉、视觉、嗅觉七大系统的信息来制定。设计的活动会因为个体的年龄和能力而不同，通过感觉筛查问卷了解儿童在哪一方面存在哪些问题，同时收集生活作息和感觉喜好，最后制定感觉餐单，可以使儿童在不同状态下执行制定的活动。

—• 考试知识点总结 •—

—• 本章小结 •—

—• 协和云课堂…… 拓展练习及参考答案 •—

（孙琦月）

第七章　压力治疗

教学课件

微课：
压力治疗

学习目标

素质目标

（1）深刻认识压力治疗在临床实践中的价值，严格恪守操作规范与流程，切实保障治疗的精准性与安全性。

（2）持续学习并熟练掌握压力治疗领域的新方法、新技术，不断提升自身专业素养与综合能力，为患者提供更为优质、高效的医疗服务。

知识目标

（1）掌握：压力治疗的概念、应用原则、适应证与禁忌证。

（2）熟悉：压力治疗的种类、方法和作用。

（3）了解：压力衣、支架和压力垫的制作。

能力目标

（1）能为患者提供压力治疗的指导意见。

（2）能根据患者功能障碍的不同情况，制订压力治疗的作业计划和方案并实施，帮助患者回归家庭和社会。

案例导入

【案例】

刘先生，40岁，在工厂作业时被高温液体烫伤。经过紧急救治后，医生建议使用压力衣辅助康复。刘先生和家属对压力衣一头雾水，不知道该如何正确使用，也不清楚这种情况下该如何进行评估。他们十分担忧刘先生的烫伤恢复情况，却又不知该从何下手。

【问题】

1．面对刘先生的这种烫伤情况，应如何正确使用压力衣？

2．在使用压力衣的过程中需要注意什么？

3．压力衣对刘先生的烫伤恢复会起到哪些具体作用？

4．如何评估压力衣的使用效果？

第一节 概　　述

一、基本概念

压力治疗（pressure therapy）又被称作加压疗法（compression therapy），指对人体体表施加适宜压力，从而达到预防或抑制皮肤瘢痕增生、防治肢体肿胀、推动残肢残端塑形、防治下肢静脉曲张及预防深静脉血栓等目的的一种治疗方式。国内最早在20世纪80年代就开始运用压力治疗来抑制烧伤后的瘢痕增生，并且取得了极为显著的疗效。

二、发展历史

压力治疗的发展历史见表7-1。

表7-1　压力治疗的发展历史

时间	事件
1607年	Fabricine提出对瘢痕加压可促进手功能恢复
1835年	Rayer成功应用加压疗法治疗瘢痕
1881年	Unna将压力治疗用于烧伤后瘢痕的治疗
1968年	Fujimori等应用纱布加压治疗植皮后瘢痕
1971年	Silverstein及Larson发现压力衣及支架会减少瘢痕产生
1971年	压力衣开始广泛应用

三、治疗作用

1. 抑制瘢痕增生　压力治疗能够切实有效地预防与治疗增生性瘢痕，同时推动瘢痕趋向成熟。

2. 消肿　经由加压能够促使血液及淋巴回流，进而减轻肢体水肿状况。

3. 预防关节挛缩和畸形　通过对瘢痕增生的抑制，能够预防和治疗因增生性瘢痕所引发的挛缩与畸形问题。

4. 促进肢体塑形　可以推动截肢后残肢尽快塑形，有益于假肢的装配及使用。

5. 预防深静脉血栓　借助压力治疗能够预防长期卧床者下肢深静脉血栓的形成。

6. 防治下肢静脉曲张　对于从事久坐或久站工作的人群所患的下肢静脉曲张，能够进行有效的预防和治疗。

四、适应证与禁忌证

1. 适应证

（1）增生性瘢痕：适用于多种不同原因所引发的瘢痕，包含烧伤后出现的增生性瘢痕及外科手术之后形成的瘢痕。

（2）水肿：可用于各类因素导致的肢体水肿情况，诸如外伤引发的肿胀、手术后下肢的水肿、偏瘫肢体的水肿、因淋巴回流受阻而产生的肢体肿胀、下肢静脉曲张性水肿等。

（3）截肢：在截肢残端塑形方面发挥作用，防止残端肥大皮瓣给假肢应用带来不利影响。

（4）预防性治疗：①防止烧伤后21天及以上才愈合的创面转变为增生性瘢痕，同时预防由瘢痕引起的关节挛缩和畸形。②预防长期卧床者下肢深静脉血栓的生成。③对久坐或久站工作者下肢静脉曲张的出现进行预防。

2. 禁忌证

（1）治疗部位存在感染性创面时，加压治疗不利于创面的愈合，甚至可能会导致感染扩散。

（2）脉管炎处于急性发作期，加压会加重局部缺血状况，使症状变得更为严重，甚至可能造成组织坏死。

（3）当下肢出现深静脉血栓时，加压存在使血栓脱落的风险，脱落的栓子有可能导致肺栓塞或者脑栓塞。

五、治疗方法

压力治疗的常用方法包括绷带加压法和压力衣加压法，一般在使用压力衣加压前，先使用绷带进行加压治疗，同时常需配合压力垫和支架等附件以保证加压效果。

1. 绷带加压法　是通过使用绷带进行加压的方法（图7-1）。根据使用材料和方法的不同，绷带加压法分为弹力绷带加压法、自粘绷带加压法、筒状绷带加压法及硅酮弹力绷带加压法等方法。

（1）弹力绷带加压法：弹力绷带为含有橡皮筋的纤维织物，可按患者需要做成各种样式，主要

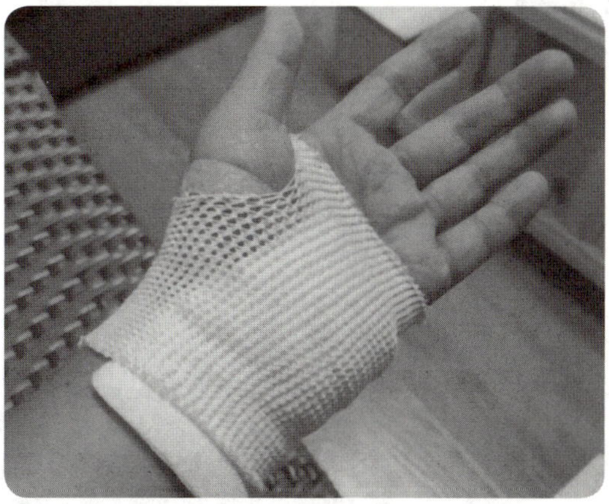

图7-1　绷带加压法

用于早期瘢痕因存在部分创面而不宜使用压力衣的患者。使用时根据松紧情况和肢体运动情况往往需要4～6小时更换一次。开始时压力不要过大，待患者适应后再加压力，至患者可耐受为限。治疗初愈创面时，内层要敷1～2层纱布，以减轻对皮肤的损伤（图7-2）。

使用方法：对肢体包扎时，由远端向近端缠绕，均匀地做螺旋形或“8”字形包扎，近端压力不应超过远端压力：每圈间相互重叠1/3～1/2；末端避免环状缠绕。压力以绷带下刚好能放入两指较为合适。

特点：优点为价格低廉，清洗方便，易于使用；缺点为压力大小难以准确控制，可能会导致水肿、影响血液循环、引起疼痛和神经变性。

（2）自粘绷带加压法：用于不能耐受较大压力的脆弱组织，可在开放性伤口上加一层薄纱布后使用，主要用于手部或脚部早期伤口愈合过程中。对于2岁以下儿童的手部和脚部，自粘绷带能够提供安全有效的压力。

使用方法：与弹力绷带加压法基本相同，以手为例，先从各指指尖分别向指根缠绕，然后再缠手掌部及腕部，中间不留裸区以免造成局部肿胀，指尖部露出以便观察血运情况。

特点：优点为可尽早使用，尤其适合残存部分创面的瘢痕；此外，可提供安全有效的压力于儿童手部或足部；缺点为压力大小难以控制，压力不够持久。

（3）筒状绷带加压法：绷带为长筒状，有各种规格，可直接剪下使用，根据选择尺寸的不同，提供不同的压力，用于可承受一定压力的伤口表面，主要应用于使用弹力绷带和压力衣之间的过渡时期（图7-3）。

特点：优点为使用简便，尺寸易于选择，尤其适于3岁以下生长发育迅速的儿童：单层或双层绷带配合压力垫可对相对独立的小面积瘢痕组织起到较好疗效；缺点为压力不易控制、不够持久，不适合长期使用。

（4）硅酮弹力绷带法：硅酮和压力治疗是目前公认的治疗烧伤后增生性瘢痕的有效方法，可将两者结合使用。现已有成品市售，使用更加方便。

2. 压力衣加压法 压力衣加压法是借助制作压力服饰来进行加压的方法，包含成品压力衣加压法、量身定做压力衣加压法、智能压力衣加压法等。

（1）成品压力衣加压法：通过使用购买的成品压力衣来进行压力治疗，如果选择合适，其作用

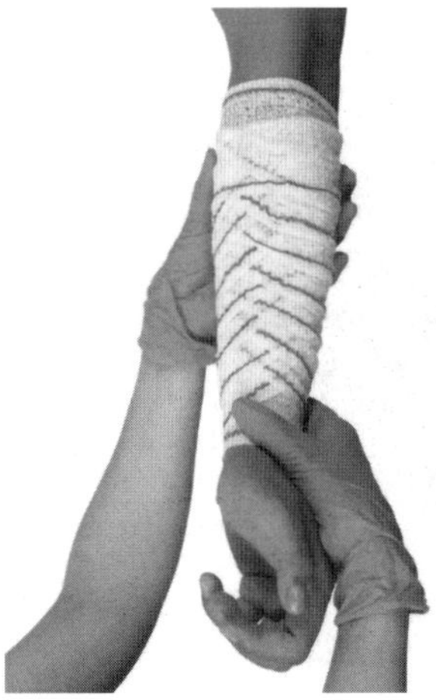

图7-2 弹力绷带加压法

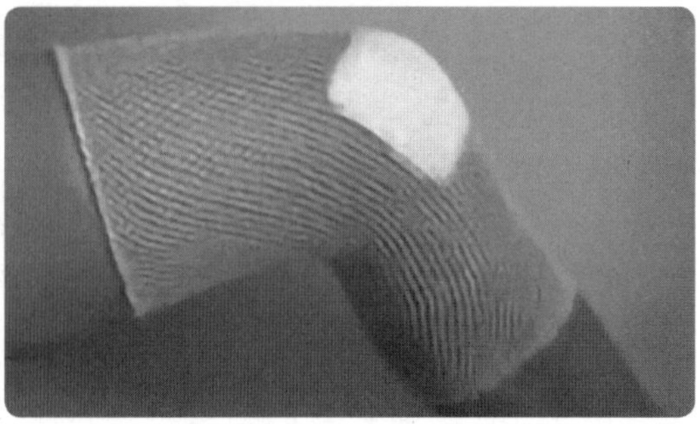

图7-3 筒状绷带加压法

与量身定做的压力衣相同。

特点：优点是做工良好，外形美观，使用方便及时，不需要量身定做，适合不具备制作压力衣条件的患者使用；缺点是选择较少，合身性差，尤其是对于严重烧伤肢体变形者来说，难以选择到适合的压力衣。

（2）量身定做压力衣加压法：利用具有一定弹力和张力的尼龙类织物，依照患者需要加压的位置及肢体形态，通过精确测量和计算，制作出头套、压力上衣、压力手套、压力肢套、压力裤等进行使用。

特点：优点是压力控制良好、穿戴舒适且合身；缺点是制作程序较为复杂、耗时较长、成本高，外形不如成品压力衣美观。

（3）智能压力衣加压法：智能压力衣也属于量身定做压力衣的一种类别，不过其制作工序已经实现智能化，运用专门的制作软件及硬件进行制作。智能压力衣加压法是目前较为新颖的压力治疗方式，在我国香港和台湾地区已应用于临床治疗。

特点：除具备量身定做压力衣的优点之外，智能压力衣还有制作方便、节省制作时间以便于早期使用、合身性更佳、外形美观等优点。缺点是制作成本高，价格较为昂贵。

3．附件 在进行压力治疗时，往往需要配合使用一些附件，以确保加压效果，同时尽可能减少压力治疗的不良反应。

（1）压力垫（pressure padding）：是指添加在压力衣或绷带与皮肤表面之间，用于保持凹面或平面瘢痕均匀受压或者增加局部压力的物品。由于人体形状不规则，所以在穿着压力衣时需要配置压力垫，以达到更好的治疗效果。压力垫常用的材料有海绵、泡沫、塑性胶、合成树脂、合成橡胶、硅胶、热塑板等。

（2）支架（splintage）：是放置在压力衣或绷带下面，用于保护鼻部、前额、双颊、耳郭、鼻孔、掌弓等部位免于损害或变形的支托架。支架常用材料为低温热塑板材。

六、应用原则

1．早期应用 压力治疗应当在烧伤创面愈合后且瘢痕尚未形成之时就开始实施。有研究表明，加压治疗开始的时间越早，其治疗和预防的效果就越好。一般来说，10天内愈合的烧伤无须采用压力疗法，10～21天愈合的烧伤应进行预防性加压包扎，21天以上愈合的烧伤必须进行预防性加压包扎，削痂植皮后的深Ⅱ度、Ⅲ度烧伤也应进行预防性加压包扎。

2．合适的压力/有效压力 压力治疗理想的压力为24～25mmHg（有效压力为10～40mmHg），接近皮肤微血管末端的压力值。若压力过大，皮肤会因缺血而出现溃疡；若压力过小，则会影响治疗效果。四肢的压力可以稍大一些，躯干、头面部及儿童的压力应小一些。一般情况下，单层压力衣最多只能达到20mmHg的压力，要达到足够的压力必须采用双层或添加压力垫。研究显示，临床上使用10%缩率的压力衣，内加9mm厚的压力垫能够取得较为理想的效果。

有效压力是指在不同体位或姿势下，压力始终保持在有效范围内。例如，腋下是最容易发生瘢痕严重增生的区域，当上肢自然下垂或肩关节活动时，作用在腋部的压力会明显下降，因此需要应用“8”字带来确保活动时有足够的压力。其他活动范围较大的关节周围同样需要使用橡皮筋等物品来维持有效的压力，如髋关节周围。压力衣使用1个月后，压力可能会下降50%，所以应定期进行调整以保证有足够的压力。

3. 长期使用 对于增生性瘢痕，从创面基本愈合开始，持续加压至瘢痕成熟，至少需要半年的时间，一般需要1～2年甚至3～4年时间。另外，长期使用也指每天应用的时间长，每天应保证23小时以上的有效压力，只有在洗澡时才解除压力，每次解除压力的时间不应超过30分钟。

七、不良反应及处理方法

1. 皮肤损伤 绷带或压力衣可能会对瘢痕产生摩擦，进而引发皮肤损伤，还会出现水疱及局部溃烂的情况，特别是对于新鲜瘢痕而言。处理办法：可以在绷带或压力衣下面添加一层纱垫，对于四肢而言，可以用尼龙袜作为衬里，以此减少压力衣与皮肤之间的摩擦。在出现水疱后，将其中的液体抽出，涂抹甲紫溶液。只有在破损严重或者创面发生感染的时候才解除压力。

2. 过敏 有一些人可能会对织物产生过敏反应，出现皮疹或者接触性皮炎。处理方法：可以添加一层棉纱布进行预防，对于过敏严重的人可以考虑采用其他方法进行加压。

3. 瘙痒 尤其在开始的1～2周内较为常见。可能与织物的透气性不良、皮肤出汗、潮湿及化学纤维的刺激有关。处理方法：一般情况下无须进行特殊处理，瘙痒在压力的作用下可能会减轻。

4. 肢端水肿 主要是由于近端压力较大而导致肢体远端血液回流出现障碍，从而造成远端肢体水肿，如压力臂套可能会导致手部肿胀。处理方法：如果近端压力较大，那么远端也应该进行加压治疗，如穿戴压力手套或者压力袜。

5. 发育障碍 在儿童中较为常见，已有压力治疗影响儿童发育的报告，如颌颈套会引起下颌骨发育不良而后缩。此外，如果压力使用不当（如未使用支架保护）可能会引起手掌弓的破坏、鼻部塌陷、胸廓横径受损出现桶状胸等情况。处理方法：以预防为主，使用压力垫和支架保护容易损坏的部位，如鼻部、耳部、手部等。

第二节　压力衣的制作

一、制作工具与材料

1. 常用工具及设备 压力衣及附件制作常用的工具和设备有缝纫机、加热炉、剪刀、裁纸刀、直尺、软尺、蛇尺、记号笔、计算器、恒温水箱和热风枪等。

（1）缝纫机：用于缝制压力衣和固定带，常用能缝制直线和“之”字形缝线的缝纫机，普通款和电动款均可。

（2）加热炉：用于压力垫的加热塑形，温度能够达到140℃。如果没有加热炉，也可以用电熨斗或者热风枪来代替。

（3）刀：包括剪刀、裁纸刀和剪线刀。剪刀主要用于裁剪压力布、魔术贴、弹力带和低温热塑板等；剪线刀用于剪断缝线；裁纸刀主要用于在压力垫上割出缺口，以保证合身且不影响活动。

（4）尺：包括软尺、直尺和蛇尺。软尺用于测量肢体的围度；直尺用于画图；蛇尺用于画拇指

（鱼际）部分的纸样。

（5）支架制作工具：包括恒温水箱、钳子和热风枪等。

2. 常用材料

（1）绷带加压材料：弹力绷带、自粘绷带、筒状绷带、硅酮弹力绷带及纱布等。

（2）压力衣制作材料：压力布、拉链、弹性线与魔术贴等。

（3）压力垫制作材料：海绵、塑胶海绵、弱力胶、硅酮凝胶、透明塑料、弹力带及胶水等。

（4）支架制作材料：低温热塑板材、魔术贴、螺丝和钢丝等。

3. 压力衣的制作和应用步骤 压力衣的制作及应用过程一般包括测量、计算、画图、裁剪、缝制、试穿、测压、调整及使用、随访等步骤。

（1）测量：压力衣需要量身定做才能确保最合适的压力，因此测量十分重要。用软尺准确测量瘢痕部位的肢体周径及压力衣覆盖部位的长、宽等。测量长度时，两手握住软尺两端将软尺拉直即可。测量周径时，软尺不能太松或者太紧，用记号笔在测量部位做出相应的标记。不同部位测量方法不同，一般标志性或特殊部位如关节处、肌肉丰满处均需测量和记录，非特殊部位（如前臂）则需每5cm距离测量一组数据，以确保压力衣的适合度。

（2）计算及画图：根据所需压力衣的样式与压力大小，计算出压力材料所需的尺寸，并画出纸样（图纸）。临床上压力衣的尺寸通常通过控制缩率来实现。缩率为实测尺寸和所需尺寸之差与所需尺寸的比值。缩率（n%）计算公式为：n%＝（L1 － L）/L（L1为实际测得的长度，L为裁剪时所采用的长度）。由此可得出压力衣所需实际尺寸的计算公式，即L＝L1/（1＋n%）。比如，在上臂套中某一点测得上臂周径为33cm，拟采用缩率为10%的压力，则压力布的尺寸为L＝L1/（1＋n%）＝33/（1＋10%）＝30cm，因前臂套分两片组成，则每片尺寸为15cm。常用缩率的选择见表7-2。在计算需要的布料尺寸时，应考虑边距的尺寸，初学者因缝制技术欠佳应多留些余地，边距需3～5mm，而熟手治疗师则可控制在2～3mm。

表7-2 常用缩率的选择

采用的缩率	产生的实际压力	适用范围
0～5%	非常低的压力	适用于婴儿
5%～10%	低压力	适用于儿童
15%～20%	中等压力	适用于成人
15%（双层）	高压力	适用于活跃、增生的瘢痕

（3）裁剪：将画好的纸样裁剪下来后固定在压力布上，按照纸样的尺寸裁剪出布料。在压力布上画图及裁剪布料时，要注意避免牵拉布料，以免影响尺寸的准确性。同时，布料弹力的方向应当与所加压部位的长轴垂直。

（4）缝制：材料选取合适后，接着进行缝制及锁边。根据技术熟练程度和条件，可以选择使用家用缝纫机、电动缝纫机或者工业用电动缝纫机、锁边机等。缝制时要注意针距和边距均匀合理，尤其是在转角处和转弯处。

（5）试穿、测压及调整：压力衣制作完成后，应让患者试穿，检查是否合身及压力是否足够。如果达不到理想压力，则需要进行调整。如果需要了解精确压力（如进行科研），则要用专门的仪器进行测量，再根据测量结果进行调整，如采用加用压力垫、收紧或放松等方法。试穿时应询问受试者是否有受压感，观察压力衣是否影响关节活动及局部皮肤组织的血运情况。调整好后应教会患者正确的穿戴方法。

（6）交付使用：患者学会自行穿戴后，可将压力衣交付患者使用，并教会患者使用及保养方法和注意事项。最好有指导手册提供给患者，以便患者真正了解正确的使用方法。为了保持良好压力，避免布料疲劳，应每日清洗。所以同一规格的压力衣应至少做两套，供交替使用。

（7）随访：压力衣交给患者后应定期随访，时间应根据患者情况确定。开始使用时应至少每两周随访一次，瘢痕稳定后可一个月随访一次。对于静脉曲张和淋巴回流障碍者可1～3个月回访一次并重新制作压力衣。

二、常用压力衣

1. 压力头套 头面部瘢痕增生是影响烧伤患者容貌和心理的重要因素，故而瘢痕的控制及压力治疗的有效施行是头面部烧伤作业治疗的关键部分。由于头面部是人体形状最不规则的部位，运用弹力绷带难以有效地实施压力治疗，而量身定做的压力头套能够提供有效的压力，是当前最为常用的头部加压方法。

（1）适应证：头面部及下颌部烧伤或由其他原因导致的瘢痕。

（2）特点：由左右两片缝合而成，可对头面部给予有效的压力（图7-4）。测量及画纸样较为复杂，但缝制相对容易。

（3）注意事项：①刚开始穿戴的时间不宜过长，可以从每天8小时起步，逐渐增加至12小时，直至达到24小时。②如果需要留出眼睛、口鼻位置，则可在相应位置裁剪出来，注意开口尺寸应小于实际尺寸。③需要配合压力垫及支架使用，以增强加压效果并预防面部畸形。

2. 压力上衣 躯干烧伤虽然不像肢体烧伤和面部烧伤那样常见，但往往面积较大，需要进行加压治疗。躯干大体呈椭圆形，再加上软组织丰富，压力治疗的效果不如肢体治疗效果好。根据烧伤部位可以使用压力上衣（图7-5）或压力背心（图7-6）。

（1）适应证：躯干烧伤或其他原因所致的瘢痕；腋部或前臂近端靠近肩部的瘢痕。

（2）特点：压力上衣由前后两片和袖子组成，测量及画纸样相对复杂，但缝制较为容易。压力较难控制在理想范围。

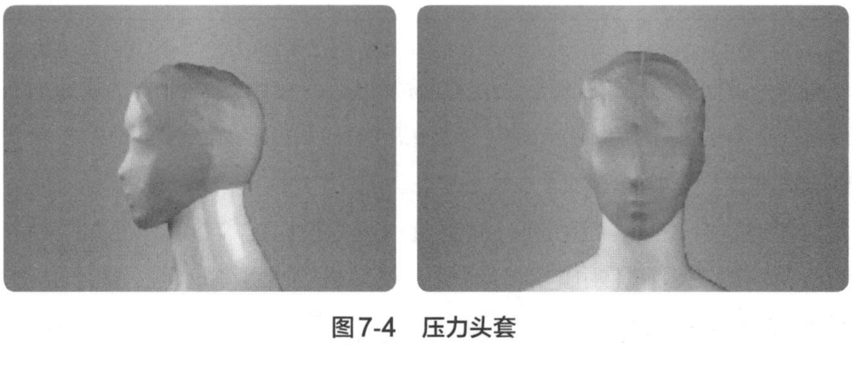

图7-4 压力头套

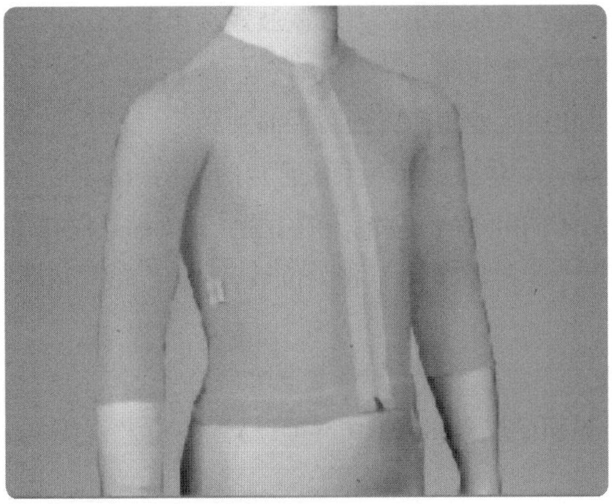

图7-5 压力上衣

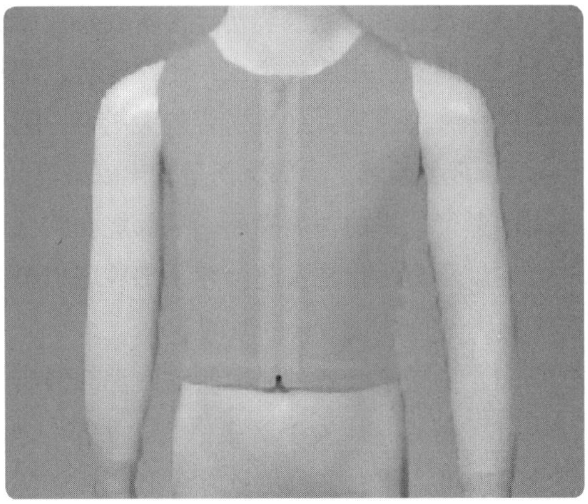

图7-6 压力背心

（3）注意事项：因为肩关节活动时会影响腋部压力的大小，所以为了控制腋部瘢痕应同时使用“8”字带；用于肩部瘢痕时，衣服拉链应有足够长度，以确保肩部有足够的压力。

3. 压力臂套 上肢是比较容易遭受烧烫伤和其他外伤的部位，上臂和前臂由于形状较为规则，呈圆柱形，是最容易加压的部位，也是压力容易控制且治疗效果较好的部位。压力臂套包括上臂套（图7-7a）、前臂套（图7-7b）和全臂套（图7-7c）。

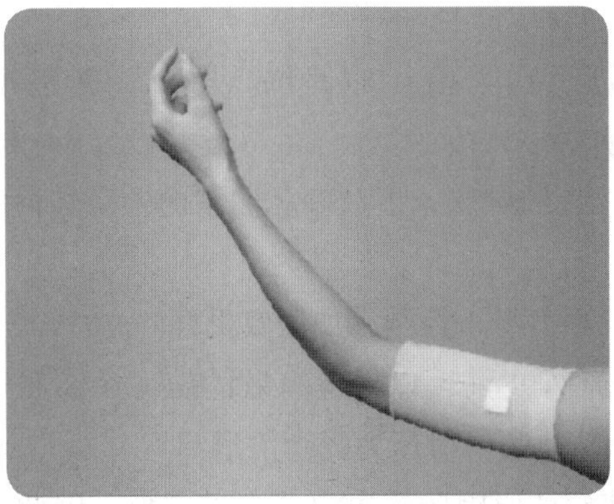

a

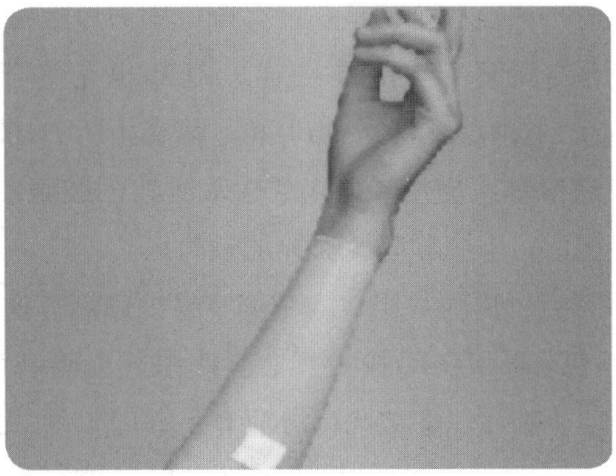

b

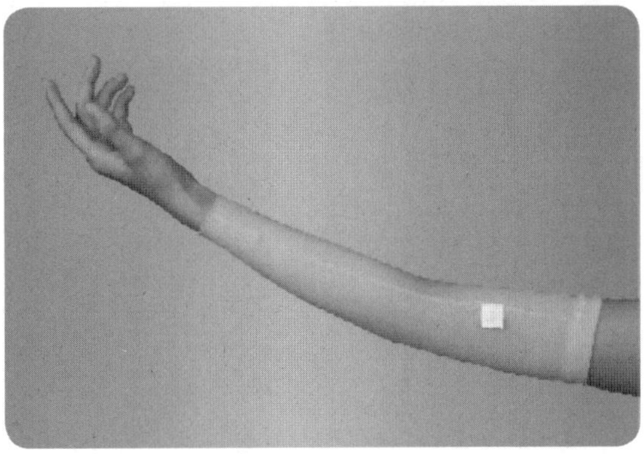

c

图7-7 压力臂套

a.上臂套；b.前臂套；c.全臂套

（1）适应证：上肢烧伤、手术或其他原因所致的瘢痕；上肢肿胀；上肢截肢残端塑形。

（2）特点：由两片组成，制作容易，穿戴方便，压力易于控制。

（3）注意事项：如果需要较大压力，则应与压力手套同时使用，以预防手部肿胀。

4. 压力手套 手部烧伤是发生率最高、畸形率最高、对功能影响最大最直接的烧伤，早期处理不当会遗留严重的功能障碍。手部烧伤治疗最重要的是预防和治疗水肿、瘢痕增生、挛缩、脱位等并发症。压力治疗是预防治疗手部肿胀、抑制瘢痕增生、预防关节挛缩和脱位最有效的方法，应尽早实施，并持续足够长的时间。

（1）适应证：各种原因所致的手部瘢痕；手部肿胀。

（2）特点：压力手套由手背、手掌、拇指及手指侧面的贴组成（图7-8）。易于测量及画纸样，但缝制困难。压力手套是最为常用的压力衣。

（3）注意事项：①为了方便穿戴，最好添加拉链，且拉链最好放置于手掌尺侧，以减少对手部活动的影响。②暴露指尖以便观察血运情况。③尤其要注意指蹼及虎口等易发生瘢痕增生和挛缩部位的加压。④配合压力垫和外部橡皮筋使用。

5. 压力裤 压力裤是控制臀部、会阴部和下肢瘢痕所常用的压力衣（图7-9）。

（1）适应证：各种原因所致臀部、会阴部及下肢瘢痕；下肢肿胀。

（2）特点：由两个前片和两个后片缝合而成。制作相对简单。

（3）注意事项：①会阴部需配合压力垫使用且外加橡皮筋，以保证有效的压力。②臀部应根据体型进行适当调整，尤其是女性，避免压力导致臀部下垂。

6. 压力腿套 与上肢一样，腿部也是易于进行压力治疗的部位。压力腿套包括大腿套（图7-10a）、小腿套（图7-10b）和全腿套（图7-10c）。

（1）适应证：烧伤、外伤或手术所致下肢瘢痕；下肢肿胀；下肢静脉曲张的预防和治疗；下肢截肢残端塑形；下肢深静脉血栓的预防。

（2）特点：由两片组成。制作容易，使用方便，压力易于控制，加压效果好。

（3）注意事项：①膝关节处应使用压力垫和外部橡皮筋，以保证有效的压力。②如果压力较大，远端亦应加压。③大腿部分应有足够的长度，以防止步行时压力腿套下滑。

7. 压力袜 足部是肿胀最易发生的部位，也是各种原因所致瘢痕的常见部位，因此，压力袜（图7-11）也是最为常用的压力衣之一。注意事项如下。

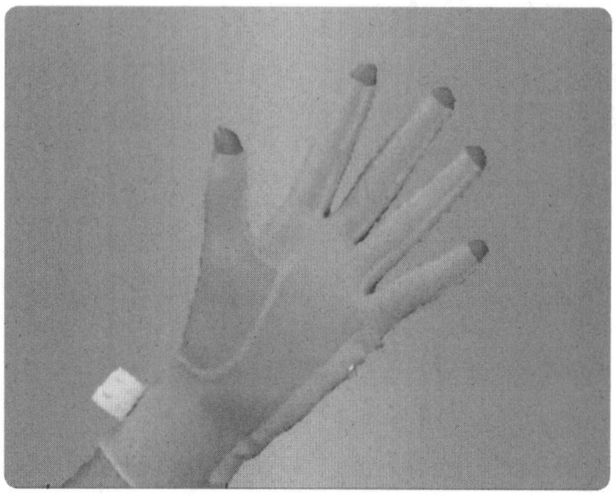

图7-8 压力手套

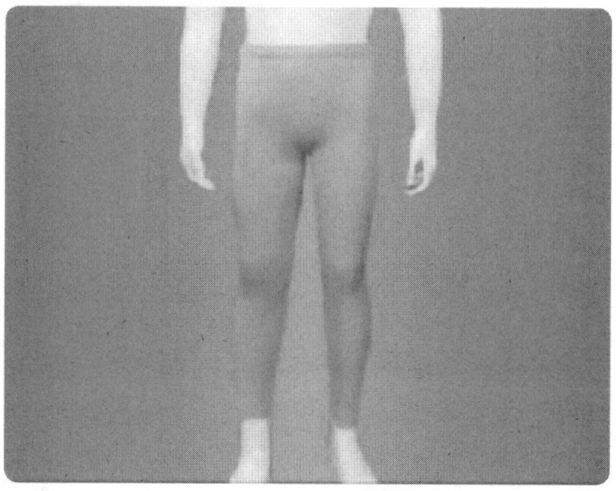

图7-9 压力裤

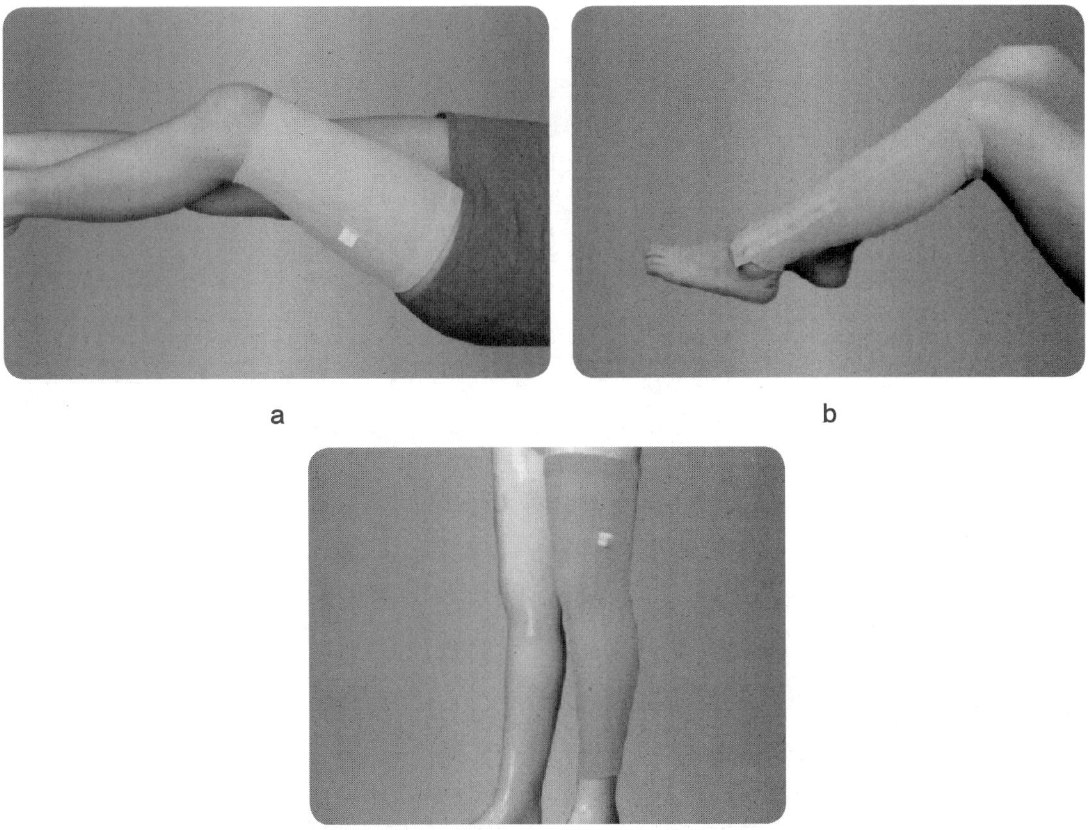

a　　b　　c

图7-10　压力腿套

a.大腿套；b.小腿套；c.全腿套

（1）压力垫应当覆盖所要加压的整个瘢痕组织，并且要包括瘢痕组织外3～5mm。

（2）压力垫不宜过大，过大则无法建立所需的曲度。当瘢痕面积较大时，可以进行分区处理，优先处理那些影响关节活动的区域及增生明显的瘢痕。

（3）靠近关节的压力垫应结合动力因素进行处理（如在表面割出“V”形），以确保不影响关节活动，并且在关节活动时仍能保证足够的压力。

（4）压力垫应定期进行清洁，以保持局部卫生。一般情况下，同样的压力垫需要准备两套。

（5）要确保穿戴位置正确。因为压力垫通常不容易穿戴，在穿戴过程中容易错位，穿戴位置不合适容易引起局部不适。

（6）支架应光滑服帖，不应产生局部压迫，必要时可加用衬垫。

8. 头面部压力垫

（1）面部压力垫：用于增加对面部瘢痕的压力，减轻对鼻部、眼部的压力（图7-12）。

（2）鼻部压力垫：主要用于鼻翼两侧，增加局部压力（图7-13）。

（3）下颌部压力垫：用于增加局部的压力（图7-14）。

（4）耳部压力垫：用于防止耳郭部位瘢痕的增生（图7-15）。

（5）颈部压力垫：用于增加对颈部瘢痕的压力（图7-16）。

9. 躯干压力垫

（1）胸部压力垫：用于增加局部压力（图7-17）。

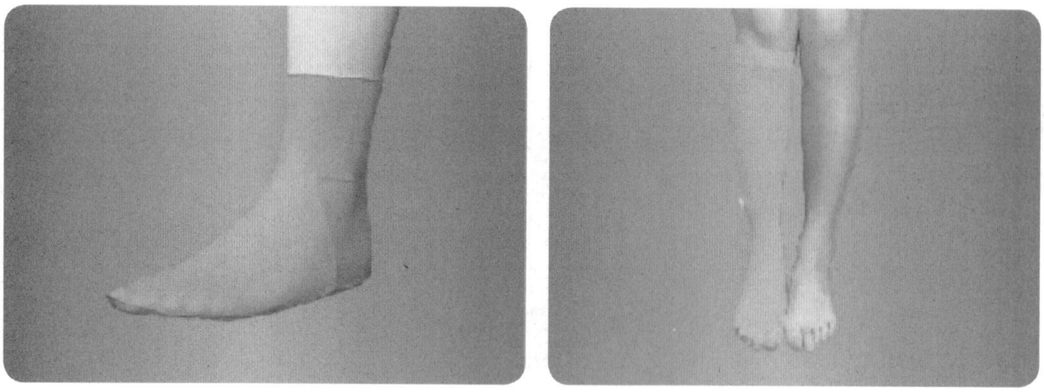

a b

图7-11　压力袜

a. 足压力袜；b. 足小腿压力袜

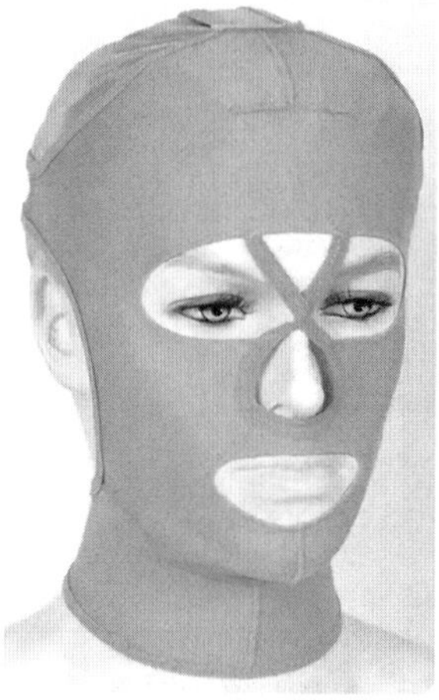

图7-12　面部压力垫

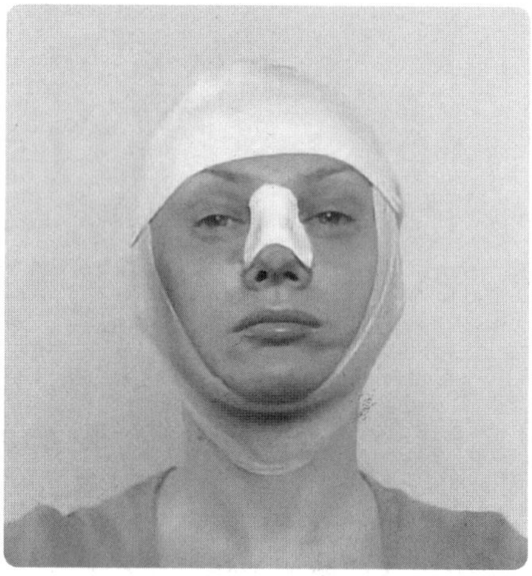

图7-13　鼻部压力垫

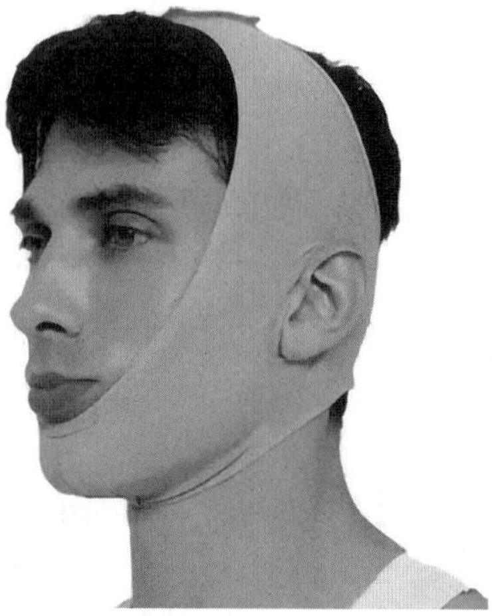

图7-14　下颌部压力垫

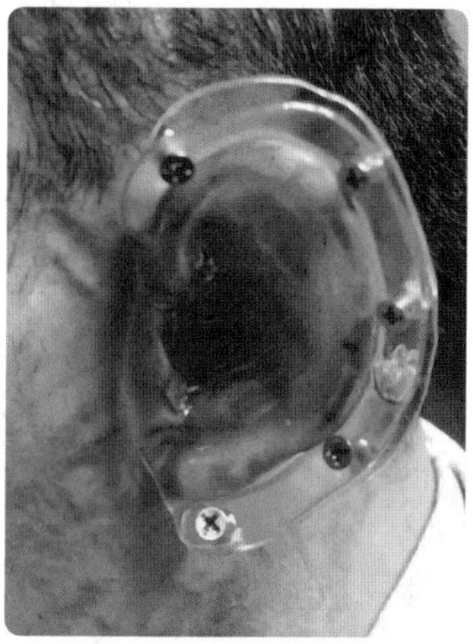

图7-15　耳部压力垫

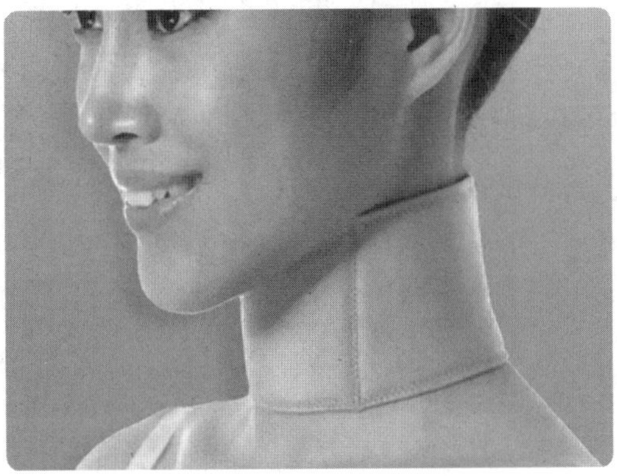

图7-16　颈部压力垫

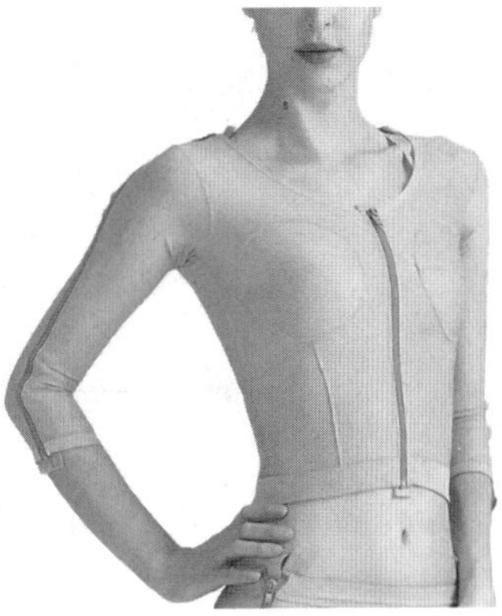

图7-17　胸部压力垫

（2）腹部压力垫：与胸部压力垫基本相同。

（3）背部压力垫：与胸部压力垫基本相同。

（4）腋部压力垫：因肩关节活动影响腋部压力，压力垫需用固定带。

此外，还有臀部压力垫（图7-18）和会阴部压力垫（图7-19）。

10．上肢压力垫　包括臂部压力垫（图7-20）、肘部压力垫（图7-21）、腕部压力垫（图7-22）、手部压力垫（图7-23）、指部压力垫（图7-24）。

11．支架　支架常用于保护面部、耳、鼻部、手、颈部等部位，避免因压力作用而使上述部位发生畸形或影响正常功能。支架一般用较硬的热塑材料制成，制作方法和过程同矫形器一致。

（1）鼻部支架：用于保护鼻部，避免因局部压力过大而塌陷（图7-25）。

（2）耳部支架：用于防止耳部变形和避免耳郭粘连于头部（图7-26）。

（3）下颌部支架：用于保护下颌部，避免因局部压力过大而变形（图7-27）。

（4）口部支架：用于预防和治疗小口畸形（图7-28）。

（5）手部支架：用于保护手弓，避免压力治疗影响手的功能活动（图7-29）。

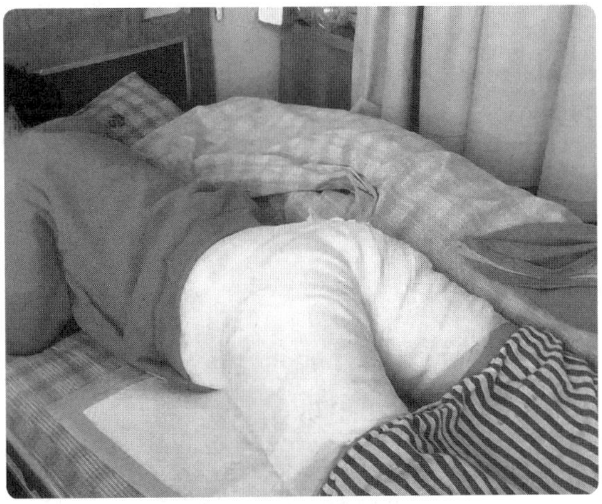

图7-18　臀部压力垫

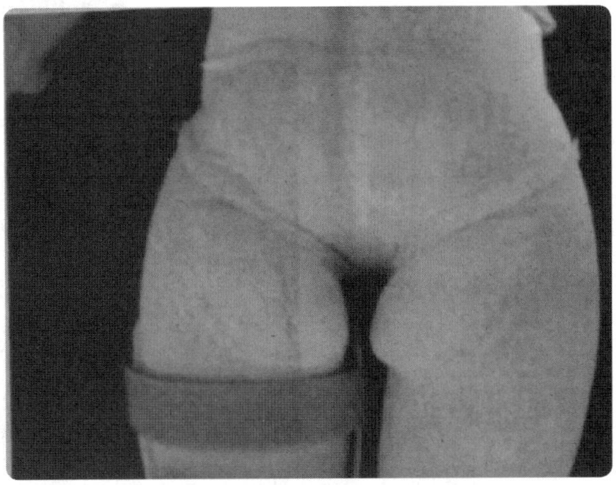

图7-19　会阴部压力垫

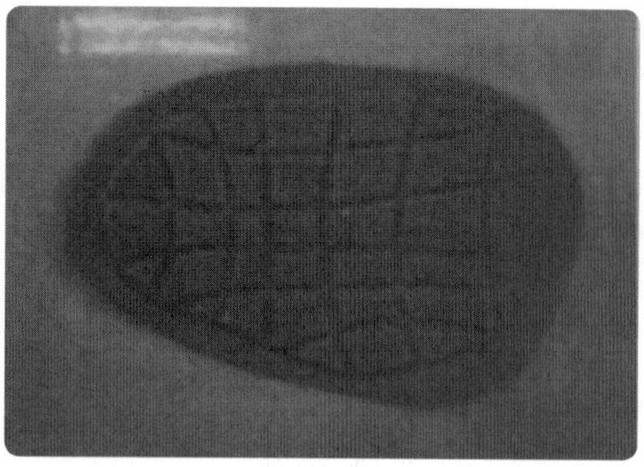

图7-20　臂部压力垫

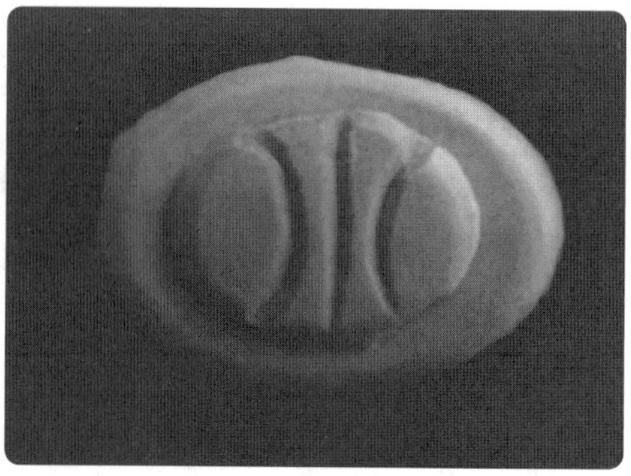

图7-21　肘部压力垫

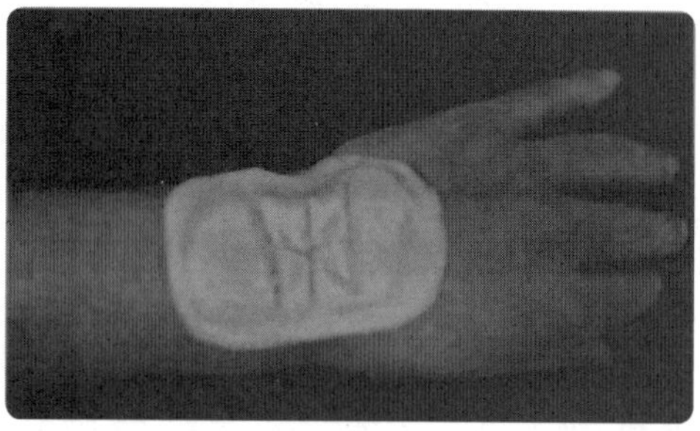

图7-22　腕部压力垫

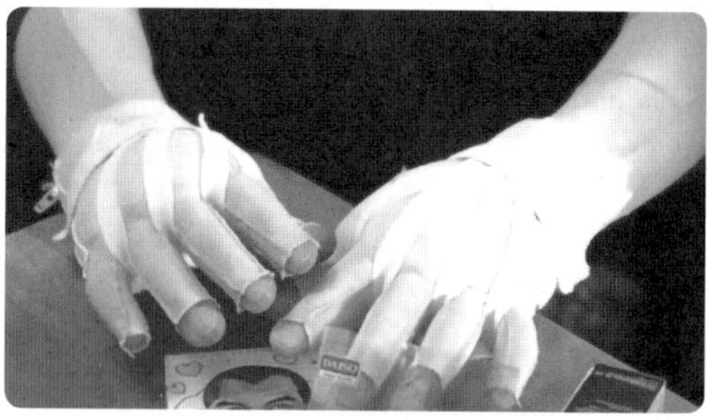

图7-23　手部压力垫

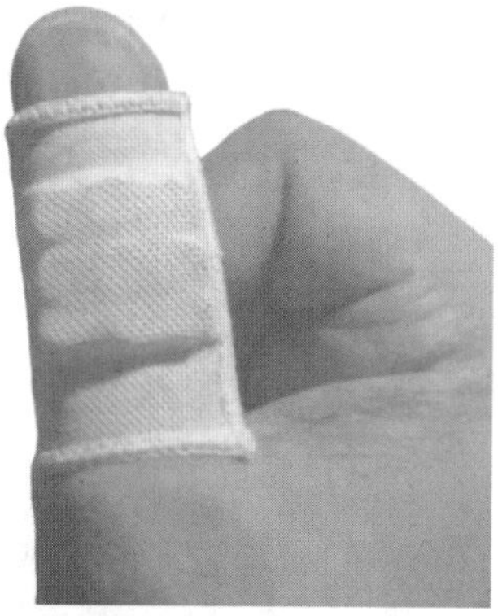

图7-24　指部压力垫

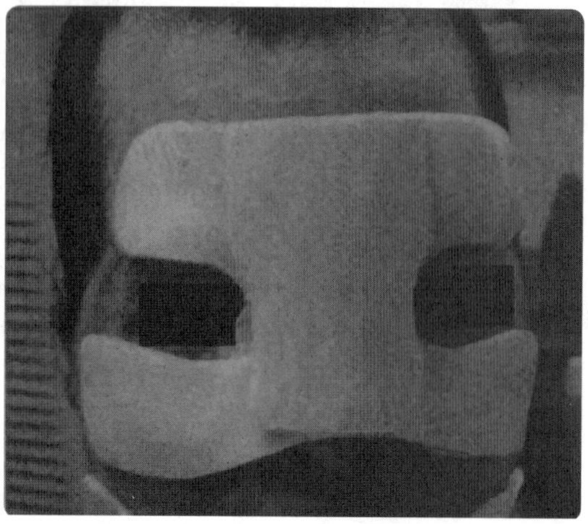

图7-25　鼻部支架

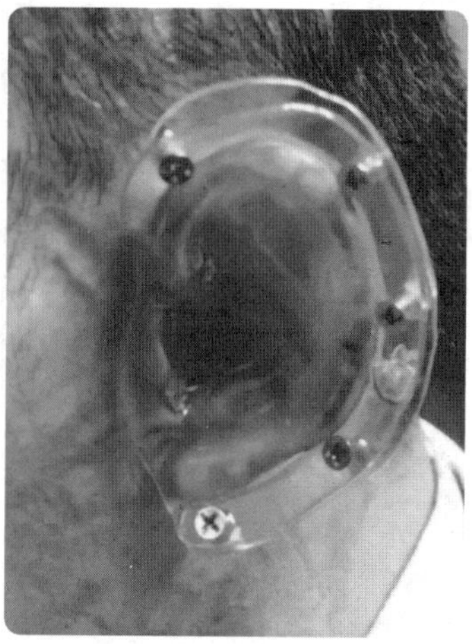

图7-26　耳部支架

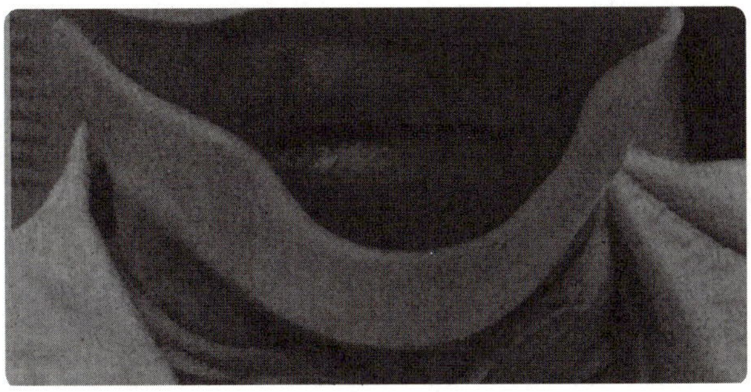

图7-27 下颌部支架

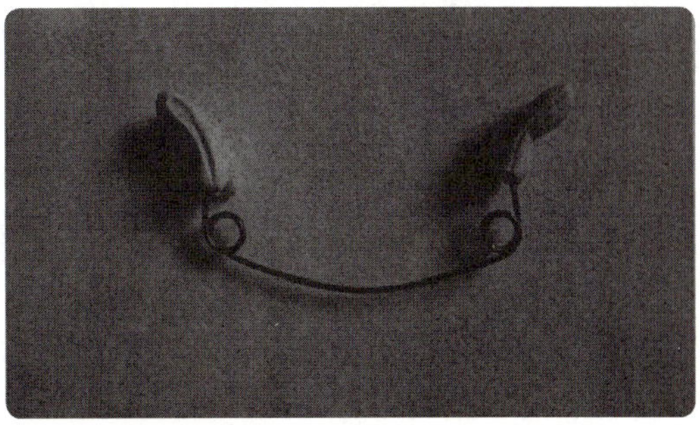

图7-28 口部支架

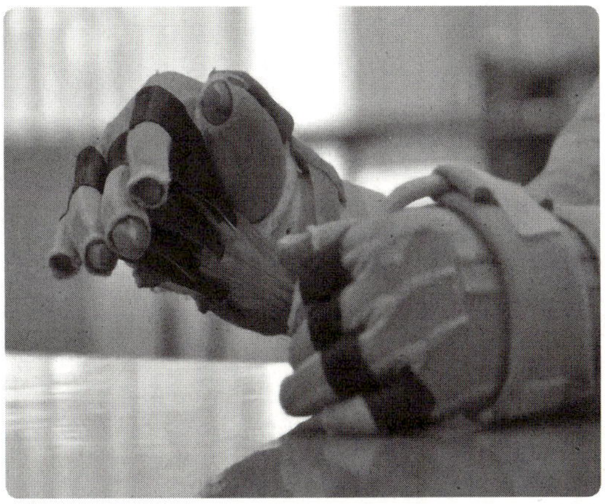

图7-29 手部支架

▶ **知识拓展**

3D打印技术

3D打印技术是一种基于数字模型文件的制造技术，通过逐层堆叠材料来构建三维物体，与传统的剪裁制造相比，3D打印具有更高的材料利用率和设计灵活性。目前在辅助器具领域应用非常广泛，可以利用该技术定制压力器帮助患者恢复。

考试知识点总结

本章小结

协和云课堂…… 拓展练习及参考答案

（李延辉）

教学课件

第八章 辅助技术

学习目标

素质目标

（1）具备爱心、责任心，深刻理解尊重患者的个体差异，严格遵守辅助技术的伦理规范，综合运用所学知识，分析和解决临床问题。

（2）树立持续探索的态度，保持对辅助技术服务领域新方法、新技术的关注，为患者提供优质的辅助技术服务。

知识目标

（1）掌握：辅助器具及辅助技术服务的基本知识，包括对辅助器具的辨识、辅助器具规范化操作方法。

（2）熟悉：辅助器具的操作使用；辅助技术服务的操作流程。

（3）了解：辅助技术服务的基本类型。

能力目标

（1）能够根据患者的临床表现和辅助器具的适用范畴，完成辅助器具的选用。

（2）能够依据患者的表现完成辅助技术服务的提供。

案例导入

【案例】

李先生，46岁，脑卒中患者。右脑基底节区出血恢复期转到康复科进行康复锻炼一段时间，近期准备出院，运动功能存在障碍，上肢处于Brunnstrom分期Ⅵ期，手处于Brunnstrom分期Ⅱ期，下肢处于Brunnstrom分期Ⅲ期，患者想要根据自己的情况配置合适的辅助器具。

【问题】

针对李先生，需要选用何种辅助器具，如何进行操作使用？

·核心知识拆解·

辅助技术是用来帮助活动限制者、社会参与受限者、老年人等功能障碍人群进行功能代偿，以促进其独立生活并充分发挥其潜力的多种技术、服务和系统。当前，常用的康复辅助技术主要包括辅助器具和辅助技术服务。辅助器具涵盖助行器等；辅助技术服务涵盖辅助技术对象选择、辅助技术评定、辅助技术方案制订等。

第一节 概 述

一、基本概念

1. 辅助器具（assistive technology device，ATD） 是指能够有效地预防、补偿、减轻或抵消因残疾造成的身体功能减弱或丧失的产品、机械、设备或技术系统。在2001年世界卫生大会上，对辅助产品技术的定义为“改善残疾人功能状况而采用适配的或专门设计的任何产品、器具、设备或技术”。

2. 辅助技术服务（assistive technology service，ATS） 是指协助身心障碍者在选择获得或使用辅助器具过程中的服务，包括研发、购买、使用和改造等。

二、辅助技术的分类

（一）辅助器具的分类

1. 按照辅助器具的使用功能分类 目前，残疾人辅助器具分类的最新国际标准为国际标准化组织（International Organization for Standardization，ISO）的《残疾人辅助产品分类和术语》（*Assistive Products for Persons with Disability-Classification and Terminology*（EN ISO 9999：2016）。我国标准为《残疾人辅助器具分类和术语》（GB/T 16432—2016），该标准对残疾人辅助器具产品类别的划分和术语定义进行了统一，将残疾人辅助器具分为12个主类，130个次类、794个支类三个层次，为辅助器具系统的发展提供了基本框架。12个主类分别如下。

（1）个人医疗辅助器具：分18个次类。

（2）技能训练辅助器具：分10个次类。

（3）矫形器和假肢：分9个次类。

（4）个人生活自理和防护辅助器具：分18个次类。

（5）个人移动辅助器具：分16个次类。

（6）家务辅助器具：分5个次类。

（7）家庭和其他场所使用的家具及其适配件：分12个次类。

（8）沟通和信息辅助器具：分13个次类。

（9）操作物体和器具的辅助器具：分8个次类。

（10）用于环境改善和评估的辅助器具：分2个次类。

（11）就业和职业培训辅助器具：分9个次类。

（12）休闲娱乐辅助器具：分10个次类。

该分类方法使用方便，每一类辅助器具都有自己的数字代码，是唯一的。此种分类通过代码就能反映出各种辅助器具在功能上的联系和区别，有利于统计和管理。

2. 按辅助器具的使用环境分类 不同的辅助器具用于不同的环境。ICF按照辅助器具的使用环境，将其分为以下几类。

（1）日常生活用辅助器具。

（2）移动和运输用辅助器具。

（3）交流用辅助器具。

（4）教育用辅助器具。

（5）就业用辅助器具。

（6）文体及娱乐用辅助器具。

（7）宗教和精神活动实践用辅助器具。

（8）私人和公共建筑物用辅助器具。

该分类方法的优点是使用方便、针对性强，对康复医师书写辅助器具处方时很实用。缺点是该分类方法比较笼统，不能反映这些辅助器具的本质区别，如有些辅助器具可在多个环境下使用，所以不是唯一使用环境。

3. 按辅助器具的使用人群分类 根据《中华人民共和国残疾人保障法》，我国有六类残疾人，加上部分有需要的老年人，分别需要不同的辅助器具，具体分类如下。

（1）视力残疾辅助器具：如注视器、盲杖、盲人智能阅读机、导盲器等。

（2）听力残疾辅助器具：如助听器、电脑沟通板、文字语音转换器、遥控闪光门铃、振动“闹枕”及视觉呼叫器等。

（3）言语残疾辅助器具：如语言训练器具、绘画交流用具等。

（4）智力残疾辅助器具：如认知图片、认知玩具等。

（5）精神残疾辅助器具：如手工作业辅助器具、感觉统合辅助器具、卫星定位监护系统等。

（6）肢体残疾辅助器具：如假肢、矫形器、轮椅、助行器等。

（7）老年人辅助器具：如老花镜、手杖、轮椅等。

这种分类方法使用方便，有利于使用者。但是，该分类不能反映出这些辅助器具的本质区别。许多康复训练器材属于通用辅助器具，并不局限于上述某类人群使用。

（二）辅助技术服务的分类

根据美国2004年辅助技术法案的内容，辅助技术服务包括下列六个项目。

1. 服务需求评估，对有功能障碍者提供辅助技术服务需求评估。

2. 辅助器具的取得，包括采购、租用或其他途径。

3. 与辅助器具使用有关的服务，如选择、设计、安装、定做、调整、维护、整理和替换等。
4. 整合医疗、介入或服务的辅助器具资源。
5. 为使用者提供辅助器具的使用训练或技术协助。
6. 为相关专业人员提供辅助器具使用的训练或技术协助。

三、辅助技术前评估

提供辅助技术服务之前，应详细系统地评定患者的功能。功能障碍不同，所使用的辅助技术服务不同，了解使用者的目前功能及预后情况，结合其生活环境和经济条件等因素，提供适合患者的最为方便及实用的辅助技术服务。针对偏瘫、截瘫、截肢和老年人的常用评估手段包括肌力检查、关节活动度检查、平衡功能评估。

（一）肌力检查

通常用徒手肌力检查（manual muscle test，MMT），是不借助任何器材，检查者用手对被检查者进行肌肉或肌群的力量和功能评定方法。这种方法简单、实用、易行，因此在临床中得到广泛的应用。检查方法及步骤如下。

1. 检查前的准备 检查的环境要安静，室温合适，让被检者感到舒适不分心。被检者穿轻便舒服的衣物且不妨碍关节活动。检查所用的床要足够稳定以帮助固定检查的部位。向被检查者简单说明检查的目的和步骤。

2. 确定关节的活动范围 检查者在检查前要测量被检者可完成的最大关节活动范围，但当被检者出现关节挛缩等任何情况限制关节活动范围时，以被检者此时可达到的范围为其最大关节活动范围，用于进行肌力检查的范围。

3. 确定被检查者的体位 每一块肌肉都有其标准的检查体位，体位选取的原则是肢体运动方向的抗重力位或去除重力位。

4. 完成检查动作 向被检查者说明检查动作，检查者可以演示动作或让被检查者尝试做一次。

5. 肌力评级 采用Lovett分级法进行评定，具体内容见表8-1。

表8-1 Lovett分级法

分级	评级标准
0	未触及肌肉的收缩
1	能触及肌肉的收缩，但不能引起关节活动
2	解除重力下，能完成全关节活动范围的运动
3	能抗重力完成全关节活动范围的运动，但不能抗阻力
4	能抗重力及轻度阻力，完成全关节活动范围的运动
5	能抗重力及最大阻力，完成全关节活动范围的运动

检查先从抗重力位开始，即首先检查3级肌力。如果能完成3级，继续进行4到5级的检查；相反的话，进行2级及以下的检查。

6. 记录 将检查结果准确记录。

（二）关节活动度检查

关节活动度又称关节活动范围（range of motion，ROM）是指一个关节的运动弧度，分为主动关节活动度（active range of motion，AROM）和被动关节活动度（passive range of motion，PROM），测量也分为AROM测量和PROM测量。

1. 测量工具 临床上通常采用量角器进行测量，量角器有两臂一轴心，一个是移动臂，一个是固定臂，两臂的交点以螺丝固定为轴心。

2. 测量方法及步骤

（1）测量前的准备：测量的环境和室温合适，让被检者感到舒适不分心。被检者穿轻便舒服的衣物且不妨碍关节活动。将所需的量角器准备好，放在身边。向被检者简要说明测量的目的和步骤。

（2）确定测量体位。

（3）演示测量动作：正式测量前向被检者演示如何进行运动，测量时固定关节近端避免代偿。

（4）测量AROM及PROM。

（三）平衡功能评估

平衡是指在不同的环境和情况下，当运动或受到外力时，能够自动调整并维持姿势的能力。中枢和外周神经、前庭系统、肌肉骨骼系统的病变等均会出现平衡功能的损伤。例如，偏瘫患者由于中枢神经受损，出现平衡失调。

通过对平衡功能的评定，治疗师能够制订针对性的治疗计划。下面介绍一些常用的评定量表。

1. Fugl-Meyer平衡反应测试 由瑞典医生梅格麦尔（Fugl-Meyer）等人在Brunnstrom评定基础上发展而来，常用于测试上运动神经元损伤的偏瘫患者，见表8-2。

表8-2 Fugl-Meyer平衡反应测试

内容	评级标准
支持坐位	0分：不能保持平衡
	1分：能保持平衡，但时间短，不超过5分钟
	2分：能保持平衡，超过5分钟
健侧展翅反应	0分：被推动时，无肩外展及伸肘
	1分：健肢有不完全反应
	2分：健肢有正常反应

续　表

内容	评级标准
患侧展翅反应	0分：被推动时，患肢无外展及伸肘
	1分：患肢有不完全反应
	2分：患肢有正常反应
支持站立	0分：不能站立
	1分：完全在他人帮助下站立
	2分：1人帮助站立1分钟
无支持站立	0分：不能站立
	1分：站立少于1分钟或身体摇摆
	2分：站立平衡多于1分钟
健肢站立	0分：维持平衡少于1～2秒
	1分：维持平衡4～9秒
	2分：维持平衡多于9秒
患肢站立	0分：维持平衡少于1～2秒
	1分：维持平衡4～9秒
	2分：维持平衡多于9秒

2. Lindmark平衡反应测试　由瑞典学者比吉塔·林德马克（Birgitta Lindmark）在Fugl-Meyer方法上修订而成，方法更为实用，见表8-3。

表8-3　Lindmark平衡反应测试

内容	评级标准
自己坐	0分：不能坐
	1分：稍许帮助（如一只手）即可坐
	2分：独自坐超过10秒
	3分：独自坐超过5秒

续 表

内容	评级标准
保护性反应—患者闭上眼睛，从左侧向右侧推；再从右侧向左侧推	0分：无反应
	1分：反应很小
	2分：反应缓慢，动作笨拙
	3分：正常反应
在帮助下站立	0分：不能站立
	1分：在2个人中度帮助下才能站立
	2分：在1个人中度帮助下能够站立
	3分：稍许帮助（如一只手）即可站立
独立站立	0分：不能站立
	1分：能站立10秒，或质心明显偏向一侧下肢
	2分：能站立1分钟，或站立时稍不对称
	3分：能站立1分钟以上，上肢能在肩水平以上活动
单腿站立（左腿、右腿）	0分：不能站立
	1分：能站立，不超过5秒
	2分：能站立，超过5秒
	3分：能站立，超过10秒
	可能最高得分：15分

3. Berg平衡量表 由加拿大的伯格（Berg）等人设计，他通过观察多种功能活动来评价患者重心转移的能力，是评定脑卒中患者平衡功能最常用和最通用的评定量表。Berg平衡量表从易到难分为14项进行评定，见表8-4。

表8-4 Berg平衡量表

序号	评级内容
1	从坐位站起
2	无支持站立
3	无支持坐位
4	从站立位坐下
5	转移
6	闭目站立
7	双脚并拢站立
8	上肢向前伸展并向前移动
9	从地面拾起物品
10	转身向后看
11	转身360°
12	将一只脚放在凳子上
13	两脚一前一后站立
14	单脚站立

其评分标准为将每项评定内容分为0、1、2、3、4五个功能等级，共56分。根据评分结果可分为四个等级，见表8-5。

表8-5 Berg结果分级

分值	预后分级
0～20分	平衡能力差，只能坐轮椅
21～40分	平衡能力一般，能辅助步行
41～56分	平衡能力好，能独立行走
＜40分	预示有跌倒的危险

4. Semans平衡障碍分级法 适用于偏瘫和小儿脑瘫患者，见表8-6。

表8-6 Semans平衡障碍分级法

分级	评级标准
Ⅴ	能单腿站立
Ⅳ	能单膝跪立
Ⅲ	双足前后交叉站立时，身体重心能从后足移向前足
Ⅱ-3	能双足站立
Ⅱ-2	能双膝跪立
Ⅱ-1	能手膝位跪立
Ⅰ	能在伸直下肢的情况下坐稳
0	伸直下肢时不能坐

四、辅助技术的作用

辅助技术能够在一定程度上补偿、减轻或抵消功能障碍者、活动限制者、社会参与受限者的功能缺陷，有效地促进其独立生活并充分发挥其潜力，提高生活质量。辅助技术的作用可总结如下。

1. 代偿和补偿 如助视器、助听器可补偿视听功能。

2. 提供保护和支持 如矫形器可用于骨折、肌腱神经断裂的早期保护和固定。

3. 提高运动功能、减少并发症 如轮椅、助行器及假肢等可以提高行走和站立能力，减少长期卧床造成的全身功能衰退、压疮和骨质疏松等并发症。

4. 提高学习和交流能力 如助听器、电脑等可提高视、听功能障碍者的学习和交流能力。

5. 节省体能 如助行器具的使用可减少患者步行时的体能消耗。

6. 节约资源 可缩短住院时间，减少人力、财力、物力浪费，大大提高投资效益比。

7. 改善心理状态 患者可借助辅助具如助行器，重新获得站立和行走的能力，脱离终日卧床的困境；使用交流板和书写辅助器具可顺利地实现与人交流等，大大提高患者生活的勇气和信心，进而改善其心理状态。

8. 提高生活自理能力 日常生活中使用的辅助具或自助具（如穿衣钩、改装牙刷、改装筷子等），能够提高患者衣、食、住、行、个人卫生等方面生活自理能力。

9. 增加就业机会、减轻社会负担 截瘫患者借助轮椅和其他辅助具，可以完全胜任一定的工作。

10. 提高生活质量 运动能力的增强、独立程度的增加、心理状态的改善可使病伤残者平等地参与家庭与社会生活、娱乐及工作，从而提高生活质量。

11. 全面康复的工具 辅助技术涉及家庭康复、医疗康复、教育康复、职业康复和社会康复等各个领域，是康复必不可少的工具。

五、辅助技术的应用原则

1. 辅助技术的选配原则 辅助技术的选配以实用、可靠、经济为原则，最好是市场有售的用具，易清洗、易保存、易维修、安全可靠。如无市场售卖品可由作业治疗师或假肢矫形师制作，或在市场售卖品的基础上修改。

（1）符合功能需求：能改善患者生活自理能力。

（2）简单操作、易调节：辅助技术应操作简单并可以调节，以适应患者体型和功能等方面的变化。

（3）美观、安全、耐用：多数患者需要长期使用辅助器具，外形美观可提高患者的使用积极性。安全性高可减少患者使用时的恐惧性。坚固耐用可以减少患者的使用成本。

（4）易清洗：部分辅助器具如矫形器很多都是贴身穿戴，应保持清洁卫生，因此使用的材料应便于清洗。

（5）轻便舒适：因患者多数存在运动功能障碍，使用轻便舒适的辅助器具可以节省体能。比如，有的轮椅具有良好功能性、稳定性、舒适性的同时，重量几乎只有普通轮椅的一半。

（6）价格适中：经济实惠，易于购买，维修方便，满足不同层次患者的需求。

2. 辅助技术的使用原则 使用辅助技术的基本目的是通过使用合适的辅助器具或辅助技术来改善日常生活活动能力及生产性活动能力，从而提高生活质量。在应用辅助技术服务时，应注意使用原则。

（1）代偿与适应：通过代偿与适应的方法，利用辅助技术完成日常生活活动或生产性活动。

（2）节省体能：通过合理地应用辅助技术服务，减少体能消耗，预防并发症。

（3）科学应用：熟练掌握基本理论，学会正确应用辅助技术。

（4）个性化：以人为本，综合考虑使用者的个人情况作为选择使用辅助技术时的参考，最大限度地帮助功能障碍者克服日常生活中的困难。

六、辅助技术对康复治疗师的要求

在康复治疗过程中，主要由作业治疗师或假肢矫形师为患者或残疾者提供辅助技术服务。因此，作业治疗师或假肢矫形师应熟悉辅助器具和辅助技术的相关知识。美国作业治疗师协会要求作业治疗师在辅助技术应用上应遵循以下四项守则。

1. 了解市场上的辅助器具，分清普通产品与高科技产品的用途与价值。
2. 了解市场上专用辅助器具的使用方法，以及指导患者如何使用。
3. 了解辅助器具在各类层面的服务。
4. 了解在何种情况下需要或不需要辅助技术服务。

七、辅助技术服务方案制订程序

1. 应用程序 辅助技术服务方案制订中辅助器具的选配是其核心内容。辅助器具的选配需要经过专业人员进行严格的评定，使用前后训练，必要环境改造，安全指导和随访等程序。不适当的辅助器具或使用不当，不仅造成资金的浪费，还可能导致残疾加重甚至带来严重安全问题。因此，康复辅助器具需进行严格管理，规范流程，以便最大限度地发挥辅助器具的功能和减少不必要的浪费，本部分内容重点讲解辅助技术服务中的辅具适配程序。

2. 功能评定 制作或购买辅助器具前，应详细、系统地评定患者的功能，功能障碍不同，所使用的辅助器具不同，了解使用者的目前功能及预后情况，结合其生活环境和经济条件等因素，设计适合患者的最为方便及实用的辅助器具。其评定内容包括以下方面。

（1）运动功能评定：如肌力、耐力、关节活动度、平衡协调能力和转移能力等。

（2）感觉功能评定：如深浅感觉、复合感觉、视觉及听觉等。

（3）认知功能评定：如注意力、记忆力、学习能力、理解力、沟通能力及应变力等。

（4）心理功能评定：如抑郁、焦虑等。

（5）情绪行为评定：如攻击行为、自伤行为及过激行为等。

（6）日常生活活动能力评定：衣食住行如个人卫生、大小便管理、上下楼梯及使用交通工具等。

（7）环境评定：如家居环境、学习环境、工作环境及社区环境等。

3. 辅助器具的处方 辅助器具处方内容主要包括辅助器具类型、尺寸、材料使用范围等。如需购买，需要包含辅助器具的名称、型号、尺寸、材料、颜色、承重、其他配件、特殊要求等。如需制作，则需提供辅助器具名称、尺寸、材料、承重、其他配件、特殊要求、图纸等。此外，还要考虑使用者的意愿、操作能力、安全性、重量、使用地点、外观、价格等问题。

（1）辅助器具选配前的训练：在配置不同的辅助器具前，应对患者基本情况进行康复评定。针对康复评定中的主要内容，设立康复治疗目标、设定康复治疗计划，然后根据康复治疗计划进行系统的康复训练，使患者能更好地应用辅助器具。康复训练的主要内容包括肌力训练、耐力训练、关节活动度训练、平衡训练、转移训练、感觉训练、认知训练和心理治疗等。

（2）辅助器具的选购或制作：根据处方要求选择辅助器具，最好能给使用者提供样品并使用，以便其选择最喜欢并且适合的产品。根据处方要求制作相应的自助具，制作过程应特别注意边缘是否光滑，关节处或骨突处是否容易受压迫或破损，连接处是否牢固，美观性如何等。

（3）辅助器具的使用训练：使用制作或购买的辅助器具，应进行专门的训练，待患者掌握正确的方法后才能交付使用，并教会使用者如何进行清洗或保养。训练内容应该包括穿戴或组装、保持平衡、转移、驱动、利用辅助器具进行日常生活活动等内容，具体每一类辅助器具的使用训练详见第九、第十章。

（4）辅助器具的使用后评定：患者在配备辅助器具并进行适当训练后要再次进行康复评定。了解是否达到预期的目标，能否正常使用，能否独立使用，是否需要进行改良，有无安全方面的顾虑等。经过康复评定，如果患者可以安全正常地使用辅助器具，而且适配良好，可以达到预期目标即可交付使用，并给予详细的使用保养指导及注意事项。如果不能达到上述目的，则需要针对评定中存在的问题进行辅助器具的改良、环境改造，并进行环境适应训练，教会患者或护理者正确地使用及保养方法等。

（5）辅助器具使用后的随访：辅助器具交付使用后，要根据产品情况定期进行随访，随访最好以上门服务的形式进行，也可委托社区康复人员进行，或通过电话、问卷等形式进行。了解使用过程中存在的问题及是否需要进行跟踪处理，了解患者是否在正常使用，有无安全隐患，是否需要进行调整，如需调整或更改应及时处理。

第二节 常用辅助器具

一、常用辅助器具

辅助器具涉及患者的起居、洗漱、进食、行动、如厕、家务交流等生活的各个方面，是发挥患者潜能，达到生活自理的依靠，是回归社会的桥梁和实现全面康复的工具。因功能障碍的性质和程度不同，往往需要不同的辅助器具，常用的辅助器具及适用人群见表8-7。

表8-7 常见辅助器具及适用人群

类型	辅具名称	常见辅具	功能	适用人群
BADL常用辅具	穿衣辅助器具	穿衣钩	穿衣钩的牵引实现穿衣功能	身体活动受限者（关节活动度减小、肌力下降），如偏瘫和截瘫患者
		纽扣器	插入纽扣孔，钩住纽扣并旋出	手部精细功能障碍的患者，如四肢瘫或偏瘫患者
		穿袜器	通过向上拉动穿袜器两侧的带子实现穿袜功能	躯干活动障碍者、手部精细功能障碍者、肢体协调障碍者
		鞋拔	辅助穿鞋，一步到位，不必解鞋带或用手提，也不会把鞋子后面踩坏	平衡功能障碍者、躯干或四肢活动受限者
		魔术贴	代替开衫的纽扣或鞋子的鞋带	手指功能障碍者
	进食辅助器具	改装筷子	两根筷子间装有弹簧片，松手后由弹簧的张力而自动分离	仅能完成抓握而不能主动伸指的偏瘫或高位截瘫患者
		改装勺子	粗柄/带：C.形夹/不同角度的餐勺柄，协助自行用餐	手部无抓握功能的截瘫、脑瘫、类风湿关节炎等患者
		防洒碗	碗底部有吸盘，放于承托物表面，碗更稳定，不易脱落	手功能障碍或单手操作患者
		自动喂食器	辅助患者进食	手功能严重障碍而无法用手或上肢进食的患者
	如厕辅助器具	坐便器	解决大、小便	平衡功能障碍、下肢无力或关节活动受限患者及体力低下者
		加高坐便器	在坐便器上加装加高垫	坐轮椅转移或下肢关节活动受限患者
		扶手	协助患者保持平衡	平衡功能障碍患者及步行障碍患者
		厕纸夹	辅助患者取厕纸完成会阴部清洁卫生	上肢关节活动度受限患者

续 表

类型	辅具名称	常见辅具	功能	适用人群
BADL常用辅具	洗浴辅助器具	洗澡椅	协助患者完成洗澡	平衡协调功能障碍、下肢无力或关节活动受限及体力低下患者
		洗澡刷		方便单手患者使用，如偏瘫患者
		带套环的洗澡巾		上肢关节活动受限患者或手部运动障碍患者
		洗澡手套		手功能障碍患者
	个人卫生辅助器具	剪指甲辅具	增加自身稳定性，易于操作	偏瘫、截肢、手外伤等手功能障碍患者
		改装牙刷	粗柄易抓握	偏瘫、截肢、手外伤等手功能障碍患者
		改装梳子	带“C”形夹的梳子可辅助手部无抓握能力者完成梳理动作	
	转换辅助器具	水平移位机	协助转移	转移困难者的搬运，尤其是肥胖患者
		垂直移位机		患者进行上下转移，如移至浴缸或水疗池等
		转移板		适用于存在部分上肢功能而支撑力不足的患者进行转移
IADL常用辅具	书写、阅读、交流辅助器具	书写辅具	掌套置于手掌部，调整笔的角度，取得最佳的书写位置	手抓握或抓捏能力障碍者
		翻书器	增加摩擦力	手功能障碍者
		打电话辅具	协助打电话	手不能握听筒而上肢存在部分功能者
		电脑输入辅具	协助电脑输入	用手指输入困难者
		沟通板	协助沟通	认知障碍或言语表达障碍者

二、其他辅助器具

1. 助行器 根据分类依据的不同，助行器有不同的分类方法。

（1）根据助行器的结构和功能分类：分为助行杖和助行架。

（2）根据操作方式分类：分为单臂操作助行器和双臂操作助行器。①单臂操作助行器：指用单臂操作的单个或成对使用的助行器，通常称为拐杖，包括手杖、肘拐（杖）、前臂支撑拐、腋拐（杖）、多脚拐杖和带座拐杖。②双臂操作助行器：是单个使用的需用双臂进行操作的助行器，也称为步行器，包括助行架、轮式助行架、助行椅及助行台。

2. 拾物器 用于拿取稍远物品，适用于躯干活动障碍或转移障碍等患者。

3. 万能钥匙柄 适用于手抓握功能障碍患者。

4. 特制砧板 可以固定食物，适用于单手操作患者。

5. 特制坐垫及床垫 可以防止压疮的坐垫及床垫。

6. 坐姿保持器 常用于高位截瘫患者。

7. 环境控制系统 常用于四肢瘫痪或其他重度残疾的患者，如声控电话语音拨号、声控灯等。

8. 康复机器人 康复护理机器人等。

▶知识拓展

辅助器具适配服务模式的结构

辅助器具适配服务团队结构：康复医生、物理治疗师、作业治疗师和办公室助理；必要时，应有辅具中心的其他专业人员的参与，如工程师、建筑师、假肢矫形师等。

环境结构：医师诊疗室、作业治疗室、自动化家庭样板间（包括客厅、厨房、成人卧室、儿童卧室、卫生间、门厅和过道）、辅助器具展示厅（包括运动/姿势/日常生活活动辅具室、浴室内辅具室、计算机辅助技术室）、辅助器具使用训练的空间，操作运营空间（包括治疗师办公室、会议室、助理办公室及窗口），公共空间（包括入口、通道、卫生间、候诊区）。

第三节 节省体能技术

节省体能技术是指通过应用人体工效学原理，结合个体功能状态，通过采用合适的姿势、正确的活动方法和/或使用辅助技术，以减少体能消耗，高效、高质量地完成功能性活动的技术和方法。

微课：节省体能技术的应用

一、节省体能技术的应用原则

节省体能技术的核心是最大限度减少不必要的体能消耗，在日常活动和工作中应遵循以下原则。

1. 合理计划与休息 合理地安排每日的活动，预先准备所需的物品并置于易取位置，避免大范围身体移动和不必要的活动，繁重与轻巧工作交替进行，完成一项活动后适当休息，再开始新的活动。

2. 省力原则 优先选择省力的辅助器具，如使用吸尘器代替拖把、利用手推车搬运比较重的物件。

3. 正确姿势与工效学 保持脊柱生理弯曲，多采取坐位工作，避免久站、屈颈、蹲位或弯腰工作。尽量使用双手工作，双臂紧贴躯干侧，手肘置于支撑面工作，避免双手提举过高、肩关节外展过大，避免拿重物或推重物。错误的姿势不仅浪费体力，长期使用易导致慢性劳损。

4. 呼吸控制 活动时配合呼吸，控制呼吸节奏（4～6秒/呼吸周期）。用力前吸气，出力时呼气，伸直腰双手上举时吸气，弯腰手收向躯干时呼气。

二、节省体能技术在日常生活中的应用

（一）个人护理

1. 进食

（1）尽量采用坐位，避免屈颈、旋颈、弯腰或半卧。

（2）双肘承托在桌面，尽量将碗碟靠近身体。

（3）使用防洒碗、防滑垫、加粗手柄的勺子/改装筷。

2. 梳洗

（1）尽量采用坐位，肘部置于支撑面操作。

（2）洗脸用小毛巾，拧毛巾配合呼吸，擦脸勿掩盖口鼻。

（3）可剪短发以节省时间，洗发淋浴可同步进行。

（4）使用电动牙刷、剃须刀和长柄梳子减少上肢的活动。

3. 穿脱衣裤鞋袜

（1）将衣服置于易取处。

（2）坐位穿脱。

（3）穿衣：先患侧后健侧；脱衣：先健侧后患侧，可借助椅子扶手进行。

（4）选择免系鞋带的鞋子。

（5）使用穿衣钩、长柄鞋拔等。

4. 如厕

（1）使用坐厕或坐便器。

（2）注意高度，必要时改装或使用加高垫。

（3）多食蔬果保持大便通畅。

（4）养成良好的排便习惯，可分次用力，保持均匀的呼吸，避免过度换气或憋气。

5. 洗澡

（1）选择身心状态最佳时进行。

（2）提前备好用品。

（3）利用扶手/手柄保持平衡，放置防滑垫。

（4）可坐位洗澡或使用浴缸。洗头需要用水盆时可将水盆垫高，避免弯腰/蹲下。

（5）清洁背部用长柄海绵刷或长毛巾，配合呼吸。

（6）中途休息时可围浴巾保暖，可分上身→休息→下身洗。

（7）洗完后用浴巾包裹擦干，正确呼吸并放松休息后再穿衣。

（8）保持浴室通风（开窗/排气扇）防晕倒。

（二）家务劳动

1. 做饭

（1）提前备好材料用具。

（2）避免同时处理多项工作引起紧张。

（3）少用煎炸法（油烟易致呼吸困难）。

（4）厨房/门外放椅子休息，以便坐下处理择菜、削皮、调味等。

（5）使用长汤匙开锅盖防烫，开瓶用开瓶器或布垫。

2. 洗、熨衣服

（1）利用洗衣机、烘干机。

（2）可坐着洗涤、熨烫、折叠衣物。

（3）衣服太沉时可分次拿取或放入洗衣机。

（4）晾衣：坐下→逐件放衣架→配合呼吸挂起。距离远时用推车运送衣物。

3. 清洁及打扫

（1）制定每周家务劳动安排表（如周一洗床单、周二拖地等），劳逸结合。

（2）多尘环境可使用吸尘器并戴口罩。

（3）使用长柄垃圾铲、拾物器减少弯腰/伸腰动作。

4. 收拾房间

（1）整理床单分侧进行（一侧完成在另一侧）。

（2）床勿靠墙摆放。

（3）叠床单动作要轻缓。

（三）外出活动（如购物）

1. 提前规划路线和购物清单。

2. 使用购物推车，避免使用手提袋。

3. 重物利用送货服务或求助他人；必要时分多次进行购买。

三、节省体能技术在工作中的应用

1. 保持正确姿势 坐位使用电脑时，上臂垂直体侧，肘屈曲70° ～ 90°，手腕放松。

2. 合理工作台高度

（1）坐位：物品在可及范围内，手部尽量在15cm工作平面内操作。

（2）立位：女性95 ～ 105cm，男性100 ～ 110cm。

3. 避免不良活动

（1）避免肘部维持在超过头部的位置。

（2）避免肘部过度屈曲。

（3）避免前臂持续旋前或旋后。

（4）避免腕部反复向尺侧或桡侧偏移。

（5）避免持续抓握或拧捏。

四、不同障碍者的节省体能技术应用

部分患者经功能训练和辅助器具后仍需调整活动方式、简化步骤或降低需求以适应生活。

（一）运动障碍患者（如骨折、偏瘫、帕金森等）

训练：单手扣纽扣、系鞋带、穿脱衣服，利用非优势侧手进行书写、掷球、开锁等

适应方法包括以下内容。

1. 穿衣 用大纽扣或魔术贴，以及免绑鞋带。

2. 卫生 加高坐厕，安装扶手，用长柄镜子检查皮肤状态。

3. 进食 帕金森患者用加重餐具防抖，用单柄或双柄杯；碗碟下垫湿毛巾防滑。

4. 家务 杠杆门锁，张力剪刀，开关或插座正面安装（方便轮椅），可调高度桌子。关节炎用轻金属厨具减负，帕金森用稍重厨具防抖。

（二）感觉障碍患者

1. 听觉障碍患者

（1）交流：可用肢体语言、交流板、计算机语言进行转换。

（2）环境：减少噪声（如使用地毯、窗帘），将家具摆放整齐。

（3）沟通：注视对方吸引注意；学习看口型并确认。

2. 视觉障碍患者

（1）代偿：利用听觉或触觉定位环境和人（对于盲人效果更佳）。

（2）物品：可将物品放大、放在中间并靠近身体。

（3）环境：增强光线，减少反光，增强对比（如浅物深背景，楼梯边缘涂发光颜料）。

3. 触觉障碍患者

（1）代偿：利用视觉。

（2）防护：常戴手套。

（3）测温：食物、饮料、沐浴水用温度计。

（4）安全：避免尖锐工具和物品。

（三）认知障碍患者

计算机辅助是最省力而又能提供反馈的方法。

1. 房间挂大钟、大日历，使用提醒卡片。
2. 床边放置分步骤的日常活动清单或图画。
3. 门上贴家庭合照或本人照片辅助寻房。
4. 常带记事本记录并查阅地址、电话、生日等。
5. 用闹钟提醒活动。

（四）言语障碍患者

1. 降低语速。
2. 使用简短句子或关键问。
3. 学习手语和表情。
4. 通过书写或图画交流。

—• 考试知识点总结 •—

—• 本章小结 •—

—• 协和云课堂…… 拓展练习及参考答案 •—

（古翠翠）

教学课件

第九章 助 行 器

学习目标

素质目标

（1）具备精益求精的工匠精神和持续学习的主动性，密切关注助行器技术发展、适配评估新方法和循证实践进展，不断提升助行器应用的专业技能和临床决策水平。

（2）树立以患者功能与安全为中心的理念，深刻理解助行器选择、适配与训练对改善患者移动能力、预防跌倒及提升生活质量的重大意义，并在实践中始终贯彻。

知识目标

（1）掌握：助行器的概念、作用；各种杖类助行器的适用证、测量方法和使用方法；助行架的适用证、使用方法；轮椅的选择及使用方法。

（2）熟悉：各种杖类助行器的特点、结构组成及注意事项；各种助行架的特点和测量方法及注意事项；轮椅的结构组成。

（3）了解：助行器的种类；各类杖类助行器结构的特点；轮椅的种类、处方及其注意事项。

能力目标

能够根据患者具体病情选择适合患者的助行器或轮椅，并教会患者如何使用，从而减轻患者下肢功能障碍，提高下肢功能障碍患者的生活自理能力及生存质量。

案例导入

【案例】

1．刘先生，65岁，脑卒中一年后经治疗师评定现在患侧下肢肌力4级，平衡能力3级，上肢肌力和手的抓握方式正常。因走路害怕跌倒来寻医。

2．张女士，29岁，因车祸导致左下肢胫骨骨折两月有余，经检查骨骼恢复良好，张女士想下地行走，因此来康复科寻医。

【问题】

1．针对如上情况，如何为患者选择合适的助行器？

2．如何使用上一题中所选择的助行器？

·核心知识拆解·

助行器（walking aid）是指帮助下肢功能障碍患者减轻下肢负荷、辅助人体支撑体重、保持平衡和辅助人体稳定站立及行走的工具或设备，也可称为步行辅助器。

使用助行器可增大人体站立时与地面的接触面积，在重心处于一定位置时，接触面积越大，人体越稳定。另外在使用助行器的过程中，人体的部分体重转移至上肢承担，减轻了患侧下肢的负荷。因此对于偏瘫、截瘫后导致的患侧肢体肌力减弱或双下肢无力不能很好地支撑体重，以及其他疾病或手术等原因导致的肢体或关节不能负重的情况，使用助行器都可以起到很好地替代作用。

多数患者常在步行训练开始时需要助行器辅助站立和行走，部分严重肢体功能障碍患者需要长时间甚至终生依靠助行器生活。配备助行器使得患者重获自主站立、行走和转移的能力，从而提高患者的生活质量，增强其对生活的信心。

第一节 概 述

一、助行器的作用

1. 支持体重，减轻下肢负荷 偏瘫、截肢后患侧下肢肌力减弱或双下肢无力不能支撑体重，或因关节疼痛不能负重时，使用助行器可以减轻下肢负荷，支持体重，起到代偿作用。

2. 保持身体平衡 对老年人、下肢无力、下肢痉挛、平衡障碍者，助行器能增加支撑面，辅助其保持身体平衡。

3. 缓解疼痛，改善步态 助行器能减轻下肢负荷，对下肢疼痛不能行走或步态异常者，可缓解疼痛，改善或纠正步态异常。

4. 辅助行走 扩大患者行走时的支撑面，增加步行时的稳定性。

5. 增强肌力 经常使用手杖、腋拐时，为了减轻下肢负重，上肢需要用力下压，从而间接对上肢伸肌肌力起到增强作用。

6. 提高日常生活活动能力 患者可借助助行器重新站立和行走，促进其生活独立性和自主性，提高生活质量，改善心理状态。

7. 其他 对于脊柱侧弯或肢体短缺的情况，助行器可发挥代偿功能；对于偏盲或全盲的患者，助行器可用作探路器。

二、助行器的种类

根据分类方式的不同助行器有不同的分类方法。

（一）根据结构和功能分类

根据结构和功能的不同，分为无动力式助行器、功能性电刺激助行器、动力式助行器三种。

1. 无动力式助行器 日常生活中以此类助行器的使用多见，其又可分为杖类助行器（腋拐、手杖等）和助行架，具有结构简单、价格低廉、使用方便等特点。

2. 功能性电刺激助行器 此类助行器是为偏瘫、截瘫患者增强肌力、恢复站立和交互步行而设计的。是肌肉功能电刺激技术与无动力助行器的结合。表面电极固定在下肢抗重力肌群及踝背屈肌群处，根据不同的活动需要，激活特定的肌群，使下肢能够稳定站立或行走。

3. 动力式助行器 一种可以穿戴在下肢上并且装有便携式动力源驱动的助行装置，适用于高位截瘫患者，需要在移动式助行器的辅助下行走。

（二）根据操作方式进行分类

我国目前使用的国家标准即采用此种分类的方法。根据《中国康复辅助器具目录（2023年版）》，将助行器归为个人移动辅助器具主类，包括单臂操作助行器和双臂操作助行器。

1. 单臂操作助行器 指用单臂操作的单个或成对使用的助行器，常称为拐杖，包括手杖、腋拐（杖）、肘拐（杖）、前臂支撑拐、多脚拐杖和带座拐杖等。此类助行器使用特点为小巧、轻便，但支撑面积小、稳定性差。

2. 双臂操作助行器 包括助行架、轮式助行架、助行椅及助行台。此类助行器使用特点为支撑面积大、稳定性好，但比较笨重。

三、助行器的使用原则

1. 全面了解患者情况 如身高、体重、年龄和全身情况，以及生活环境、生活方式及个人对助行器的要求，如助行器款式、重量、颜色等。

2. 使用前应对患者进行相关功能评定 重点评定患者平衡能力、下肢承重能力、下肢肌力、步态和步行功能、上肢肌力及手的握力与抓握方式等；此外，还需评定患者的认知功能，防止因认知障碍对患者造成的危险。

3. 明确应用助行器的目的及环境 目的明确，使用时应符合患者所处环境要求，考虑其家居情况。

4. 使用前应检查助行器的完整性 检查助行器有无损坏，有无部件缺失，折叠关节、调节钮等是否安装牢固，以保证安全。

5. 定期对助行器及其附件进行检查 及时发现问题，及时更新，以避免意外及危险的发生。

四、影响助行器稳定性的因素

1. 稳定性与地面上左右下肢与助行器支点间的地面面积成正比。

2. 稳定性与助行器本身和地面的接触面积成正比。

3. 稳定性与使用助行器时重心高低成反比。

4. 稳定性与助行器本身的重量成正比。

5. 助行器按稳定性大小排列：助行架（框架式＞轮式）＞腋拐＞肘拐＞手杖（多脚＞单脚）。

第二节 杖类助行器

杖类助行器是一类单个或成对使用的步行辅助器具，小巧、轻便，但支撑面积小、稳定性差。常用的杖类助行器包括手杖、腋拐（杖）、肘拐（杖）、前臂支撑拐等。

一、手杖

手杖是最常见的助行器，主要用于平衡障碍较轻及在步行时需采取安全措施的人群使用。使用手杖可以增加步行时的支撑面，用以减缓下肢或身体骨骼结构所必须承担的负荷，一般以健侧手使用手杖时可以减少患侧下肢承重的20%～25%为标准。从而分担患者下肢的负重，减少因下肢肌肉无力或关节疼痛所产生的跛行现象，如老年人、偏瘫、退化性关节炎及下肢术后的患者。对于膝上截肢的患者，借助手杖可增加患者载重的力臂，降低残肢与义肢间的反作用力；同时还可降低走路转弯时所需的肌肉力量。对于周围血管病变的患者，可以减轻下肢血液循环的压力。它所能提供的稳定性和支撑力在所有助行器当中最小。

（一）手杖的种类

手杖分单足手杖和多足手杖。

1. 单足手杖 用木材、钢材或铝合金材料制成，只有一个支撑点。按其长度是否可调分为长度不可调杖和长度可调杖。按其把手形状分为钩形杖、T形杖、斜形杖、铲形杖、球头杖、鹅颈形杖等（图9-1）。医疗康复中常用T形手杖，单足手杖轻巧方便，平地行走与上下楼梯均适用。

适用于下肢功能轻度障碍者、步行不稳者、轻度偏瘫患者和老年人。要求使用者上肢要有一定的支撑力，手部要有一定的握力。

2. 多足手杖 包括三足手杖和四足手杖，三足手杖有3个支撑点，又称三脚拐，三足呈“品”形（图9-2a），能提供比单足手杖更好的支撑与稳定性。考虑到部分体力低下的老年人和残疾人，所

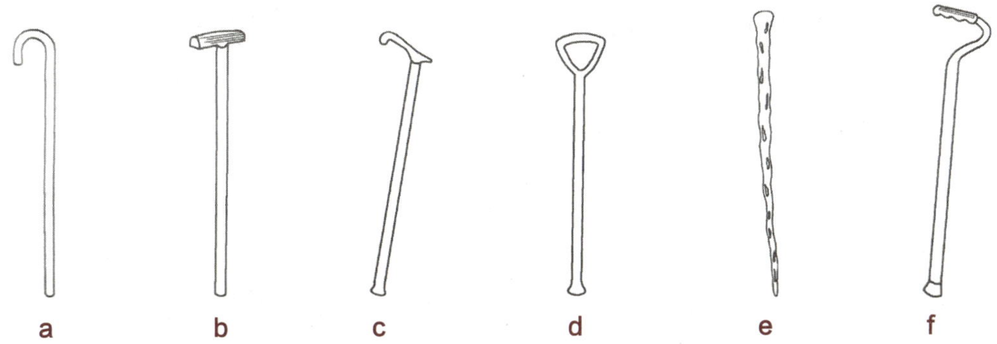

图9-1 单足手杖（按把手形状分类）

a.钩形杖；b.T形杖；c.斜形杖；d.铲形杖；e.球头杖；f.鹅颈形杖

以市面上还有兼具代步功能和休息功能的带凳三脚拐（图9-2b），包括站位操作模式和坐位操作模式。站位时，身体保持直立，双手自然握持拐杖手柄，肘关节微屈15°～30°，手柄高度与股骨大转子平行。在坐位时，应注意面对握把，握住把手，以保证安全稳固。四足手杖有四个支撑点（图9-2c），支撑面更大，可以提供较好的稳定性，但因四点可以构成多个平面，所以当行走在不平的路面时，反而容易摇晃不稳，因此最好在室内使用。多足手杖不便于上下台阶和楼梯。

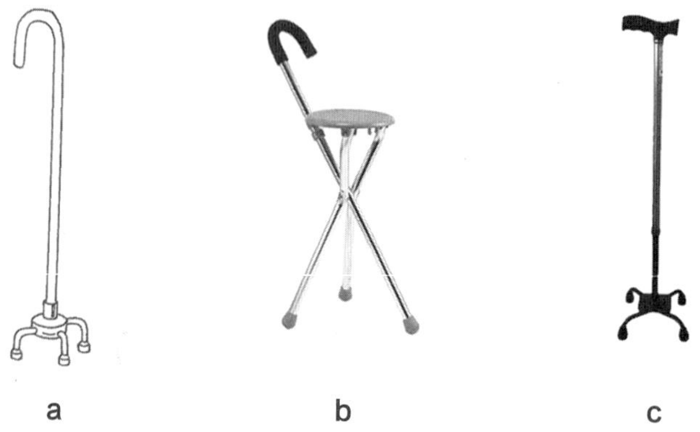

图9-2　多足手杖

a.三足手杖；b.带凳三脚拐；c.四足手杖

适用于使用单脚手杖不安全者、平衡能力欠佳者等，也多用于偏瘫患者在步行锻炼初期使用，增强行走的稳定性。

（二）手杖的结构

手杖一般由手把、主架（支杆）、脚架、支脚及防滑垫组成。

1. 手把　手把是人体与助行器直接接触的部位，是非常重要的一部分。此处不宜太小，形状应符合人体手部的生理结构、抓握形式，否则对使用者的手关节不利。应具有防滑、舒适、耐腐蚀的特性。

2. 主架（支杆）　传统手杖主架多由木头、藤、竹制作而成，现代常用的医疗手杖多是由铝合金制作而成，少部分由碳纤维材料制成。这些材料兼具轻便性和抗压性。

3. 脚架　材料同主架，单足手杖的脚架为主架向下顺延的部分，多足手杖有三脚架、四脚架。

4. 支脚　使用中与地面接触并承受载荷的部件。

5. 防滑垫　避免在光滑地面上打滑造成危险情况，提高安全性、稳定性。

除了上述五部分核心部件，有些手杖还装有一些特殊的构件来增强其功能。例如，在手把处装有发光设备可当手电筒使用；装有电动按摩器可用来按摩；安装电动发声器，当头痛、头晕、心绞痛发作或摔倒时，只要按动电钮，即可发出警报声；以及带凳的三脚拐，结合了手杖与椅子的功能，在体力不支时，可把手杖改成椅子坐下休息。

（三）手杖的测量方法

对手杖使用者来说，正确的持杖高度，对保持正确的站立和行走姿势、合理运用手杖的支撑力是非常重要的。如果长期持杖过低会形成驼背；而持杖过高会使患者上臂的支撑力过度分散，有使不上力的感觉，尤其是在上下台阶或楼梯时感到困难。拐杖长度合适，使用起来得心应手，反之则事倍功半，多费力气，甚至引起损伤，因而选择合适的手杖甚为重要。

1. 无站立困难者 患者直立，体重平均分布于双下肢，双眼平视前方，肩臂自然放松，肘关节略屈曲20° ～ 30°，腕关节背屈45°左右，确认身体无倾斜及所穿的鞋亦是普通高度的情况下。此时地面上小脚趾前外侧15 ～ 20cm处一点至腕关节的距离即为所需的长度。

（1）如果是木料等制成的不可调节型手杖，则倒置手杖于地面，将把手置于小脚趾前外侧15 ～ 20cm处，手杖足朝上，把手与地面的接触点到患者腕关节的距离即为所需长度，在平患者尺骨茎突水平处的手杖支杆上作一标记，将多余部分锯去，再把防滑垫套回，手杖即调好适用。

（2）如果是铝合金等制成的可调节手杖，可先将杖足放于地面上合适的点，拧松主架的锁箍，按压弹簧按钮调节把手至腕关节处，最后拧紧锁箍。

另外将手杖直立时，人体股骨大转子（在上抬大腿时可在髋关节外侧触摸到来回运动的骨性标志物即为大转子）所对应的高度就是把手的位置。

2. 站立困难患者 仰卧位，双臂置于身侧，肘微屈20° ～ 30°，腕背伸大约45°，此体位在站立或行走时能发挥出最大的支撑力。测量平腕关节稍外侧到足跟的距离再加上平常所穿平底鞋的厚度（一般在2.5cm左右）即为手杖高度。

（四）手杖的使用方法

1. 使用手杖站起、坐下

（1）使用手杖站起：①在站起之前，先将手杖移动至椅子扶手边上，或者直接握在手中（健侧手）；②移动身体，靠近椅子边缘；③上肢支撑椅子扶手或者椅面，然后身体轻微向前倾；④将患脚稍微置向前，然后用健侧腿及双上肢同时用力支撑站起；⑤站起后，保持身体稳定。再移动手杖至健侧腿旁开约10cm；⑥然后，如下文所述的方法行走。

（2）使用手杖坐下：①坐下之前，先移动身子，使小腿后面贴近椅子边缘或床沿；②躯干前倾，重心下移，一手握手杖支撑身体，另一手靠近椅面或床面，稍微屈髋屈膝直至扶住椅面或桌面；③将身体重量尽量分担到健侧腿上，并且双手用力支撑，慢慢地下降身体到椅子上或床上；④必要时可移动背部靠在椅子上。

注意：尽量不要坐在不稳固或者非常矮的椅子上。

2. 使用手杖行走 ①健侧手持握手杖站稳身体，手杖旁开健侧脚约10cm距离；②将体重分担到健侧腿上，向前移动手杖约10cm；③移动患腿向前（约10cm），与手杖平齐；④将体重同时分担到患腿及手杖上，然后向前移动健侧腿至手杖前方；⑤再次向前移动手杖，然后带动患脚向前，与手杖位置平齐；⑥重复上述动作，完成向前行走的过程。

注意：行走时，应保持良好姿势：抬头挺胸，挺腰收腹。

3. 使用手杖上下楼梯 尽量使用有安全扶手的楼梯。一手握扶手，另一手持手杖。

（1）上楼梯：①移动身体靠近待上楼梯最底下的台阶；②如果有扶手，一手抓住扶手，一手撑住手杖；③先移动健侧腿跨上一级台阶，将身体重量平均分担到手杖和楼梯扶手上；④同时健侧腿（和患侧上肢）用力支撑，带动手杖和患腿向上移动一级台阶，与健侧腿平级（如果楼梯有扶手，可使用扶手帮助上楼）；⑤重复这些动作，一级一级地上楼。

（2）下楼梯：①移动身子靠近待下楼梯顶端；②如果楼梯有扶手，尽量使用；③依次向下移动手杖及患侧腿至下一级台阶；④重心下移，再移动健侧腿下一级台阶；⑤重复这些动作，一级一级地下楼。

注意：健腿先上，患腿先下。

二、腋拐

腋拐（axillary crutch）是一种利用腋下空间和手共同支撑的单臂操作助行器具（图9-3）。主要靠手握把手来支撑体重，腋托则用来帮助肩部稳定、把握方向，具有较好地减轻下肢承重和保持身体平衡的作用。任何原因导致步行不稳定，且手杖或肘拐无法提供足够稳定者均可选用腋拐。

适合于上肢功能健全，下肢功能存在中度障碍者，单侧下肢部分或完全不能负重的情况，如下肢肌力减退、疼痛、手术后（下肢骨与关节损伤及骨折术后，关节置换术后等）；双下肢功能不全，不能用左右脚交替迈步的情况，如截瘫、双髋用石膏固定或用其他方法制动时。使用腋拐可以为患者提供比其他杖类助行器更大的稳定性，减少患侧下肢的承重，帮助患者完成步行过程，重新赋予患者行走的能力。

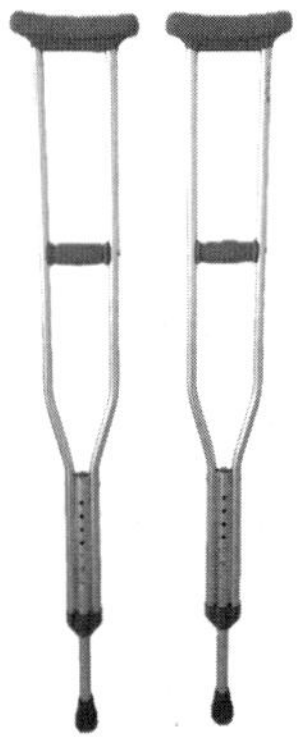

图9-3　腋拐

（一）腋拐的种类

腋拐有一个支脚和一个手柄，使用中置于身体上部，靠近腋下部位有一个支撑托。分为长度固定式与长度可调式两种。固定式长度不可调节，一般为木制；可调式长度可调，常由轻金属（铝合金、碳素钢、不锈钢）制成。

（二）腋拐的结构

固定式腋拐无法调整长度或高度，结构固定，通常设计简洁轻便，适合身高稳定且无须调整的人群。可调式腋拐由腋托（及腋托套）、手柄（及手柄套）、侧弓、腋拐腿（伸缩杆）、支脚、防滑垫、橡胶拐头、调节螺丝及螺栓等部分构成。

1. 腋托　使用中靠近身体上部、腋下部位的支撑托。

2. 手柄　使用中用于手握持的部件。

3. 腋托套、手柄套　覆盖腋托和手柄的部件，应有弹性、不吸水、不掉色、无毒并有良好的防滑性能，采用防转动结构设计，使用中不应产生转动和相对滑动。

4. 腋拐腿（伸缩杆）　连接于侧弓下端可调节的部件。

5. 侧弓　连接腋托、手柄和腋拐腿（伸缩杆）的部件。

6. 支脚 使用中与地面接触并承受载荷的部件。

7. 防滑垫 避免在光滑地面上打滑造成危险情况，提高安全性、稳定性。

上述腋拐结构部分根据《中华人民共和国国家标准》（GB/T 19545.2—2009）整理。

（三）腋拐的测量方法

确定腋拐长度的方法很多，常用的方法如下。

1．身长减去41cm。

2．身高乘以77%。

3．站立位，身体尽量立直，双臂微屈下垂于身体两侧，双下肢自然站立，患者穿常用的适当高度的鞋站立，从腋下5cm处量至小趾外15cm处，大转子的高度即为手柄的位置（图9-4）。

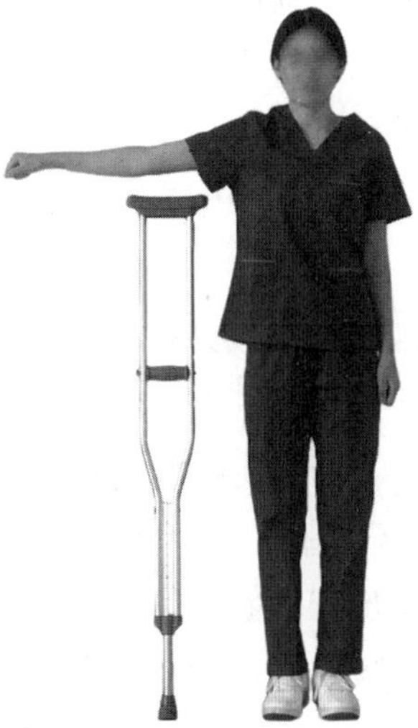

图9-4 立位时腋拐的测量

4．如患者下肢或上肢有短缩畸形，可让患者穿上鞋或配戴下肢矫形器仰卧，上肢放松置于身体两侧，肘关节屈曲25°～30°，腕关节背伸时的掌面为手柄的位置；将腋拐轻轻贴近腋窝，应注意腋托垫顶部与腋窝之间应有5cm或三横指的距离（过高会有臂丛神经受压迫的危险；过低则不能抵住侧胸壁，难以稳定肩部，并且容易导致走路姿势不良），即腋下5cm至小趾前外15cm与足底平齐处的距离为腋拐最适当的长度。

不可调型腋拐可通过上述方法确定长度，将多余部分截去。可调节型腋拐先根据患者自身情况调节腋拐的整体高度，按下弹珠，伸缩至合适的孔中，弹出弹珠；然后调节手柄的高度，拧下螺母，把手柄调节到适合患者的高度，然后再把螺母拧上。

（四）腋拐的使用方法

应遵循“预备训练—站起训练—步行训练—上下台阶或楼梯”的原则循序渐进，逐步掌握腋拐的使用方法和技巧，保证平稳行进，避免出现危险情况。

持腋拐步行训练的步骤如下。

1. 预备训练 腋拐使用的目的是使患侧下肢不负重或轻负重行走，这时就需要健肢负重，所以在进行拄拐前，最好进行上肢肌力的训练，强化上肢肌肉如三角肌、肱三头肌及背阔肌的肌力、下肢股四头肌和臀部肌肉的肌力。可使用牵拉拉力器、托举哑铃、扩胸运动、徒手出拳等方法增强上肢肌力，可使用静态等长收缩训练、股四头肌训练器等训练下肢肌肉。

2. 站起、坐下训练

（1）持腋拐站起：在站起的过程中，注意保护患侧下肢，并且保持身体的平衡，避免重心不稳摔倒的情况。①站起前，先确定椅子或床稳定牢固；②双手放于椅面或床面，双上肢用力支撑，将身体向前移动至椅子或床的前缘；③健侧腿或负重腿支撑于地面，将双拐并拢合在一起，用患肢一侧的手（若为双下肢功能障碍，则放于情况相对较差的一侧）握住腋拐手柄，健侧手扶住座椅扶手或床面，双上肢及健侧下肢（负重下肢）同时用力支撑站起，保持站稳；④确保稳定站立，将腋拐分置身体两侧。

（2）持腋拐坐下：在坐下的过程中，注意上肢及负重下肢的支撑作用及姿势对于躯体平衡的影响，维持重心平稳下降，避免患者跌坐于座椅的情况。①身体慢慢向后退，直到健侧腿碰到椅子或床的边缘；②保持体重在健侧腿上，将双拐并拢合在一起；③用患腿一侧的手握住腋拐手柄，健腿一侧的手放在椅子或床的边缘；④躯干稍微前倾，双下肢缓慢屈髋屈膝，逐渐坐下。注意：若患侧为不能负重下肢，那么在站起与坐下的过程中，患侧下肢均应保持离开地面不受力。

3. 步行训练

（1）迈至步：开始步行时常使用这种方法，具有步行稳定、实用性强的特点，但速度较慢，适用于道路不平、拥挤的场合。

具体方法：①同时伸出两支腋拐；②腋拐支撑并向前摆动身体使双足同时拖地向前，到达腋拐落地点附近（图9-5）。

（2）迈越步：此种步行方式在拐杖步行中速度最快，一般在恢复后期使用，适用于路面宽阔及人少的环境。开始训练时易出现屈膝、躯干前屈，导致跌倒，故应反复练习，加强保护，多在迈至步成功后开始应用。

具体方法：①行进时双侧腋拐同时向前方伸出；②患者支撑把手，使身体重心前移，利用上肢支撑力使双足离地，下肢向前摆动，双足在腋拐着地点前方位置着地；③再将双侧腋拐向前伸出取得平衡，循环上述步骤（图9-6）。

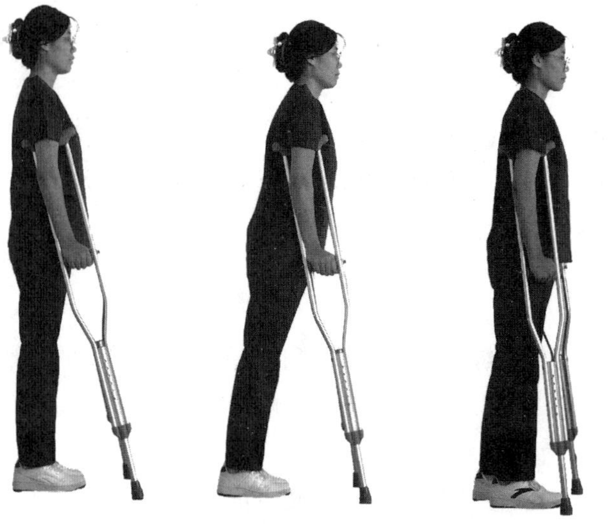

图9-5 腋拐迈至步

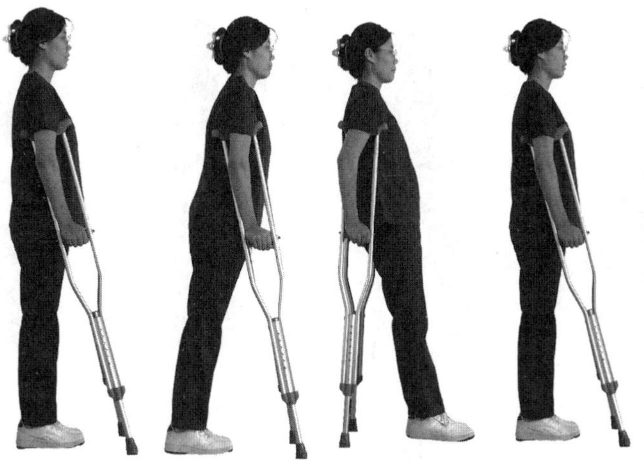

图9-6 腋拐迈越步

（3）四点步：步行稳定性好，但速度较慢，步态接近正常步行，适用于恢复早期骨盆上提肌肌力较好的双下肢功能障碍患者。

具体方法：①先伸出一侧腋拐；②迈出对侧足；③再伸出另一侧腋拐；④最后迈出其对侧足（图9-7）。

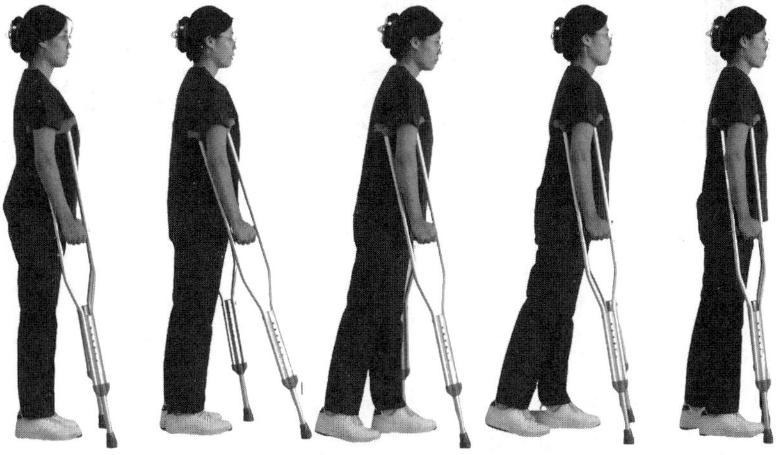

图9-7 腋拐四点步

（4）三点步：步行速度快，稳定性良好。适用于一侧下肢患病不能负重者。

具体方法：①先将两侧腋拐同时伸出落地；②再迈出患足或不能负重的足；③最后再将对侧足伸出（图9-8）。

（5）两点步：常在掌握四点步行后训练，稳定性不如四点步，但步行速度比四点步快。

具体方法：①一侧腋拐和对侧足同时伸出作为第一着地点；②另一侧腋拐和另一侧足再向前伸出作为第二着地点（图9-9）。

4. 上下台阶或楼梯 如果台阶或楼梯旁有扶手，尽量利用扶手，将两个拐杖合在一起，用远离楼梯扶手一侧的手握住；另一手扶住楼梯扶手，身体尽量靠近扶手。

（1）上楼梯：①一手握拐杖，一手握扶手；②双上肢用力支撑，负重下肢先踏上一级台阶，患侧下肢再上移一级（若患侧不能负重，则抬高患侧小腿，跟随负重下肢一同上移一级台阶）；③负

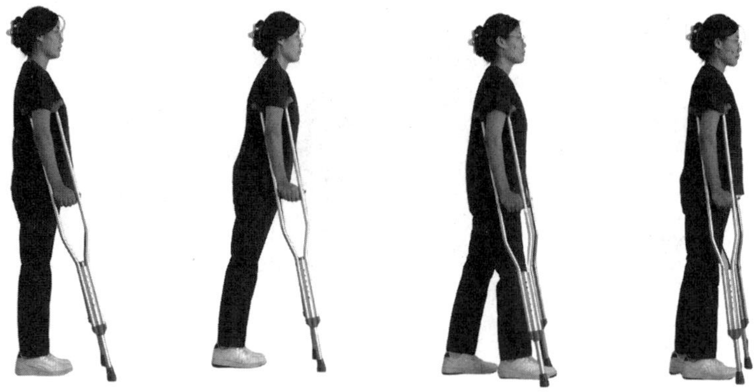

图9-8　腋拐三点步

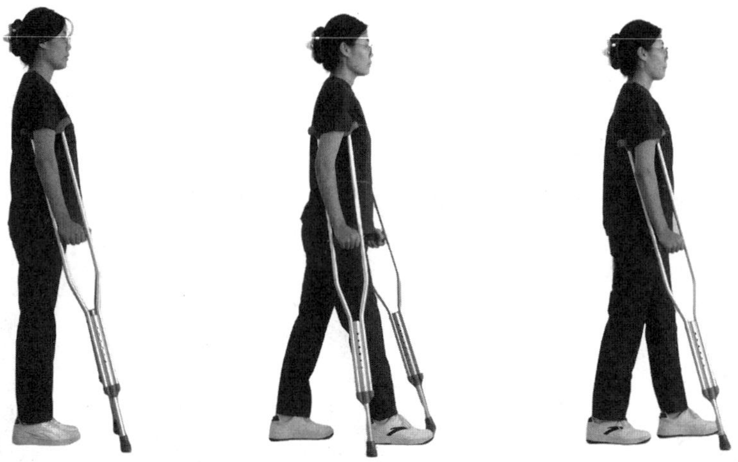

图9-9　腋拐两点步

重下肢支撑身体，双手同时向上挪动，双拐移至和双下肢同一级台阶。上述过程周而复始，完成上楼梯动作。

（2）下楼梯：与上楼梯相反，一手握拐杖，一手扶楼梯扶手，双上肢和负重下肢同时支撑体重，按照双拐—患肢—健肢的顺序逐级下楼。

（五）腋拐使用的注意事项

1．身体的重量应压在手掌上，以手为支撑点，上肢发力，而不是将腋拐紧贴于腋窝，因为腋窝有重要的血管、神经走行，以免受压损伤。腋垫应抵在侧胸壁上，以加强肩和上肢的稳定性，正常腋拐与躯干侧面成15°，腋垫顶部与腋窝之间应有5cm或3横指的距离。

2．身体立直，双手拄拐，使腋拐支脚旁开脚边12～18cm。使用掖拐时要控制好身体的重心，以避免身体向外倾倒。

3．使用腋拐要求上肢和躯干必须有一定的肌力，如背阔肌、斜方肌、胸大肌、肱三头肌等用力固定上肢来支撑体重；前臂屈肌和伸肌及手部屈肌用力握住把手。

4．使用掖拐要求肘关节弯曲20°～30°，利于手臂的施力。

5．使用拐杖时确保周围环境安全，消除可能造成跌倒的因素，不在湿滑路面或地毯上行走。

6．合理安排家庭布局，确保家庭环境安全，如在浴室安装防滑垫、安全扶手和淋浴坐台等。

7．头晕无力、身体异样时，尽量不使用拐杖。

三、肘拐

肘拐是带有一个手柄、一个立柱和一个向后倾斜的前臂支架的助行器，因为支架上部的肘托托在肘部的后下方，故命名为肘拐。肘拐常常成对使用。肘拐可以支持和加强腕部力量，为下肢提供较大支持，因此当患者力量和平衡严重受累时导致步行不稳定，手杖无法保证足够稳定，这时应选用肘拐辅助行走。在上肢功能水平一定时，肘拐对姿势的控制要优于腋拐，同时可以很好地规避在腋拐使用中腋窝软组织、局部血管和神经的继发性损伤问题，而且美观轻便，操作灵活，更受年轻患者群体的青睐。

（一）肘拐的结构

肘拐由肘托、手柄、臂部、腿部、支脚、橡胶拐头、调节长度装置组成。肘托的开口方式有前开口和侧开口两种，前臂支架与腿部直立杆的夹角约为150°（图9-10）。

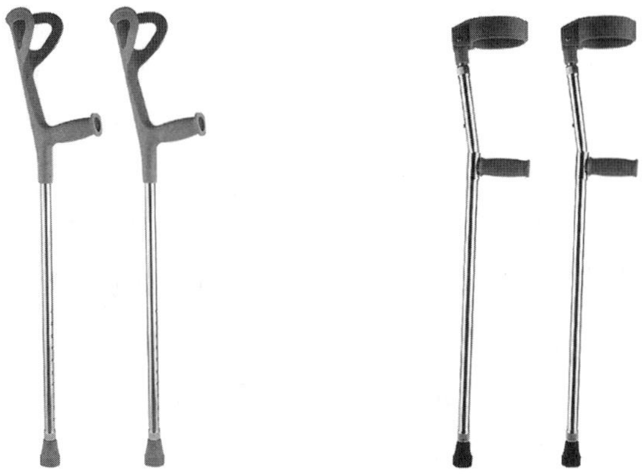

图9-10 肘拐

1. 肘托 肘拐上用于稳定前臂，防止其左右移动的前臂支撑部分。为避免手臂意外卡住，肘托前面有开口。

2. 手柄 肘拐使用中用于手握持的部分。

3. 臂部 连接肘托与手柄的部分。

4. 腿部 手柄以下的部分。

5. 支脚 肘拐与地面接触的部分。

（二）肘拐的测量方法

1. 手柄到地面的长度测量 测量方法同手杖。

2. 手柄至肘托的长度测量 腕关节背伸时，手掌根部内侧至腕、肘关节连线中上1/3处的距离，即为所需长度。

（三）肘拐的使用方法

若患者为双下肢功能障碍，均只能部分负重，或一侧下肢完全不能负重，建议使用双肘拐；若患者为单侧下肢功能障碍并可部分负重，在没有拐杖时也可勉强行走，此时可使用单肘拐。在术后、骨折、偏瘫、截瘫等康复早期最好使用腋拐，保证患者行走时的稳定安全，当患肢具备一定的负重能力时再使用肘拐。

训练时同样遵循“预备训练—站起坐下—步行训练—上下楼梯”的顺序。

1. 单肘拐使用方法与手杖类似。

2. 双肘拐使用方法与腋拐类似。不同之处在于患者在使用肘拐完成迈至步和迈越步时需要患者具备较好的上肢力量、腰腹力量及平衡能力。

（四）肘拐的注意事项

1. 肘拐的使用要求患者具备更强的臂部力量，所以在使用前需加强上肢肌力训练，以更好地支持体重。

2. 使用时相对笨拙，患者需反复练习使用。

3. 肘托应保持在肘与腕之间中点稍上方，太低会导致支撑力不足，太高则影响肘关节活动甚至损伤尺神经。

4. 使用中注意加强手柄与手腕、肘托与前臂的配合。

四、前臂支撑拐

前臂支撑拐是一种带有一个特殊手柄和前臂支撑支架的助行器。使用者将前臂固定于臂托上方，利用前臂支撑体重，以达到辅助行走的目的。适用于单侧或双侧下肢无力而腕、手又不能负重的患者，如类风湿关节炎，上下肢都受累等。

1. 前臂支撑拐的结构 由直立杆固定部分、直立杆可调节部分、手柄位置调节钮、手柄、托槽、衬垫、臂固定带及橡胶拐头等部分组成。

2. 前臂支撑拐的测量方法 测量方式有两种，立位测量和卧位测量。

（1）立位测量：患者立直，目视正前方，两肩平齐，双臂置于体侧，肘屈曲约90°，使前臂与地面平行，体重均匀分布于双下肢，测量自地面到前臂所在水平面的垂直距离。

（2）卧位测量：患者仰卧，着常穿且合适的鞋子，肘屈曲约90°，前臂与地面垂直，测量鞋底到前臂的距离。

两种测量方法测出的长度均相当于从托槽的表面到橡胶拐头之间的距离。

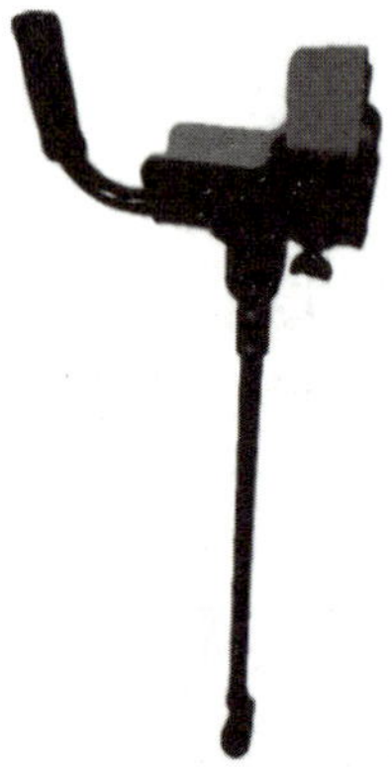

图9-11 前臂支撑拐

3. 前臂支撑拐的使用方法 使用时患者将手从托槽上方穿过，握住把手，前臂水平支撑在托槽上，此时的承重点为前臂。双拐操作与腋杖类似。

4. 前臂支撑拐使用的注意事项

（1）调节手柄使托槽前沿到手柄之间有合适的距离，避免手腕、特别是尺骨茎突受压；同时托槽不能太靠后，以免长期使用压迫尺神经。

（2）使用时前臂支撑拐不能离身体前方太远，以防站立不稳。

（3）无监护行走之前要确认患者已具有充分的平衡和协调能力，避免出现危险时，前臂支撑拐妨碍手的保护性伸出，导致意外的发生。

第三节 助 行 架

助行架是一种双臂操作的框架式助行器。助行架按结构不同分为框式、轮式、台式助行架及助行椅等。同样是为了减轻下肢负重，有效帮助患者支持体重、保持平衡，可在康复步行训练早期使用，也可用于日常代偿下肢功能。与杖类助行器相比，其支撑点多、稳定性好，但较为笨重。

一、框式助行架

框式助行架是双臂操作助行器中最简单的一种，又称轻型助行架、讲坛架或Zimmer架，是一种三边形（前面或后面和左右两侧）的金属框架，没有轮子，依赖手柄和支脚提供支撑（图9-12）。

（一）框式助行架结构与种类

一般由钢管或铝合金制成，重量很轻。由前腿、伸缩杆、手柄套、后腿、调节装置、支脚垫等组成。

1. 普通框式助行架 可为患者减轻下肢负荷、提供良好支撑，保持步行平衡。

2. 阶梯框式助行架 框架结构，具有很高的稳定性能，扶手为阶梯式的框架结构，除具有普通框式助行架的功能外，还可以辅助下肢肌力低下患者利用阶梯扶手从坐位到站位；还可置于马桶上方，发挥扶手功能，辅助患者起身；在助行架中部放置坐板，可充当洗澡椅或休息座椅（图9-13）。

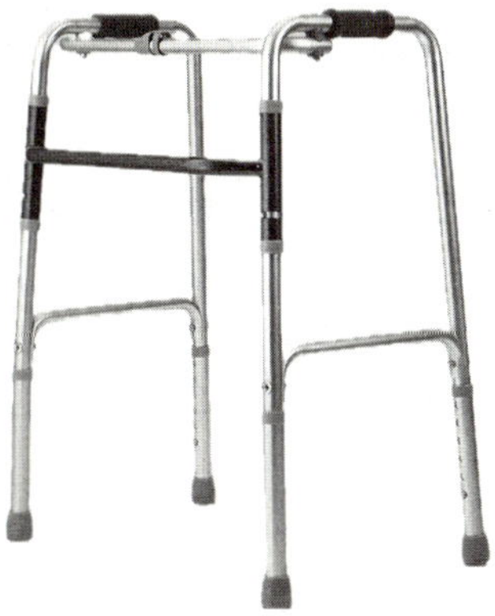

图9-12 框式助行架

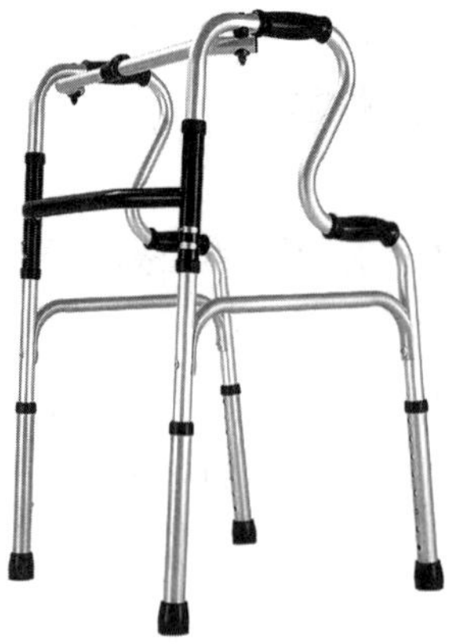

图9-13　阶梯式框架助行架

3. 交互式助行架　助行架两边装有铰链，可以左右侧交替推向前移动。合并上肢无力的患者使用交互式助行架时可不必提起整个架子，只需将助行架两侧交替推向前方。

（二）框式助行架的适应证

主要用于上肢功能较好、下肢平衡能力差的步行困难者。

1. 需要比杖类助行器更大支持力的单侧下肢无力或截肢者，如下肢骨关节炎、关节置换术后或股骨骨折愈合后等患者。

2. 全身或双下肢肌力降低或不协调，但又需要独立稳定站立者，如偏瘫、不完全性脊髓损伤、多发性硬化症、帕金森病及脑脊髓炎恢复期等患者。

3. 需要广泛支持，以帮助活动和建立自信心者，如心肺疾病患者、由于患病长期卧床的老年人。

（三）框式助行架高度的测量

从手柄套后部参考点到地面的垂直距离，应按照手杖的测量方法测量（手柄套后部参考点：沿手柄套长轴方向，上表面距后端点30mm处）。

（四）框式助行架的使用方法

1. 基本步态　①提起助行架放在前方，上肢前伸一臂长；②向前迈一步，脚落在助行架两后足连线水平附近，通常先迈弱侧下肢；③迈另一侧下肢（图9-14）。

2. 免负荷步态　①行走时先将助行架向前；②然后负重下肢向前，注意迈步下肢的落足点不能越过助行架两后足的连线（图9-15）。

3. 部分负重步态　①助行架和部分负重下肢同时向前移动；②健侧下肢迈至助行架后两腿的连

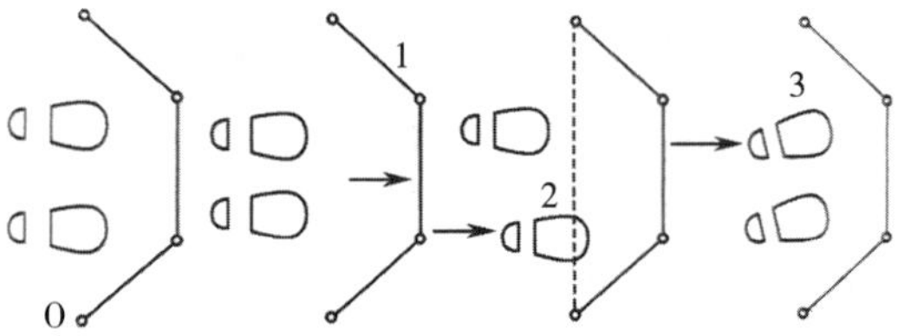

图9-14　基本步态

线上（图9-16）。

4．迈至步　①将助行架的两侧同时前移；②将双足同时迈至前移后的助行架双足连线处。

5．恢复早期交互式四点步态　①将一侧助行架向前移；②迈对侧下肢；③移对侧助行架；④移另一侧下肢（图9-17）。

6．恢复后期交互式两点步态　①一侧助行架及对侧下肢向前移动；②另一侧助行架及对侧下肢向前移动（图9-18）。

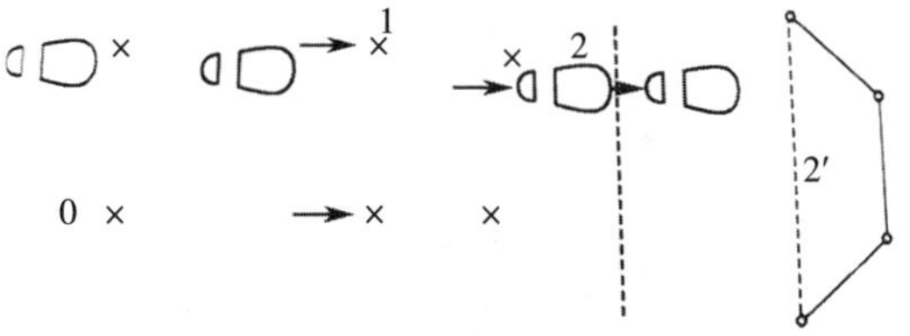

图9-15　免负荷步态

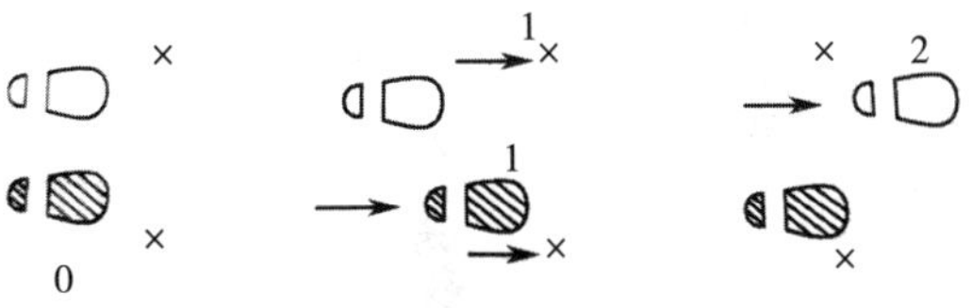

图9-16　部分负重步态

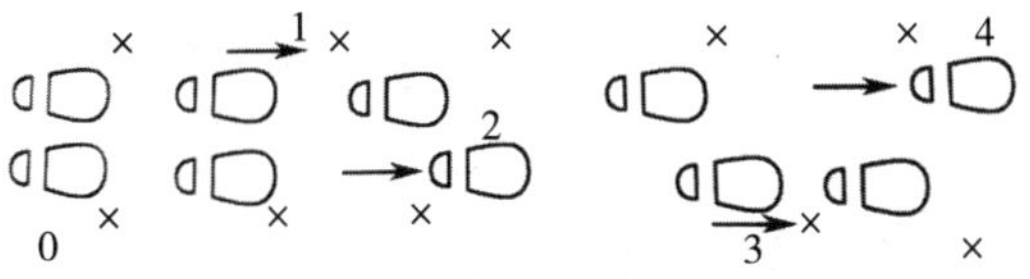

图9-17　恢复早期交互式四点步态

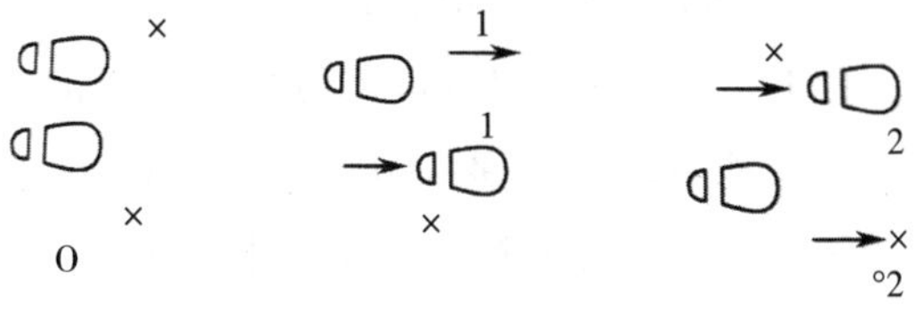

图9-18　恢复后期交互式两点步态

（五）框式助行架使用注意事项

1．应根据前述原则正确调节框架高度，过高会使患者身体后倾影响身体平衡并且上肢用不上力气；过低会使患者身体过度前倾，长时间使用容易产生疲累。

2．患者迈步腿不要迈得太靠近助行架，否则会导致向后倾倒。训练时可在助行架靠近患者侧两足上与患者膝关节同高处系一条有颜色的带子或橡皮条以提醒患者。注意不要系得过低，以避免视力不好或迈步过高的患者绊倒。

3．助行架应放在患者前方合适位置，如助行架离患者太远，会使四足不能牢固地放在地面上承重，助行架易于倾倒，扰乱患者平衡。

二、轮式助行架

轮式助行架是一类带有轮子的双臂操作助行器，又称滚动助行架。这种助行器带脚轮，行走时助行器始终不离开地面，由于轮子的摩擦阻力小，易于向前推动，相比普通框式助行架，其稳定性能稍差（图9-19）。有的轮式助行架增加了其他的功能结构，如座位、篮子、手闸等。

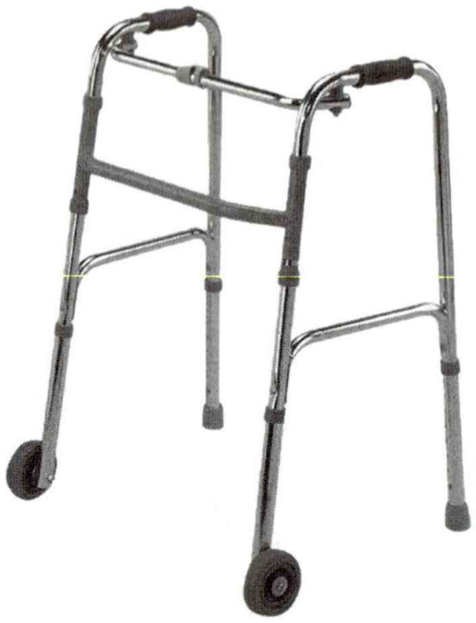

图9-19　轮式助行架

1. 轮式助行架的结构与种类　由手把、主架、折叠装置、刹车装置、脚轮及座椅组成。

（1）两轮助行架：前面装有固定脚轮，轮子只向前或向后滚动，后面的支脚垫具有一定的摩擦力和防滑性能，具有很好的方向性，但转弯不够方便；相较无轮助行架，其更易于操作，由使用者推动，可连续前行。

（2）四轮助行架：分为四轮均为活动脚轮和前轮转动、后轮固定位置两种类型，具有转弯半径小、移动灵活的特点；手闸可分别用于行进中遇有坡道或障碍物时的短暂制动和停止行进时的后轮锁定；设计较为人性化，有坐垫、储物筐等，特别适用于老年人出行时使用。

2. 轮式助行架的适应证　适用于下肢功能障碍，且不能抬起助行架步行的患者，但是双手应具备控制方向和刹车的能力。

3. 轮式助行架的测量　从地面到手柄套后端控制点的垂直距离，应按照手杖的测量方法测量。

4. 轮式助行架使用注意事项

（1）应在较大的空间使用，教患者学会使用手闸并具有控制手闸的能力，以免下斜坡时发生危险。

（2）轮式助行架宜在室内或室外平坦宽敞的地面上使用。

三、台式助行架

台式助行架是一种具有前臂托或前臂支撑平台并且带有轮子的助行支架，靠双臂或与上身一起向前推进，又称为前臂托助行架或四轮式助行架。

1. 台式助行架的结构与种类　由主架、前臂托或支撑平台、万向导向轮、固定脚轮、握把、制动器等组成。患者依靠前臂托或平台支撑部分体重并保持身体平衡。

（1）助行台：带前臂支撑平台的台式助行架。体积大而笨重，需要相对宽敞的空间操作，稳定性要比前臂托助行架好（图9-20）。

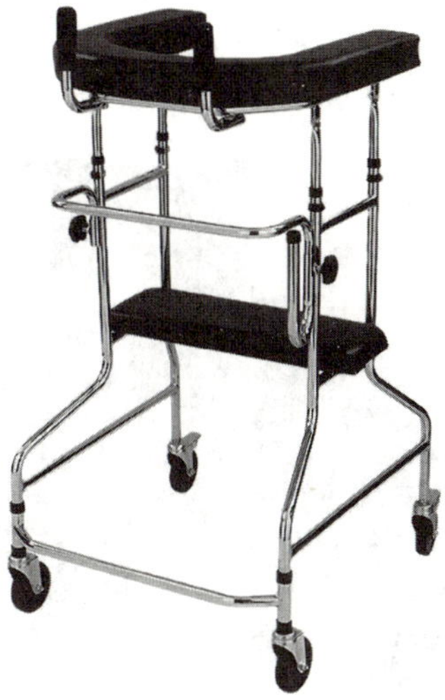

图9-20 助行台

（2）前臂托助行架：带前臂支撑托架的台式助行架。结构相较助行台简单，操作更灵活，适用于前臂功能较好的患者。

2. 台式助行架的适应证 适用于全身肌力低下者、脑血管疾病引起的步行障碍者、慢性关节炎患者及长期卧床者的步行训练等。

（1）需要使用助行架或前臂支撑拐的下肢功能障碍患者，合并有上肢功能障碍或不协调时，如进展性类风湿关节炎、脑瘫、偏瘫等。

（2）上、下肢均有运动功能障碍，且腕与手不能承重的患者。

（3）需用前臂支撑拐但前臂有明显畸形的患者。

3. 台式助行架高度的测量 台式助行架的高度测量同前臂支撑拐。一般助行台高度可调节，从前臂支撑托架或支撑平台到地面的垂直距离可根据患者残疾程度进行调整，通常以身体直立，在肘屈曲近90°的状态下，前臂能平放在平台上的高度为宜。

4. 台式助行架使用注意事项 台式助行架支撑面积大、稳定性能好、易于推动。使用时将前臂平放在支撑台面上，利用助行器带动身体前移。助行台比较笨重，在有限的空间内和户外操作时都比较困难，使用者需反复训练以便熟练运用。

第四节 轮 椅

轮椅是指带有轮子可以移动的座椅（图9-21），是康复过程中的重要工具，严格来讲，轮椅不属于助行器，但因其作用与助行器相似，主要为一些残疾者或其他行走困难者代步所用，故在本章介绍。随着社会文明、科学技术的进步与发展，轮椅出现很多变式，手摇轮椅在普通轮椅基础上，增加手摇装置；电动轮椅在普通轮椅基础上，增加电子助力系统，减轻了使用者的体力消耗；智能轮椅在电动轮椅的基础上，增加了定位移动、站立移动、遥控移动及信息化装置。轮椅已不仅是肢体功能障碍者的代步工具，更重要的是使他们能借助于轮椅进行功能锻炼和参与社会活动，这不仅使他们在生活和工作中实现了自理，而且有助于患者获得心理方面的平衡与康复。

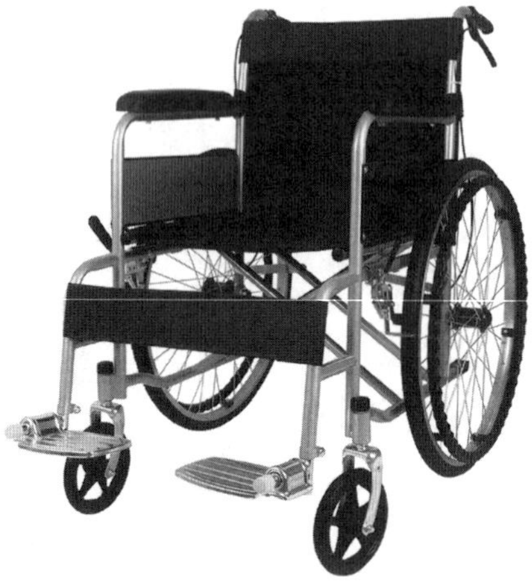

图9-21　轮椅

一、轮椅的结构

轮椅由多个部分组成，包括轮椅架、轮、车闸、椅座、靠背、扶手、腿托和脚踏板、倾倒杆和附件等部分组成。

1. 轮椅架　是轮椅结构的核心部分，分为固定式和折叠式两种。固定式强度和刚度均较好，比折叠式更容易维持轮椅的线性关系，结构简单，易于自制；折叠式折叠后体积较小，便于携带。目前临床上使用的轮椅多为折叠式。

2. 轮　轮椅上通常装有一对大轮和一对小轮与地面接触。大轮是轮椅承重部分，多数轮椅为大轮在后，特殊情况下需要大轮在前；大轮外侧都装有手轮，通过推动手轮来带动大轮驱动轮椅，手轮的直径一般比大轮小5cm，方便驱动时手的操作，有时在手轮外加橡胶套以增加摩擦力，或增加带有突起的把手。小轮为脚轮，直径较大时容易越过障碍物，但直径太大使轮椅所占的空间变大而不便于移动。

轮胎有实心轮胎和充气轮胎两种。实心轮胎易于在地毯及平地上推动，不易爆破，保养方便，但减震性差，在不平路上震动大，若卡入与轮胎同宽的沟内时不易拔出，多用于进出温度变化较大的浴室或铺有地毯的房间等。充气轮胎有减震作用，在室外不平的路面行驶也较平稳，乘坐舒适，故较为常用，其不足之处为轮胎需经常充气且易破损，推动时摩擦力比实心的大。

3. 车闸　用于刹住驱动轮以减慢或停止，或把轮椅保持在固定位置。普通轮椅的车闸有两种，凹口式车闸和肘节式车闸，前者使用安全可靠，但较为费力；后者刹车力量强，但容易失效。为省力及方便使用，常给车闸安装延长杆。

4. 椅座　轮椅的椅座对于长期使用轮椅者非常重要，它直接与乘坐者接触，应具有均匀分散压力的特性和良好的吸湿性及透气性。椅座的高、深、宽取决于患者的体型，坐垫应软硬适中，能让患者乘坐舒适，过硬或过软都会使臀部压力集中于坐骨结节或其周围，长时间压迫可使该处软组织产生压疮。常用的坐垫有普通泡沫坐垫、高弹力太空棉垫、羊剪绒垫、成形泡沫塑料坐垫、聚合凝胶坐垫、气囊坐垫等。

5. 靠背 承托乘坐者背部，为乘坐者提供间接的坐位支持。按可否调节其角度分为可倾斜靠背和不可倾斜靠背；按其高度分为低靠背、中靠背、高靠背、高靠背加头托。低靠背的上缘一般在使用者肩胛骨下2～3cm处，允许患者躯干有较大活动度，但需要有一定的躯干平衡和控制能力；高靠背的上缘高度超过肩部，常附加头托，一般为可倾斜式，通过调节后仰角度可使臀部受压部位发生变化来预防压疮，对躯干控制不好及有直立性低血压的患者较为实用。

6. 扶手 扶手可分为长扶手和短扶手，短扶手呈台阶状，前方比后方矮15cm，方便轮椅接近桌面。扶手还有固定式和可拆卸式之分，后者可以取下，方便使用者进出轮椅。

7. 腿托和脚踏板 腿托的作用是防止小腿向后滑落，有横跨两侧式和两侧分开式两种。脚踏板的高度一般可以调节，以适应不同使用者。脚踏板有固定式、开合可卸式、膝部角度可调式等类型。开合可卸式脚踏板可以向两侧分开或卸下，便于进行轮椅转移；膝部角度可调式脚踏板常配套于高靠背轮椅，便于乘坐者取半卧位。此外，脚踏板有几种不同的变形结构，如前后挡、脚踝带、脚跟环、脚缓冲器等，满足一些患者特殊的需求。这些变形结构大部分起固定作用，如脚踝带可将脚踝固定在脚踏板上防止足部滑落；脚缓冲器为一个沿脚踏板外侧向前伸出的短杆，一般为30cm，可以防止脚尖受到前方物品冲撞。

8. 倾倒杆 倾倒杆为轮椅支架的下方支杆向后延伸的部分，有两方面作用：一为推动轮椅需要抬起脚轮时可踏下倾倒杆；二是当轮椅过度后倾时此杆先着地，防止轮椅向后倾倒。

9. 附件 轮椅附件包括坐垫、靠背垫、扶手垫和衬垫，轮椅桌等。

二、轮椅的分类

依据不同的标准，轮椅有不同的分类方法。按驱动方式分为手动轮椅和电动轮椅；按构造分为折叠式轮椅和固定式轮椅；按使用的对象分为成人轮椅、儿童轮椅、幼儿轮椅；按用途分为普通轮椅、偏瘫用轮椅、下肢截肢用轮椅、竞技用轮椅等。根据我国国家标准（GB/T 16432—2016/ISO 9999：2011），除非特别说明，轮椅由使用者操作，通常将轮椅分为手动轮椅、电动轮椅两大类。

1. 手动轮椅 为最常用的类型。装有一对大轮和小轮，驱动轮为大轮，用手驱动，可调节脚踏板高度，适合大多数体弱病残者。有许多种变形，用以满足不同的功能障碍患者的需求。如适合偏瘫患者使用的单手驱动式轮椅，两驱动轮之间有一传动轴，手圈驱动装置安装在一侧驱动轮上，可用单手操纵；多功能手动轮椅的扶手高度可调可拆卸，脚踏板可翻转或拆卸，靠背角度可调，适合高位截瘫或双下肢残疾者使用。针对上肢肌力较弱或运动功能较差的患者，在驱动轮轴心安装一对电动助力装置，患者只需稍加用力就可使轮椅获得较大的驱动力。此外，还有一些人性化的设计，如对老年人和体弱多病者非常适宜的可躺式轮椅，靠背高度至乘坐者头部，可调节使靠背、坐垫和脚踏板在同一水平面上，形如一张床，乘坐者可随时躺下休息；坐便轮椅的座位上有开孔，下面置有便盆，可随时取放，对许多高位截瘫和由各种疾病导致大小便失禁的患者极为实用。

2. 动力轮椅 为外动力轮椅，一般由12V或24V蓄电池提供能源，有前轮驱动式和后轮驱动式，一般为后轮驱动，但前轮驱动的易于跨越障碍物。变速结构分有级变速和无级变速两种。刹车机构大多采用马达反转的作用。控制方式有手控、头控、舌控、颊控、颏控、气控、声控等。除手控外，其余各种控制类型主要用于四肢瘫患者。其操作灵活，适用于患者的手功能很弱、不能驱动普通轮椅时，或虽能驱动，但行动距离远，体力不能负担时，或身体衰弱根本不宜驱动时。

三、轮椅尺寸的选择

轮椅各主要部件的尺寸是否合适，关系到坐姿是否正确与稳定、局部是否受压及转移时是否安全。座位的宽窄与深浅、靠背的高低、脚踏板到坐垫的距离及扶手的高度等是轮椅尺寸合适与否的重要参数。一般要求测量时被测量者应穿普通衣服，有支具者要穿着支具；测量用坐椅不可太软。

1. 座位宽度 指轮椅两侧扶手侧板之间的距离。测量方法为被测者坐在测量用椅上，臀部与轮椅座位两内侧面之间的距离应各有2.5cm间隙为宜。一般宽度为40 ～ 46cm，座位过窄，不但使患者上下轮椅不便，还容易擦伤患者皮肤，甚至挤压股骨大转子周围产生压疮；座位过宽，乘坐者不易保持平衡，且驱动手轮不便，操纵轮椅易使肢体疲劳。

2. 座位长度 常称座位深度，指靠背到座位前缘之间的距离。当乘坐者坐好后，腘窝部与座位前缘应有6.5cm左右的间隙。座长过短会使坐骨结节承重太大，容易在坐骨结节处产生压疮；座长过长又会使座位前缘压迫腘窝影响血液循环，并易致皮肤擦伤。座位长度的测量方法为被测者坐在测量用椅上，膝关节屈曲约90°，双脚置于脚踏板上，测量臀部向后最突出处至小腿腓肠肌之间的水平距离减5cm，一般为41 ～ 43cm。

3. 座位高度 测量方法为被测者坐在测量用椅上，膝关节屈曲90°，足底着地，测量腘窝至地面的高度，一般为45 ～ 50cm。座位高度太高，轮椅使用不便，如不能进入桌面下；太低则使骨结节承受的压力过大。

4. 脚踏板高度 与座位高度有关。坐垫与脚踏板距离过小，会造成坐骨结节承重过大；坐垫与脚踏板距离过大，则乘坐者的脚不能够踏上脚踏板，双脚失去依托而自由摆动，容易导致碰伤。合适的脚踏板高度应是乘坐者坐好后，膝关节屈曲约90°，双脚放在脚踏板上，腘窝处大腿前端底部约有4cm不接触坐垫为宜。此外，脚踏板跟地面要保持适当距离以便顺利越过一些小的障碍物。一般脚踏板要离地面5cm。

5. 扶手高度 高度适宜的扶手，能够舒适地承托身体，保持良好的姿势和令躯干挺直。扶手太高使上臂被迫上抬而易疲劳；若扶手太低，需要上肢前倾，影响坐姿，导致疲劳。测量方法为被测者取舒适坐位坐在测量用椅上，上臂自然下垂屈肘90°，测量肘下缘至椅面的距离加2.5cm为扶手高度，一般为22.5 ～ 25cm，使用坐垫时还应加上坐垫的高度。

6. 靠背高度 靠背高矮视躯干功能而定。靠背越矮，躯干和手部的活动范围就越大，此时患者需要有一定的躯干平衡和控制能力。低靠背的高度为测量座椅面到腋窝的实际距离减去10cm，即靠背上缘高度应在乘坐者腋下约10cm。高靠背的高度是测量从座位面到肩部或后枕部的实际高度。

7. 轮椅全高 为手推把上缘至地面的高度，一般为93cm。

四、轮椅使用的适应证

1. 步行功能减退或丧失者 如截瘫、下肢骨折未愈合、截肢、其他神经肌肉系统疾病引起的双下肢麻痹、严重的下肢关节炎症或疾病等。

2. 非运动系统疾病，但步行对全身状态不利 严重的心脏病或其他疾病引起的全身衰竭者，因双下肢不适宜负重，应遵医嘱使用轮椅代步。

3. 中枢神经疾病使独立步行有危险者 如有痴呆、空间失认等智力和认知功能障碍者，严重的帕金森病或脑性瘫痪难以步行者。

4. 慢性病患者和老年人 可借助轮椅重新返回工作岗位，甚至参加各种社会活动和体育活动。

五、不同障碍的患者对轮椅的要求

合适的轮椅可以使乘坐者行动方便。如选择不当，会适得其反。要根据患者功能障碍类型与程度，结合患者要求与喜好，评估轮椅的种类、各部分的尺寸和性能等参数，得出合适的轮椅处方。不同疾病与损伤对轮椅的使用有特殊的要求。

1. 截瘫 除高位胸髓损伤者需要考虑躯干的平衡控制问题外，截瘫患者对轮椅的要求基本相同。座位的规格通过测量身体决定。一般选用短扶手并安装脚轮锁。若需要从后方转移者在靠背上安放拉链，或选择可倾倒式靠背；如需从侧方转移者应选用可拆卸式扶手。踝部有痉挛或阵挛者需要增加脚踝带、脚跟环。当生活环境的路况较好时可选用实心轮胎，配合较厚的坐垫防震。

2. 四肢瘫 第四颈椎及以上损伤者可选择气控或颏控电动轮椅或他人推动轮椅。第五颈椎以下损伤者可通过上肢的屈曲操作水平把手，选择前臂控制高靠背电动轮椅；功能较好者可选用轻便的手动轮椅。有直立性低血压者应选择可倾斜式高靠背轮椅，安装头托；并配合膝部角度可调的开合可卸式脚踏板。车轴要尽可能靠后，安装倾倒杆，选择较厚的坐垫。

3. 偏瘫 偏瘫患者如果无认知障碍、有较好的理解能力和协调性，可选单侧驱动轮椅；病情严重者选用他人推动轮椅。平衡功能较好者可选用座位较低的标准轮椅，安装可拆卸式脚踏板和腿托，以便脚能充分着地，用健侧上下肢操作轮椅。若需帮助转移时最好选用可拆卸式扶手。

4. 截肢 双下肢截肢者由于身体重心变化很大，一般要把车轴后移防止向后方倾倒，可选用前轮驱动轮椅。若有假肢时要安装腿托和脚托。

5. 下肢伤残及其他 下肢伤残者一般选用标准轮椅；年老、体弱、病情严重者一般选用他人推动轮椅；其他障碍要根据疾病或损伤的程度、关节活动情况、肌力及体重、躯干平衡、生活环境等综合考虑。

六、轮椅处方

轮椅处方是康复医师、治疗师等根据残疾者的年龄、疾病及损伤程度、健康状况、转移能力、生活方式等开具的订购轮椅处方。轮椅处方的内容有简有繁，一般包括所需轮椅的种类/类型、规格及对某些部件的特殊要求等。目前国内尚无统一的处方格式。具体格式可参考表9-1。

表9-1　轮椅处方

轮椅处方

姓名__________　性别__________　年龄__________　联系电话__________

职业__________　住址______________________________

临床诊断

残疾类型____________________

使用者类型　　　成年人、未成年人、儿童、普通人、截肢者

使用者体形参数　　身高　cm，体重　kg

轮椅的类型　　　普通型、前轮驱动型、单手驱动型（左、右）、下肢截肢用轮椅、竞技用轮椅

驱动方式：手动（双轮、单轮：左、右）

　　　　电动（手控、颊控、颏控、气控）其他：

座位：宽度_____cm，高度_____cm，深度_____cm，坐垫（要、不要）

大轮：规格_____cm，轮胎（普通硬橡胶、一般充气、低压充气；实心）

小轮：规格_____cm，轮胎（普通硬橡胶、一般充气、低压充气；实心），

脚轮锁（要、不要）

手轮：规格　cm；普通型、推把（水平、垂直、加粗）

扶手：长扶手、短扶手；可拆卸式、可装小型书桌；扶手垫（要、不要）

靠背：普通型、后倾靠背（半倾、全倾）；可拆卸式、可开式靠背（要、不要）；头托（要、不要）

脚托：固定式、开合可卸式、膝部角度可调式；脚跟环（要、不要），脚踝带（要、不要），脚缓冲器（要、不要）

腿托：横跨两侧式、两侧分开式

车闸：凹口式、肘节式、运动用可卸式；延长杆（右　cm，左　cm）

颜色：轮椅架　色；座位　色：其他部件颜色要求：

附件：坐垫、靠背垫、扶手垫、轮椅桌、安全带

特殊附件：手托或手带支撑架　多用托盘　便桶

特记事项：（如附件要求、特殊改装要求等）

处方者：

日期：　　　年　月　日

微课：轮椅减压训练

七、轮椅的使用方法

（一）可折叠轮椅的展开与折叠

1. 展开　双手握住手把向两侧轻拉，使左右车架稍许分开，在坐垫两侧用手心向下轻压坐垫两边固定管至定位处，轮椅即自行展开平放。展开时，请切勿硬扳左右车架，以免损坏各部件；向下压坐垫时，请勿用手指握住左右支撑管，以免夹伤手指。

2. 折叠　先将左右脚踏板翻起，用两手抓住坐垫两端向上提起，即可折叠。座便轮椅的折叠应先取下便桶及坐垫，然后折叠。

（二）手动轮椅的操作

1. 正确的坐姿　训练时，让患者面对镜子，从正面、侧面两个方向观察自己的坐姿。具体要求：首先看头和颈是否正直，脊柱也要伸直，保持正常的生理曲线，骨盆的位置要端正，不要倾斜；膝关节的位置要求髌骨正向前方，不要偏向一侧，如果两膝关节向内侧靠拢（髋关节内旋），则可用支撑架将两膝撑开，保持膝关节的位置端正。两脚尖也要正对前方，使脚后跟能够接触到脚踏板。

2. 手轮圈握持的基本姿势 一般用大拇指和大鱼际的部位压扶在手轮圈的正上方，示指、中指和无名指在手轮圈铁管的下方，小指辅助在旁边，虚扶在铁圈上。如果五个手指都握紧手轮圈，就会导致手腕不灵活。肘关节不要外展过大，否则会影响手腕的运动功能。

3. 刹车 可以用闸刹车或用手轮圈刹车。

（1）用闸刹车：上、下轮椅时和在上、下坡道想停住时，用闸刹车，使得轮椅停住。

（2）用手轮圈刹车：手握在手轮圈躯干垂直线的前方，肘关节呈微屈姿势，手放置于手轮圈顶点前下位置。除了用手指和大鱼际握住手轮圈，还需要手腕内侧部位夹紧手轮圈的外侧。如果要在急行中急停，还需要配合躯干后伸（向前急行时）或前屈（向后急行时），以避免向前倾倒和向后翻倒。

4. 向前驱动轮椅 ①上提肩膀、轻微屈肘，手握在躯干垂直线靠后方位置的手轮圈上；②然后伸肘，用大鱼际和拇指指腹紧压手轮圈向前下方用力推动，手在手轮圈上用力地距离尽可能长一些，拇指指腹最后离开手轮圈；③当手离开手轮圈后，两臂、两手要立即充分放松，并且随惯性向下后方伸直划弧摆动，然后再提肩、屈肘，握住手轮圈成为下一个动作的开始。

5. 向后驱动轮椅 ①手握在手轮圈躯干垂直线的前方，将肘伸直，双肘轻轻地向肋部收紧；②然后屈肘，两臂一起向后方用力拉至手轮圈躯干垂直线的稍后方；③松开两手，再一次抓握在手轮圈躯干垂直线的前方，往返重复这个动作。躯干有功能者可配合两臂进行前后运动。

6. 轮椅转弯时身体重心的移动 轮椅在快速行进中转急弯时，需避免身体向转弯的相反方向倾斜，方法是身体的重心在转弯时要向转弯的方向倾斜。如左转弯时，应先将躯干后仰，头、颈、肩同时向转弯的方向倾斜，然后用左手握住手轮圈的基本位置，右手继续摇动轮椅完成转弯动作。

7. 轮椅的保养和维护

（1）轮椅使用前应检查前轮、后轮、驻立刹车等各部件的螺丝及后轮辐条，如有松动请锁紧（由于运输颠簸等原因，可能会造成轮椅车螺丝的松动）。

（2）检查车胎充气是否正常，如有气不足，请及时充气，充气方法与自行车相同。

（3）轮椅在使用过程中，每月定期检查各部件、螺丝及后轮辐条是否有松动，若有松动及时锁紧，以免产生安全隐患。

（4）活动部位应每周加润滑油，以防活动不灵活。

（5）轮椅车使用后，用软干布将表面水汽、污物等擦干净，存放在干燥的场所，以免受潮生锈；坐垫、靠背应保持清洁，以防滋生细菌。

八、轮椅的使用注意事项

1. 根据患者的不同年龄、不同体型、不同疾病来正确选择适合患者使用的轮椅。

2. 使用前全面检查轮椅各个部件的性能，保障使用的安全和顺利。

3. 保证患者乘坐轮椅的姿势正确，使身体坐于轮椅的椅座中间，两侧有一定的活动空间，身体尽量向后靠，保持稳定性。对身体不能保持平衡者，应系安全带。

4. 为避免发生压疮，应保持轮椅座面的清洁、柔软、干燥、舒适。定时进行臀部的减压，每30分钟抬臀一次，每次3～5秒。

5. 患者应掌握正确使用轮椅的技巧及轮椅转移的技能。

助行器是许多下肢功能障碍患者及下肢肌力减弱的老年人极为常用的辅助设备。作业治疗师应根据需要为患者配备合适的助行器，并教会患者及其照顾者正确使用助行器。应用助行器时应掌握适用对象及测量与使用方法。轮椅作为常见的代步工具，对下肢残疾者或其他行走困难者的康复发挥着重要作用，病伤残者可以借助轮椅达到生活自理、参与社会。临床应用时应根据不同患者的具体情况，开具轮椅处方，并指导患者正确使用。

—• 考试知识点总结 •—

—• 本章小结 •—

—• 协和云课堂…… 拓展练习及参考答案 •—

（周　蕊　吕　柳）

第十章　矫　形　器

教学课件

学习目标

素质目标

（1）具备爱心、责任心，始终将患者的安全放在首位，严格监控皮肤状况、血液循环、神经压迫等风险，切实保障矫形器的精准性和安全性。

（2）树立终身学习思维，保持终身学习的习惯，关注矫形器材料、设计和技术的最新发展，为患者适配最优的矫形器。

知识目标

（1）掌握：矫形器的基本知识，包括矫形器的概念、应用目的及原则；低温热塑性材料特性及其临床应用。

（2）熟悉：低温热塑矫形器制作流程及制作方法；矫形器的使用及注意事项。

（3）了解：矫形器的命名、常见分类；低温热塑矫形器制作所需工具，佩戴矫形器后不良作用及防治。

能力目标

（1）能够理解矫形器的相关知识。

（2）能够根据患者的病情指导其选择合适的矫形器。

（3）能够开展矫形器使用健康教育。

案例导入

【案例】

谭先生，35岁，腕关节骨折患者。一天前，由于外伤导致桡尺骨下端骨折，来医院进行治疗，经诊治发现为无移位的骨折，需要使用矫形器对腕关节进行固定。

【问题】

谭先生应该选择何种矫形器？该如何使用低温热塑性材料进行制作呢？

·核心知识拆解·

矫形器曾称支具、夹板。矫形器的应用能恢复或改善患者的功能活动，提高患者的日常生活自理能力，从而改善生活质量。矫形器的种类繁多，根据治疗需要，康复治疗师需为功能障碍者制作和装配适宜的矫形器。随着近代高分子材料学、生物力学、电子学等高科技的发展，为了满足临床医学及康复医学的发展需要，矫形器的制作及运用也有了很大的进步。低温热塑性材料具有良好的可塑性，是目前矫形器制作中最常采用的材料。整个制作过程需要经过绘制肢体纸样、加热及塑形、修整及边缘打磨、配置免压垫、附件制作及安装、安装固定带等步骤。

第一节　概　　述

一、矫形器的概念发展史

矫形器（orthosis）是指在人体生物力学的基础上，作用于人体四肢或躯干，用于改变或代偿神经、肌肉、骨骼系统的功能或结构的体外使用装置。矫形器于1950年作为一个专业术语在美国开始使用。1992年，国际标准化组织（international organization for standardization，ISO）将1972年美国国家假肢矫形器教育委员会提出的统一矫形器命名方案作为国际标准，逐渐在各国推广普及。1996年，国家（质量）技术监督局参照ISO 9999：1992国际标准，制定了我国矫形器国家标准。该标准系统规范了矫形器的命名。2004年，国家质量监督检验检疫总局又参照ISO 9999：2002国际标准，制定了我国矫形器新的国家标准（GB/T 16432—2004），确定了部分矫形器的统一命名及缩写（表10-1）。

表10-1　矫形器统一命名及缩写

中文名称	英文名称	缩写
骶－髂矫形器	sacro-iliacorthosis	SIO
腰－骶椎矫形器	lumbo-sacral orthosis	LSO
胸－腰－骶椎矫形器	thoraco-lumbo-sacral orthosis	TLSO
颈椎矫形器	cervical orthosis	CO
颈－胸－椎矫形器	cervical-thoracic orthosis	CTO
颈－胸－腰－骶椎矫形器	cervico-thoraco-lumbo-sacral orthosis	CTLSO
手矫形器	hand orthosis	HO

续 表

中文名称	英文名称	缩写
腕矫形器	wrist orthosis	WO
腕－手矫形器	wrist-hand orthosis	WHO
腕－手－手指矫形器	wrist-hand-finger orthosis	WHFO
肘矫形器	elbow orthosis	EO
肘－腕矫形器	elbow-wrist orthosis	EWO
肘－腕－手矫形器	elbow-wrist-hand orthosis	EWHO
肩矫形器	shoulder orthosis	SO
肩－肘矫形器	shoulder-elbow orthosis	SEO
肩－肘－腕矫形器	shoulder-elbow-wrist orthosis	SEWO
肩－肘－腕－手矫形器	shoulder-elbow-wrist-hand orthosis	SEWHO
足矫形器	foot orthosis	FO
踝－足矫形器	ankle-foot orthosis	AFO
膝矫形器	knee orthosis	KO
膝－踝－足矫形器	knee-ankle-foot orthosis	KAFO
髋矫形器	hip orthosis	HO
髋－膝－踝－足矫形器	hip-knee-ankle-foot orthosis	HKAFO

二、矫形器的常见分类

矫形器种类繁多，根据不同的分类标准可以有不同的分类，具体见表10-2。

表10-2 矫形器常见分类

分类标准	名称
装配部位	上肢矫形器、下肢矫形器、脊柱矫形器
基本功能	固定性矫形器、保持用矫形器、矫正矫形器、免荷式矫形器、步行用矫形器、牵引式矫形器等

续 表

分类标准	名称
治疗阶段	临时用矫形器、治疗用矫形器、功能代偿矫形器
治疗疾病	儿麻矫形器、脊柱侧弯矫形器、先天性髋关节脱位矫形器、骨折矫形器、马蹄内翻足矫形器等
制作主要材料	塑料矫形器、纤维制品矫形器、金属框架式矫形器、石膏矫形器、皮革矫形器等

三、矫形器的应用

（一）应用目的

1. 固定和保护 矫形器可对功能障碍肢体进行固定和保护，缓解肌肉痉挛和疼痛，促进炎症和水肿吸收及病变的愈合。

2. 稳定与支持 矫形器可维持骨、关节、脊柱的稳定性，限制肢体及关节异常活动，改善或恢复肢体功能。

3. 预防与矫正畸形 矫正性矫形器一般适用于儿童和青少年。矫形器通过三点力作用原理矫正肢体已出现的畸形，预防潜在畸形的发生和发展。

4. 免负荷作用 应用承重矫形器，能部分或完全免除肢体或躯干的承重，促进组织修复，促使病变愈合。

5. 代偿功能 矫形器的外力源装置可助力肌力较弱者，代偿已瘫痪的肌肉功能，矫形器使关节置于功能位可维持其正常功能运动。

6. 抑制痉挛 通过控制关节运动，抑制肌肉反射性痉挛，常用于脑卒中及脊髓损伤等神经系统疾病导致的痉挛。

（二）临床应用及原则

矫形器临床适应证包括骨与关节损伤、中枢性疾病（如颅脑损伤、脑血管意外、小儿脑瘫）、周围神经及肌肉疾病、烧伤等。

矫形器的适配需要经过患者身体功能全面评估、开具矫形器处方、适配前功能训练、制作矫形器、医师评估、患者正式穿戴、讲解使用说明、定期随访、修改及更新等一系列步骤。

临床上要做到矫形器的正确适配及使用，需要矫形外科医师、康复医师和矫形器制作人员的密切合作。三者组成康复小组，对患者进行全面评定，并根据评定结果确定最合适的矫形器处方，处方应包括患者基本信息、诊断、功能障碍、所需矫形器类型等，以低温矫形器处方为例，具体格式详见表10-3。在矫形器制作装配前应对患者进行肌力、关节活动度、协调性等多方面的训练，为使用矫形器创造良好的条件。矫形器由矫形器制作人员按照处方进行制作和装配。制作的矫形器不仅要符合治疗要求，而且要穿着轻便、舒适、透气，穿脱方便。制作好的矫形器交医师评估，经医师同意后交给患者正式穿戴，并认真向患者讲解矫形器的穿戴时间、使用方法、可能出现的问题及处理方法。应注意定期随访评估矫形器使用的效果，发现问题及时解决，必要时给予修改和更新。

表10-3 低温矫形器处方格式

××医院矫形器处方单			
姓名：	性别：	年龄：	职业：
住址：		电话：	
诊断：			
功能障碍：			
矫形器类型：			
其他特殊要求：			
注意事项：			

（三）矫形器应用要点

1. 掌握正确的穿脱方法 患者及家属应在治疗师指导下掌握正确的穿脱方法，操作时严格按照穿脱程序进行。

2. 正确使用矫形器训练 佩戴矫形器后，患者应在治疗师指导下，严格按照训练方案进行训练。患者掌握了训练方法后，可把矫形器带回家中训练。

3. 佩戴时间合理 佩戴的时间取决于患者病情、一般状态和其他方面的情况。有的患者需要长期持续佩戴，有的只需训练、工作时佩戴，有的需佩戴数周，有的则需佩戴数月。如脑卒中后偏瘫患者，软瘫期时肩关节容易半脱位，此时穿戴上肢吊带可预防和治疗肩关节半脱位。痉挛期时，继续使用上肢吊带会加重肩关节内收、内旋畸形，因此此时期禁止使用。

4. 注意观察与处理佩戴后反应 矫形器佩戴后若太紧可影响肢体血液循环，因此应随时观察肢体末梢循环，注意有无肿胀、皮肤颜色有无异常等。若穿戴处皮肤有感染或伤口等异常情况，应暂停佩戴矫形器。矫形器穿在肢体上要稳定，避免松脱而影响治疗效果。矫形器的辅助件如螺丝、弹簧弹力筋要牢靠，否则，易造成组织损伤。

5. 正确维护与保养 ①正确穿戴矫形器，避免矫形器因穿脱不当损坏；②矫形器应保持干燥、清洁，防止潮湿及生锈；③金属关节部位经常涂抹润滑油以保持关节润滑；④避免锐器损坏矫形器；⑤矫形器闲时应放在安全的地方，避免重物挤压损坏；⑥不能使用高浓度洗涤剂清洗，避免接触化学物品；⑦避免接触高温环境，尤其是低温热塑材料；⑧若发现松动、破损等问题，应及时送交制作部门处理。

（四）矫形器佩戴应用后不良反应及防治措施

矫形器长期佩戴易出现不良反应，具体不良反应及防治措施见表10-4。

表10-4　常见不良反应及防治措施

序号	不良发应	防治措施
1	失用性肌萎缩及肌力下降	在矫形器固定情况下应进行肌肉等长训练，可配合物理治疗方法，如经皮神经电刺激、干扰电流治疗等
2	挛缩，活动度下降	在病情允许下，进行2～3次/天关节被动运动
3	全身性或局部骨质疏松	鼓励装配双下肢矫形器的患者尽早下床运动
4	频繁穿脱导致肌痉挛加重	对痉挛肢体佩戴前应采用轻柔、缓慢的牵伸手法降低肌肉高张力，然后持续穿戴矫形器2小时以上
5	压疮	定期松解矫形器，对骨突处应加以保护
6	心理依赖性	功能恢复及症状改善后应及早放弃矫形器

第二节　低温热塑矫形器的制作

一、低温热塑矫形器的制作准备

（一）材料准备：低温热塑性材料

低温热塑性材料是一种特殊合成的高分子聚酯，一般加温5分钟就可以软化，低温下（60～80℃）即可塑化，可在肢体上直接塑形，无须石膏造模，多用于上肢矫形器的制作。为了满足制作的不同要求，常在材料中增加一些辅助原料和添加剂，使不同类型的低温热塑性材料具备不同的特性，具体如下。

1. 透明性　指材料的透明度。有些材料没有色素，加热前呈白色，加温后为透明状，便于塑形时直接观察肢体的合适度。

2. 塑形性　指软化后的板材与肢体轮廓容易吻合的程度。塑形性越好越容易与肢体吻合，适合于面部、形态较复杂、疼痛部位的塑形。塑形性好的材料抗牵拉差，操作时拉力要小。

3. 记忆性　指将已塑形的板材重新放入热水中后，板材可平整地恢复到塑形前的形态，有助于矫形器的修改或重复使用。

4. 牵拉性　指材料软化后能够被牵拉延长的特性，一般情况下，牵拉性越好的材料对牵拉的阻力越大。

5. 透气性　带孔低温热塑板上有众多网眼，因此具有较好的通气性，可增加皮肤通气、散热、排汗功能，防止皮肤红肿、瘙痒。通常腕肘以上部位选取网眼较稀疏的，手部选网眼稍密的。

6. 抗指压　指材料软化后，是否容易留有手指的压痕及压痕深浅程度。抗指压特征是区别材料质地的指标之一。当使用抗指压性小的材料时，操作时应避免长时间地握捏或按压，以免影响矫形器的整体效果。

7. 黏附性 是指材料加热后材料自身的粘贴或与皮肤粘贴的特性。通过材料自身粘贴的特点，可以不用任何黏胶剂将各部分连接在一起，提高矫形器局部强度。但是，黏附性太高容易造成材料自粘而不易分开，影响制作，因此通常选择中等黏性材料，或通过涂抹石粉来降低其黏附性。

8. 加热时间 是指材料放入热水后使其充分软化所需要的时间，一般温度在60～80℃时，加热时间为3～5分钟。加热时间不够，会出现材料内部没有软化的情况；加热时间过长，会使材料变性，影响矫形器使用寿命。

9. 冷却时间 是指材料从软化到塑形直至硬化的时间。材料的冷却时间一般为3～5分钟，如需延长冷却时间，可利用弹性绷带包裹塑形部位以保持热量；如需缩短冷却时间，则采用冷水冲洗的方法加快其固化。

10. 板材颜色 在治疗中，一般采用肤色和白色等与皮肤相近颜色的矫形器。但是，鲜明的颜色能吸引患儿，使其主动穿戴。红色和蓝色材料矫形器对有认识功能障碍的患者，能增强患者对患肢的视觉关注，有利于患肢参与功能训练。

（二）工具准备

1. 加温工具

（1）恒温水箱：用于低温热塑板材的加温，多为电热式水箱（图10-1），水温在0～100℃调节，配有恒温控制系统，一般维持在60～80℃。

（2）热风枪（图10-2）：主要用于矫形器局部加热，便于局部加工和精细部位的修改。其可控温度在50～80℃，有多种风速供选择。

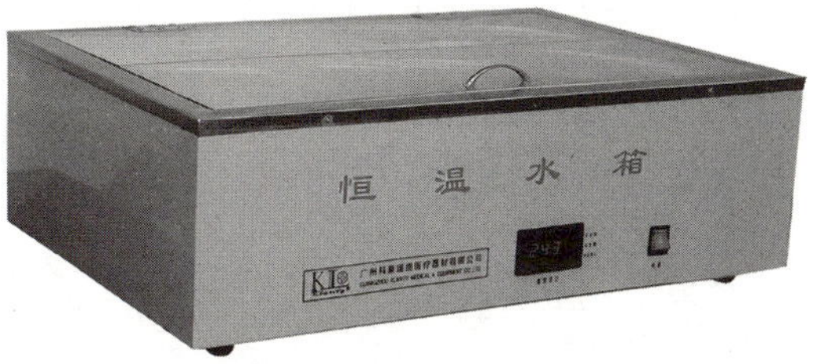

图10-1 电热式水箱

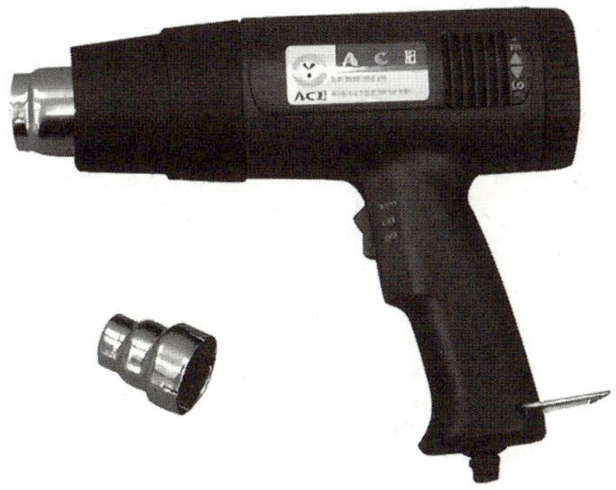

图10-2 热风枪

2. 绘图和裁剪工具准备

（1）剪刀：是裁剪材料必备的工具。常用的有大力剪、手术剪、尖部钝形剪、弧形剪、缝纫剪等。

（2）绘图工具：包括普通铅笔、彩色铅笔、圆珠笔、记号笔、尺、绘图纸等。

（3）裁剪刀：用于材料的切割、裁纸等。

3. 缝纫工具准备 用于缝制辅料，如固定带、尼龙搭扣等，也用于悬吊带、肢托的制作。临床中常用的是缝纫机，转速不要过快，要求能缝制1～6层的布料。

二、低温热塑矫形器的制作程序

（一）绘制矫形器图样

绘制矫形器纸样是制作低温热塑矫形器的基础。轮廓图是摹拟肢体外形描绘出肢体线条的图形。轮廓图是绘制矫形器纸样的依据。绘制矫形器纸样的具体步骤如下。

1. 绘制轮廓图 患者取坐位或卧位，患肢呈中立位平放于白纸上，铅笔垂直于桌面，沿肢体边缘画出轮廓图（图10-3）。若患者肢体畸形或痉挛十分严重而不能描图时，应先描出患者的健侧，然后利用白纸背面阴影描出其图形，以替代患肢轮廓图。

2. 绘制图样 测量肢体尺寸，以肢体轮廓线为基础，放大轮廓的尺寸，常在轮廓的两侧各放宽该肢体周径长度的1/4，掌部放宽其厚度的1/2。然后按所设计的矫形器绘制相应图样（图10-4）。

3. 记录一般情况 在图样上注明患者姓名、性别、诊断、矫形器名称、左右侧、辅助件及制作日期等。若有矫形器病历卡，需完整填写。

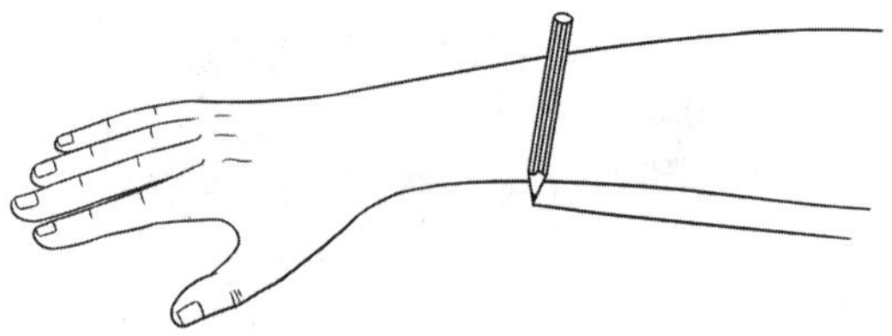

图10-3 取肢体轮廓线

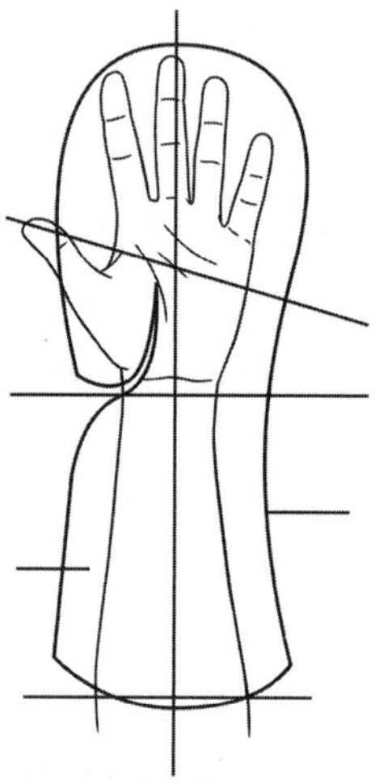

图10-4 绘纸样图

（二）加热及塑形

沿图样剪下纸样，在患者肢体上试样并进行必要的调整，将调整好的纸样置于板材上，用记号笔画出其样式，然后用大力剪将板材裁剪好，将裁剪好的板材放入水箱中，待软化后取出，平整地放于桌面上，用干毛巾将板材擦拭干净。操作者自身感觉不烫时再放置于患者治疗部位上进行塑形。对大型矫形器，必须用宽绷带将矫形器固定，以使矫形器更好地塑形，紧贴肢体。

（三）修整打磨

1. 观察初步塑形好的矫形器有无偏斜和旋转，关节角度是否达到要求，关节是否保持正常对线和其他治疗需要。如有差异，需在局部加温软化后进行调整，甚至重新塑形。

2. 当矫形器的基本形态完成后，剪去多余的边缘，矫形器两侧边缘高度通常为肢体周径的1/2。矫形器的长度不应影响邻近关节的运动，但若有骨折，需要将邻近关节同时固定，以避免关节运动影响骨折愈合。

3．矫形器边缘应充分软化后剪裁，通过塑料板材的自缩性能使边缘光滑，必要时用布轮机磨平以避免矫形器边缘的毛刺、锐角等刺激皮肤引起疼痛或造成皮肤损伤。

（四）配置免压垫

免压垫是指放在免压部位、减少局部压力的一种软性材料。硅树脂橡胶、泡沫塑料及其他软性材料都可以用来制作免压垫。免压部位主要是骨突处、神经的表浅部位、伤口及疼痛部、受累关节等。免压垫应略大于免压部位，厚度一般为5mm，通常为椭圆形，如必须是长方形垫，应将四个边角剪成椭圆形。

（五）附件制作与安装

附件制作与安装是矫形器制作过程中比较关键的步骤，正确与否关系到了矫形器是否能够发挥出应有的作用。附件名称、作用及安装标准见表10-5。

表10-5 附件名称、作用及安装标准详情

名称	定义	作用	安装标准
支架	牵引关节的支撑装置，由钢丝、铝合金条等制作	辅助屈曲/伸展运动	安装在静态矫形器上；屈曲方向牵引时，安装在掌侧面；伸展方向牵引时，安装在背侧面；受力小的小支架在矫形器塑形后安装，大支架在之前安装
铰链	作为动态结构能协助关节作各项运动	支持关节运动或限制关节的活动范围	当手术早期或治疗原因需要限定关节在一定范围内活动或禁止关节运动时，可通过调节铰链上的固定螺丝来达到要求
弹性材料	橡皮筋、钢丝、弹簧等	作为矫形器的外动力，帮助肢体的被动运动或牵引	不同材料的质地或结构不同，产生的弹力有强有弱，根据治疗要求预制或选择
手指配件	是连接手指的辅助件，有指套、指钩、指帽及导线等	牵伸萎缩的手指关节；提供阻力或制动；被动活动	手指肌腱萎缩，手指无力，需被动活动，手指活动需限制时使用

（六）安装固定带

固定带能使矫形器附着于肢体上。通常情况下，选择尼龙搭扣固定带或帆布固定带。根据矫形器的长度和肢体部位确定固定带安装的位置，如功能位矫形器应分别安装在手部、腕部及前臂近端。帆布带固定肢体的稳定性比单纯尼龙搭扣固定好，尤其是大的关节或挛缩的关节更为适合。尼龙搭扣可用黏合胶固定在矫形器上，制作比较简单。帆布带需要用铆钉或加一层板材固定。

安装固定带注意事项如下：①固定带直接接触皮肤，应压力均匀、稳定适度，避免影响血液循环；③固定带不应影响关节正常运动；④固定带应避开关节和骨突起部位；⑤固定带穿脱应方便，颜色应尽可能与矫形器颜色近似。

第三节　常用低温热塑矫形器

微课：脑卒中上肢痉挛型矫形器的制作

一、上肢矫形器

上肢矫形器是用于整体或部分上肢的矫形器。种类较多，手腕、手指矫形器较为常见。上肢矫形器的基本功能为预防和矫正畸形，防止肌肉和关节挛缩，通过外力保持肢体的功能位，补偿降低或丧失的肌力，保护功能，促进病变的修复及愈合。

（一）肱骨骨折矫形器

1. 作用原理　对骨折周围软组织的均匀施压，达到较好的固定目的。骨折较轻的患者，可不跨关节固定，但较严重的肱骨骨折，需将肩、肘关节同时固定，肘关节置于功能位（90°直角位），进行较长时间的制动固定。

2. 适应证　肱骨干中段骨折。

3. 构成　常用上臂管形矫形器，由前、后两片组成，接合部粘贴在一起（图10-5）。

（二）肘功能位固定矫形器

1. 作用原理　保护肘关节，限制关节活动及矫正肘关节畸形。

2. 适应证　肘关节术后、肘部骨折及肘关节不稳、患肘部软组织损伤者。

3. 构成　背侧开口朝向掌侧的U形矫形器，可将肘关节固定于功能位（屈曲90°位）（图10-6）。

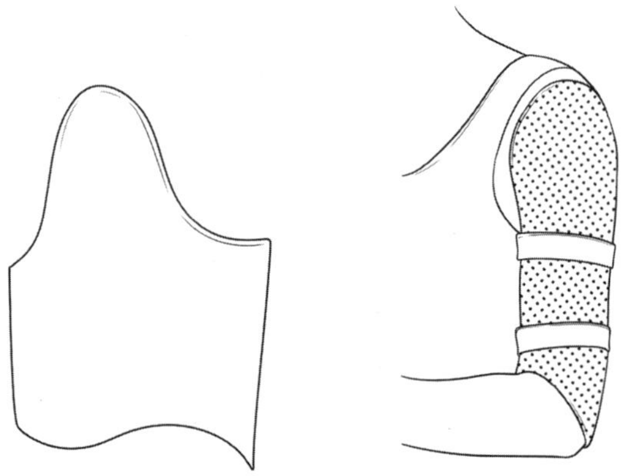

图10-5　肱骨骨折矫形器

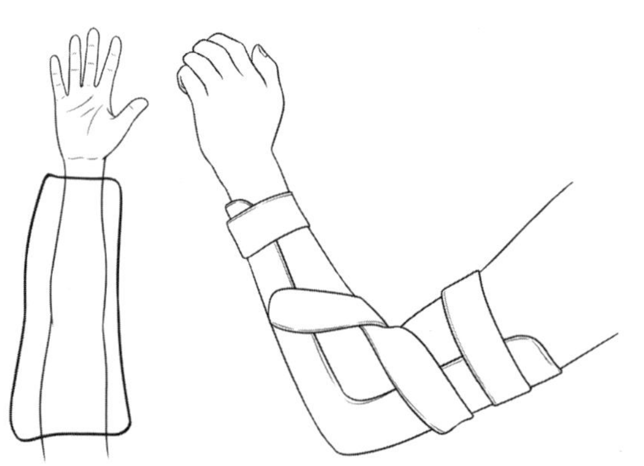

图10-6　肘功能位固定矫形器

（三）铰链式肘屈曲矫形器

1. 作用原理　其结构模拟人体肘关节的生理功能，可帮助肘关节功能障碍的患者进行康复训练。

2. 适应证　肘关节挛缩、关节不稳、肘关节损伤、肘关节术后训练、肌力低下等。

3. 构成　在上臂及前臂运用低温热塑材料制作成开口朝向掌侧的U形箍，再由肘关节铰链将其连接而成，根据病情需要，铰链角度可自由调节（图10-7）。

（四）腕手功能位矫形器

1. 作用原理 使腕关节与手指保持在功能位，腕背伸30°，拇指充分掌侧外展，掌指关节屈曲40°，近端指间关节屈曲60°～80°，远端指间关节屈曲10°～15°。

2. 适应证 周围神经麻痹、弛缓性或痉挛性瘫痪、腕关节骨折、肌腱损伤、腕关节挛缩、腕关节烧伤患者等。

3. 构成 由前臂托和手部共同组成，与休息位矫形器制作方法相同（图10-8）。

（五）长手套式矫形器

1. 作用原理 将腕关节制动，桡、尺骨远端固定，保持腕关节在功能位，拇指关节对掌位。

2. 适应证 急性腕关节炎、腕扭伤、桡骨、尺骨远端及腕骨骨折、桡骨茎突炎、舟骨骨折等患者。

3. 构成 近似于管形矫形器，制作时在背侧开一小口，前端的长度不影响掌指关节和手指的活动（图10-9）。

（六）抗痉挛矫形器

1. 作用原理 对抗手屈肌痉挛，降低屈肌张力。

2. 适应证 脑卒中、脑瘫、颅脑损伤等痉挛型患者。

3. 构成 由前臂为开口朝向背侧的U形臂托和手掌托组成，使腕关节背伸10°～30°，诸指分开微屈。若患者肌张力太高而无法操作，可以选择相近的正常人手作为模型，塑好型后再根据患手情况进行修改。穿戴时需先将手腕及手指缓慢伸展，待松弛后再戴上矫形器（图10-10）。

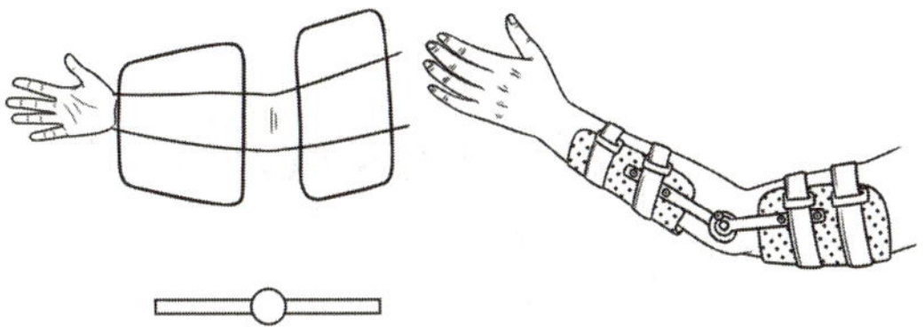

图10-7 铰链式肘屈曲矫形器

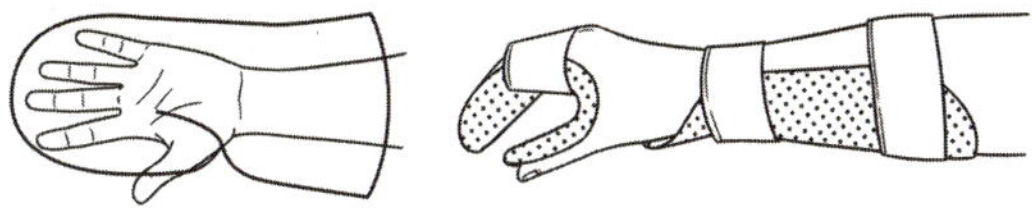

图10-8 腕手功能位矫形器

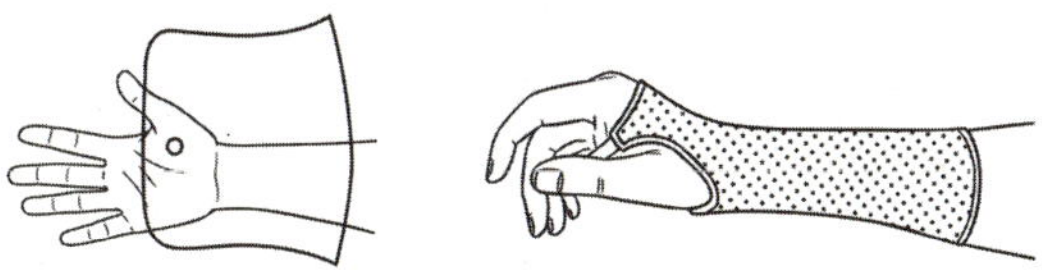

图10-9 长手套式矫形器

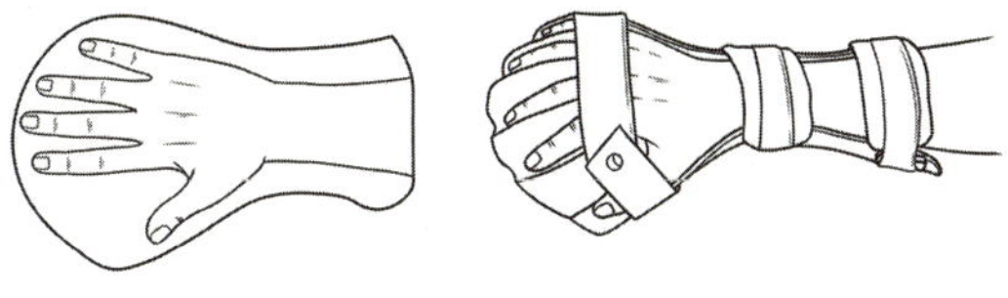

图10-10 抗痉挛矫形器

（七）锥状握矫形器

1. 作用原理 在手部肌肉放松情况下，支持手弓于休息位。

2. 适应证 臂丛损伤、四肢瘫痪、偏瘫等弛缓性麻痹或手部屈曲挛缩的患者。

3. 构成 由前臂部和手掌部组成，前臂部分为开口朝向桡侧的U形臂托，手掌部为锥状形，锥状体尺侧粗而桡侧细，穿戴时手掌处在抓握的状态（图10-11）。

（八）背侧腕伸展矫形器

1. 作用原理 保持腕关节功能位。

2. 适应证 掌侧面有伤口的患者；桡神经损伤、臂丛损伤、肌腱损伤、多发性肌炎、偏瘫等患者。

3. 构成 固定于手臂背侧，开口朝向掌侧，能使掌指关节及手指进行无障碍的主动屈曲运动，也可作为伸腕肌麻痹助动矫形器的基础（图10-12）。

（九）掌侧腕伸展矫形器

1. 作用原理 不影响手指活动的情况下，维持腕关节于功能位。

2. 适应证 伸腕肌麻痹、腕关节损伤、桡骨茎突炎、偏瘫等患者。

3. 构成 是指位于前臂及腕关节掌侧，将腕关节固定于背伸位的矫形器。该矫形器开口朝向背侧，前端不超过掌横纹，不影响掌指关节和指间关节活动（图10-13）。

（十）拇掌指关节固定矫形器

1. 作用原理 制动大鱼际部，保持拇指在对掌功能位。

2. 适应证 骨性关节炎、急性掌指关节炎、拇指韧带损伤、正中神经麻痹、烧伤等患者。

3. 构成 拇指部位为管形，大鱼际部位有开口，穿戴时拇指应从矫形器开口套上去，然后使用固定带固定在手掌部（图10-14）。

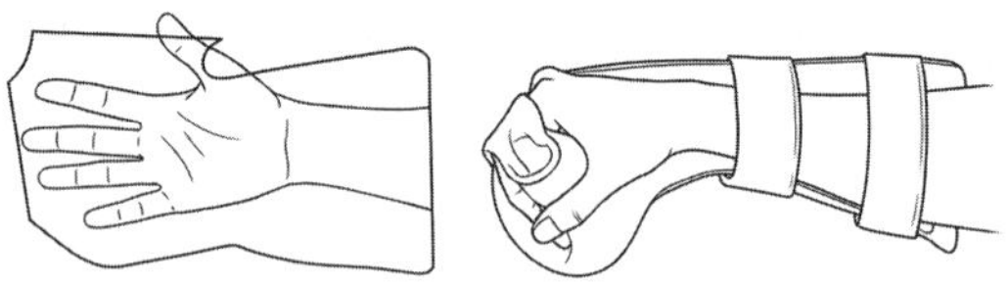

图10-11 锥状握矫形器

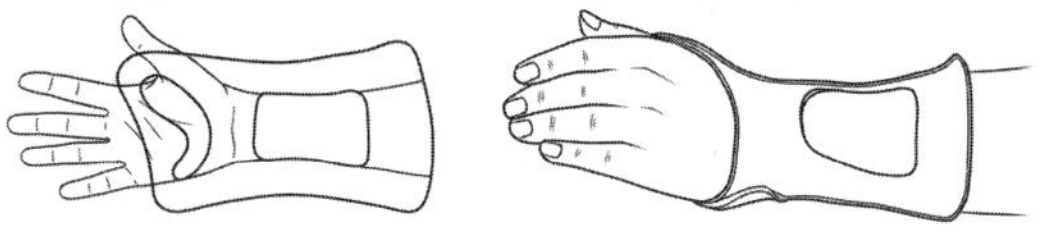

图10-12 背侧腕伸展矫形器

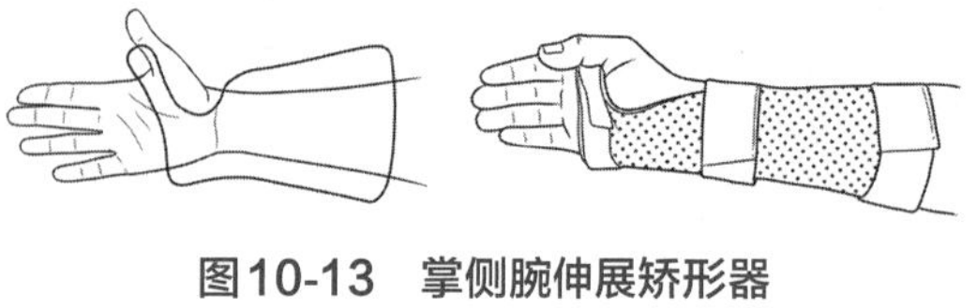

图10-13 掌侧腕伸展矫形器

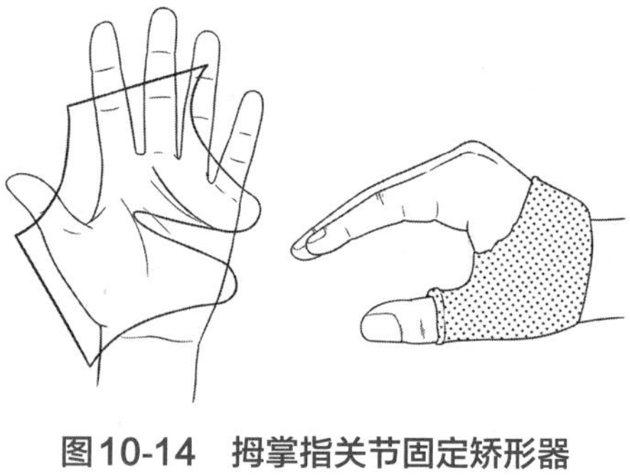

图10-14 拇掌指关节固定矫形器

（十一）掌指关节屈曲矫形器

1. 作用原理 利用橡皮筋的弹力辅助掌指关节屈曲运动。

2. 适应证 正中神经、尺神经损伤造成的掌指关节过度伸展等患者。

3. 构成 由掌骨背侧、四肢基节背侧的两块板和掌侧横纹部位的横杆与他们之间的钢丝连接构成的矫形器。用橡皮筋牵引，促使掌指关节屈曲（图10-15）。

（十二）短对掌矫形器

1. 作用原理 将拇指与示指保持在对掌位，防止拇内收肌挛缩。

2. 适应证 内收肌挛缩、大鱼际肌损伤、拇指挫伤、腱鞘炎等患者。

3. 构成 制作时将材料裁成T形，横向部分在拇指与示指之间塑形成指托，纵向部分自手部桡侧绕向尺侧，借助固定带将桡、尺侧两端连接固定（图10-16）。

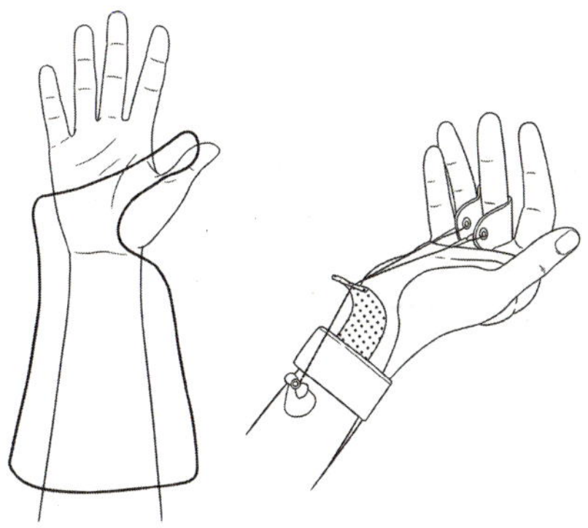

图10-15 掌指关节屈曲矫形器

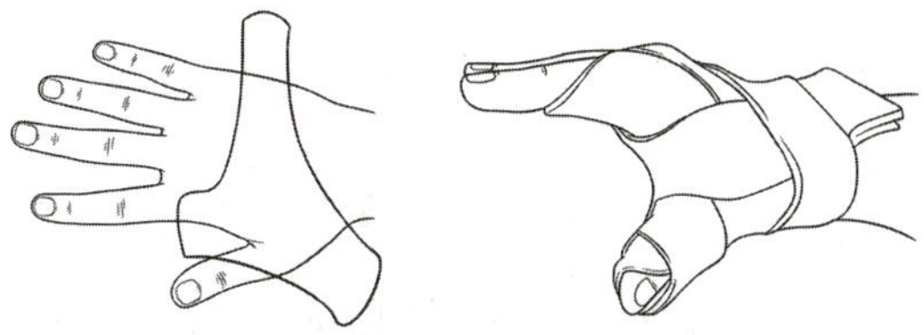

图10-16 短对掌矫形器

（十三）指关节固定矫形器

1. 作用原理 制动第2、第3、第4、第5指，对过伸或过屈的手指进行矫正。

2. 适应证 指关节损伤、指骨骨折、指关节炎、屈指肌腱挛缩、手指畸形等患者。

3. 构成 包括指箍、指伸展固定矫形器、指屈曲固定矫形器、掌指关节固定矫形器等（图10-17）。

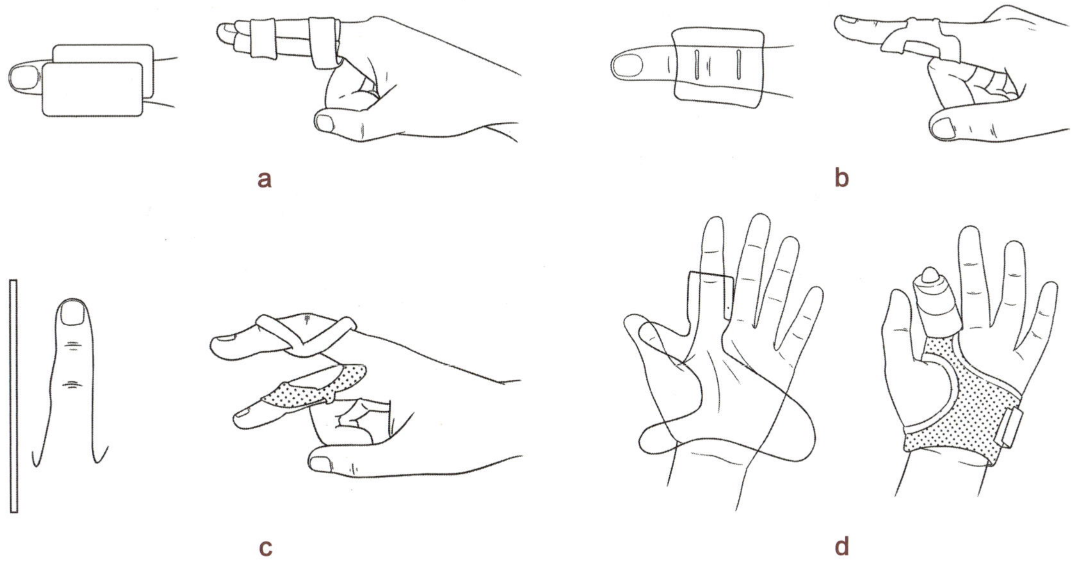

图10-17 指关节固定矫形器

a.指箍；b.指伸展固定矫形器；c.指屈曲固定矫形器；d.掌指关节固定矫形器

（十四）槌状指矫形器

1. 作用原理 固定远端指间关节，可使远端指间关节置过伸位、近端指间关节轻度屈曲位，有利于肌腱愈合。

2. 适应证 急性牵拉引起远端指间关节肌腱附着处撕裂伤的患者。

3. 构成 采用单片U型或双片固定结构，通过环形杠杆系统增强力学稳定性（图10-18）。

（十五）指关节伸展辅助矫形器

1. 作用原理 增加近端和远端指间关节的活动度。

2. 适应证 屈指肌腱挛缩、指关节屈曲畸形的患者。

3. 构成 制作时，首先在指关节背侧塑成一个关节处留空的指箍，下方中段剪开一个三角形开口，将前、后端反复折叠，使狭窄部成为一个活动关节，然后固定钢丝，最后安装弹力筋与固定带（图10-19）。

（十六）指关节屈曲辅助矫形器

1. 作用原理 借助橡皮筋的弹性辅助指间关节屈曲。

2. 适应证 指关节伸肌挛缩、手指鹅颈样畸形等患者。

3. 构成 制作时首先用钢丝预制好钢丝架，然后取三小片低温热塑材料软化后粘连在钢丝架上，并作为指托分别缚着在指关节背侧近、远端及指关节下部（图10-20）。

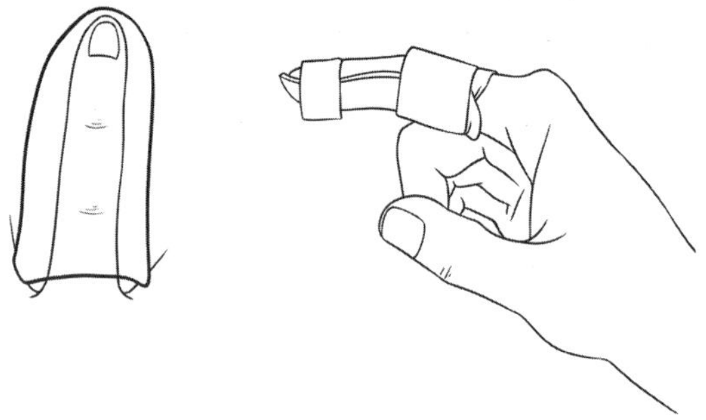

图10-18 槌状指矫形器

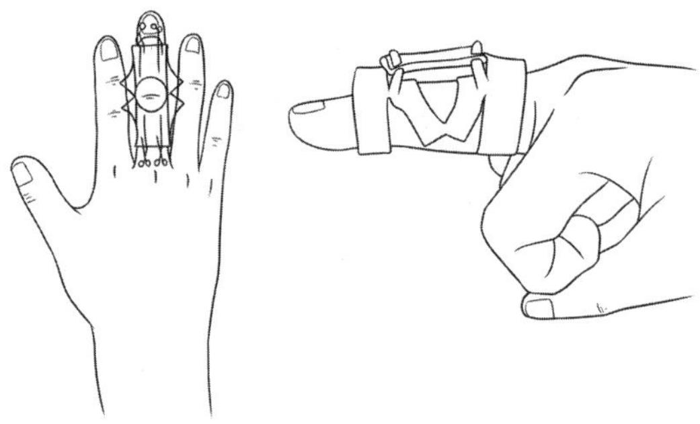

图10-19 指关节伸展辅助矫形器

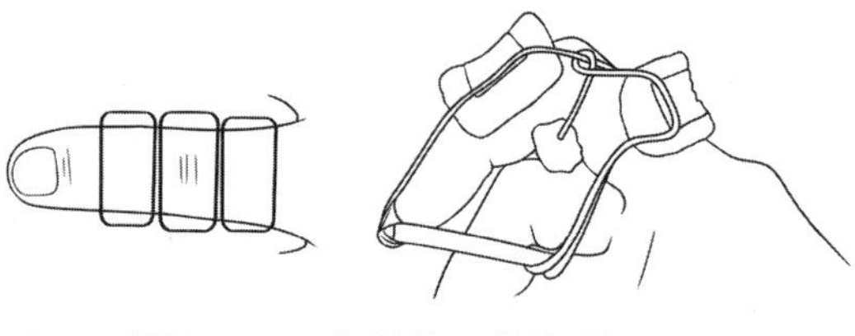

图10-20 指关节屈曲辅助矫形器

二、下肢矫形器

下肢矫形器是用于整体或部分下肢的矫形器。它的基本功能：维持关节的正常对线和正常活动范围；保护衰弱或疼痛的肌肉、骨骼；预防和矫正肢体畸形；代偿麻痹肌肉功能，部分改善行走步态；减轻或者完全免除患肢的承重负荷；减轻肢体承重，促进骨折愈合等。低温热塑材料制作的下肢矫形器主要是保持肢体及关节的对线，维持下肢关节功能位置，或者临时性地固定肢体。

（一）髋关节固定矫形器

1. 作用原理 制动或保持髋关节外展体位。

2. 适应证 髋关节术后或轻度损伤患者。

3. 构成 是指采用低温热塑板材加热软化后直接在患者一侧的髂腰部至大腿部塑形制成的静止式髋外展矫形器，包括大腿部和髂腰部两部分。其制作时需将髋关节外展10° ～ 20°，大腿部自外侧向内侧包绕，在内侧黏合形成管形；髂腰部自患侧向对侧包绕，留有一开口，借助固定带进行固定（图10-21）。

（二）铰链式髋关节矫形器

1. 作用原理 不影响髋关节屈伸度情况下控制髋关节内收和外展的幅度。

2. 适应证 痉挛性脑瘫、髋关节损伤等患者。

3. 构成 为动态式矫形器，制作时首先在髂腰部与大腿部塑形，然后在两者之间安装铰链，通过固定带固定（图10-22）。

（三）膝关节固定矫形器

1. 作用原理 稳定及制动膝关节，矫正膝关节畸形。

2. 适应证 膝关节畸形或膝关节术后患者。

3. 构成 属于静止式矫形器，根据需要可制作成管形或U形。U形矫形器方便穿脱，有利于训练。制作时应注意膝关节应处于微屈中立位，矫形器的长度为大腿中段至小腿中段之间的距离（图10-23）。

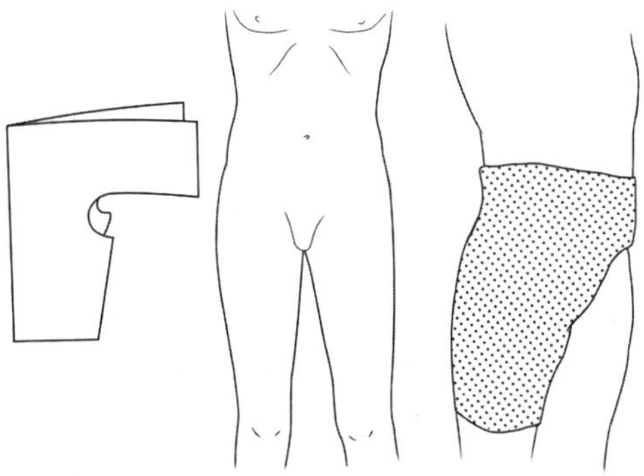

图10-21 髋关节固定矫形器

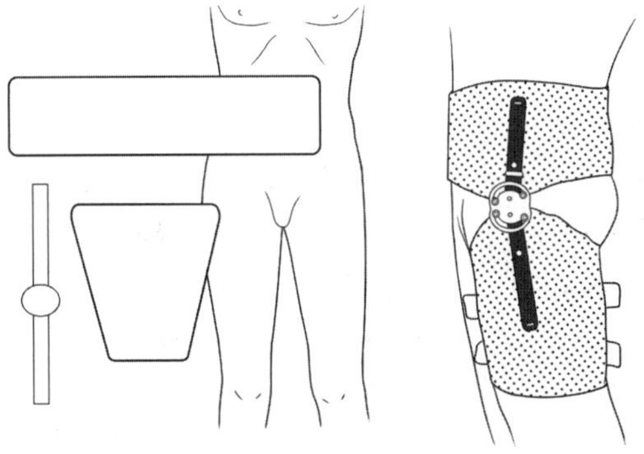

图10-22 铰链式髋关节矫形器

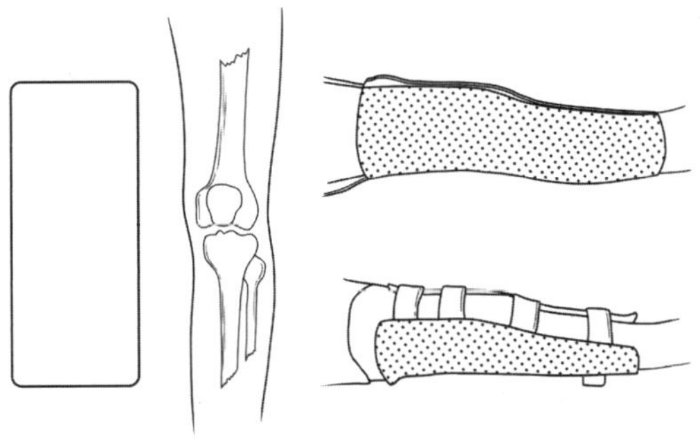

图10-23 膝关节固定矫形器

（四）铰链式膝关节矫形器

1. 作用原理 铰链根据功能不同可分为锁定关节及活动关节。稳定、支撑膝关节或限制膝关节活动范围时需锁住膝关节铰链，行走训练及限制膝关节伸展、屈曲活动范围以保护受损关节时需打开膝关节铰链。

2. 适应证 膝关节损伤或术后患者。

3. 构成 属于动态式矫形器，包括低温热塑材料制成的大、小腿后托及膝关节铰链、双侧的支条等部分（图10-24）。

（五）踝足矫形器

1. 作用原理 将踝关节置于功能位。

2. 适应证 足下垂或足部轻微骨折、小儿踝关节的内翻、外翻畸形；由低温热塑材料制作的踝足矫形器强度低，不能用于成年患者的站立行走。

3. 构成 常分为后片式踝关节固定矫形器、前片式踝关节矫形器及管形矫形器（图10-25）。

（六）铰链式踝足矫形器

1. 作用原理 在运动训练时对踝关节进行保护与支撑。

2. 适应证 踝关节运动欠佳者。

3. 构成 属于动态式矫形器，多是在前片式踝足矫形器基础上，在踝关节处安装铰链，使踝关节具有背伸、跖屈的运动功能（图10-26）。

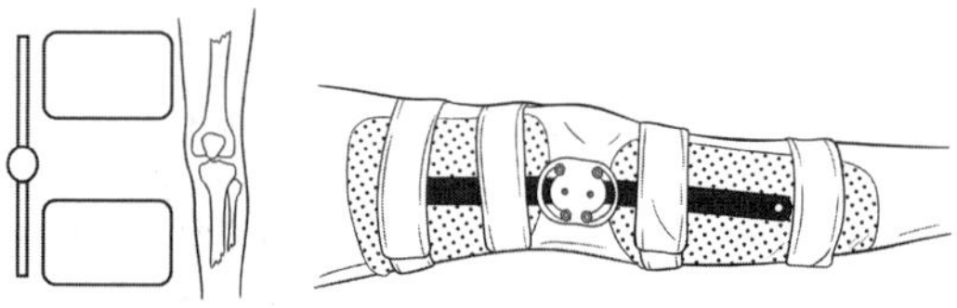

图10-24 铰链式膝关节矫形器

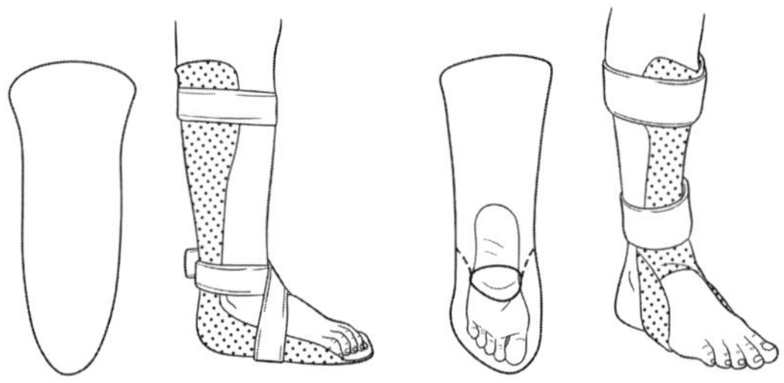

图10-25 踝足矫形器

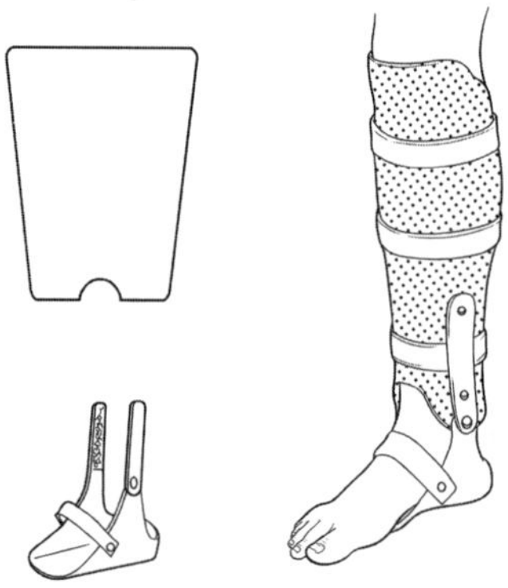

图10-26 铰链式踝足矫形器

三、脊柱矫形器

脊柱矫形器根据脊柱不同作用部位分为颈椎矫形器、胸腰骶矫形器、腰骶矫形器三大类。脊柱矫形器主要用于限制脊柱运动，辅助稳定脊柱病变关节；减少或免除脊柱承重，促进病变愈合；减轻局部疼痛；支持麻痹的脊柱肌肉；预防或矫正脊柱畸形；矫正躯干畸形等。

（一）颈椎矫形器

1. 作用原理 不带颌托的矫形器接触面相对减小，能对头颈部的屈伸活动进行限制，但对头颈部的旋转运动没有限制。带颌托的矫形器接触面较大，既限制头颈部的屈、伸活动，也限制头颈部的旋转运动。

2. 适应证 颈椎病、颈椎脱位、颈椎骨折、颈椎术后、颈部软组织损伤等患者。

3. 构成 是用于限制全部或部分颈椎运动的矫形器，又称围领或颈托。采用低温热塑材料塑造，分为不带颌托的和带有颌托的两种。索米颈托是带胸部固定的颈椎矫形器：在颈托下增加了胸部固定装置，适用于对颈部支撑力要求较高的患者（图10-27）。

（二）胸腰骶矫形器

1. 作用原理 使胸椎处于伸展位，并限制胸腰椎或腰椎上部的躯干伸展运动，使脊柱稳定。

2. 适应证 胸腰椎压缩性骨折、胸腰椎结核、强直性脊柱炎、胸腰椎术后等患者。

3. 构成 由前、后两片组成，借助固定带将前后两片连接形成与躯体相吻合的箍，上端与腋下方相平，下端固定骨盆并延长至髂前上棘的外侧（图10-28）。

（三）腰骶矫形器

1. 作用原理 可限制腰椎的各方位活动，利用腹压帮助支撑体重，并可减轻腰椎前凸。

2. 适应证 腰椎体滑脱、腰部椎间关节病、腰椎间盘突出症、退行性脊柱病等患者。

3. 构成 外形及制作方法类似于胸腰骶矫形器（图10-29）。

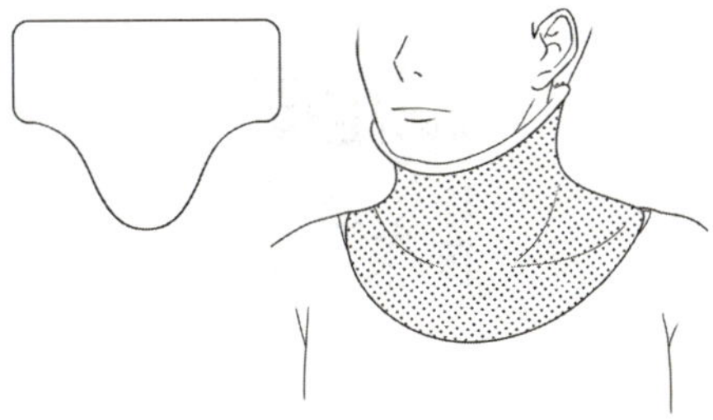

图10-27 颈椎矫形器

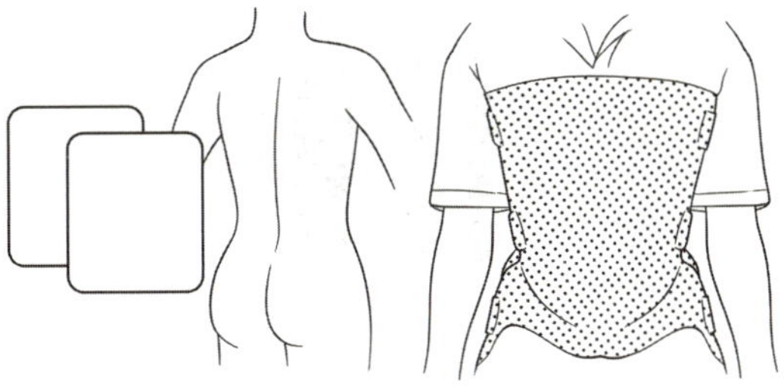

图10-28 胸腰骶矫正器

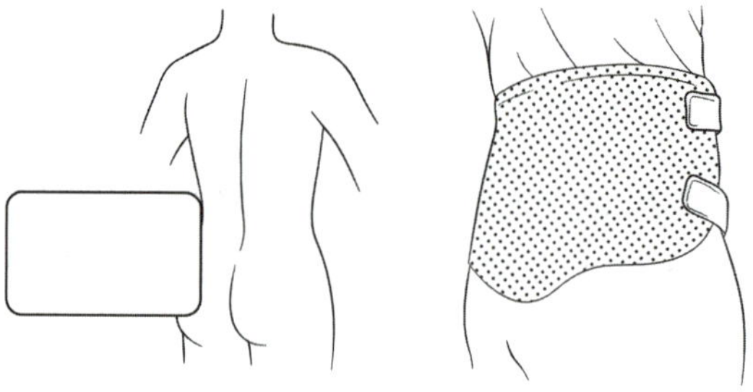

图10-29　腰骶矫正器

▶知识拓展

互动式截瘫助行矫形器

互动式截瘫助行矫形器（walkabout orthosis，WO），也称摇摆型截瘫助行器，是一种用于帮助截瘫患者行走的矫形器。它的主要结构包括一对膝踝足矫形器及一个互动式的倒V字形铰链，其中膝踝足矫形器用来稳定膝、踝、足关节，而互动式铰链则用来连接双侧并协调动作。该矫形器的工作原理模拟了人体行走的生物学模式，将某侧伸展的力量转化为另一侧屈曲的力量，从而获得动态平衡，提高行走的稳定性和效率。然而，由于互动铰链的位置偏低，它无法模拟人体髋关节和骨盆的互动关系，因此更适用于低位截瘫患者，即第10胸椎平面以下的脊髓损伤患者。这一适用范围得到了科学研究的证实。此外，互动式截瘫助行矫形器是截瘫患者康复训练中常用的一种设备，虽然近年来国外骨骼机器人等新技术有所发展，但在国内，传统的步行矫形器仍然是应用的主流。

—• 考试知识点总结 •—

—• 本章小结 •—

—• 协和云课堂……　拓展练习及参考答案 •—

（吕　柳）

第十一章　职业康复

教学课件

学习目标

素质目标

（1）具备人文关怀与社会责任感，充分尊重患者的职业期望与个体差异，深入评估其功能障碍对职业活动的影响，以个性化方案助力患者重返工作岗位，重塑职业自信与社会价值。

（2）坚持精进专业的意识，主动学习职业康复领域的前沿理论、新兴技术及政策动态，积极参与跨学科协作，不断提升职业康复评估与干预的科学性和有效性。

知识目标

（1）掌握：职业康复的基本知识，包括职业的定义、工作分析、功能性能力评估及职业评定的方法。

（2）熟悉：职业分类大典的内容；职业康复的内容及目的等内容。

能力目标

（1）能根据职业康复的基础知识，完成职业能力重建。

（2）能按照职业康复评定原则及训练方法，完成职业训练的评定与作业治疗。能按照职业训练评定结果与作业治疗，完成职业培训与指导。

案例导入

【案例】

王先生，公司文员，36岁，下班途中发生车祸，导致工作能力受限，现在进行康复治疗，需求是能够重新返回工作岗位。

【问题】

王先生出现的这些症状是应该进行哪些方面的评定？该如何进行治疗？

·核心知识拆解·

职业康复是作业治疗的重要内容之一，职业康复通过康复的手段，使残疾人或伤病者就业或再就业，从而促进他们参与或重新参与社会。职业康复在伤残者就业与回归社会及工伤康复方面发挥着重要的作用。

第一节 概 述

一、基本概念

职业（vocation）是指人们从事的相对稳定的、有收入的、专门类别的工作。并不是任何工作都能成为职业，某项工作只有变得足够重要以致能吸引人们长期稳定地投入其中才能够成为职业。职业是劳动者获得的一种社会角色，给予了劳动者一个体现个人价值的机会，是一个人社会地位的一般性表征。英文单词中occupation也被翻译成职业，但是它强调谋生的手段，更偏重于经济意义，而vocation通常更强调从业者的贡献和潜能，更偏重于社会意义、个人发展等方面。

职业康复（vocational rehabilitation，VR）是一个协调的、系统的专业服务过程，可使伤残者能获得、保有和维持工作、经济独立、自尊和生活自理。1983年国际劳工组织（international labor organization，ILO）《第159号残疾人职业康复和就业公约》中对职业康复的表述是使伤残者重返社会获得工作能力和机会。因此职业康复的目的是“就业”，且是具有竞争的就业，即在公私企业、事业单位中与非残疾者具有同等机会，且根据残疾的具体情况应具备保护性就业的劳动场所。也有将职业康复定义为：通过强化伤残者的能力和发展他们的潜能，并与社会各界协作，创造平等就业的机会和环境，从而促进伤残者就业。

二、职业康复的任务与工作内容

（一）职业康复的任务

国际劳工组织在1985年《残疾人职业康复的基本原则》中指出，职业康复主要包括以下六个方面任务。

1. 掌握伤残者的身体、心理和职业能力状况。
2. 就伤残者职业训练和就业的可能性进行指导。
3. 提供必要的适应性训练、身心功能的调整及正规的职业训练。
4. 引导伤残者从事适当的职业。

5. 提供需要特殊安置的就业机会。

6. 伤残者就业后的跟踪服务。

（二）职业康复的工作内容

目前，我国职业康复服务形式主要分为两类，一类是在伤残者联合系统和民政系统进行，主要对先天性残疾的人群开展职业评定、职业咨询、职业培训和职业指导等职业康复服务；另一类在劳动保障系统和卫生系统进行，主要为受工伤或职业病后的伤残者开展职业面谈、职业评定、职业强化训练、现场工作模拟训练、工作调整与环境改良等职业康复服务。总体来说，职业康复服务工作内容主要包括以下几项。

1. 职业面谈 基本信息、个人背景、职业史、就业动机等。

2. 职业评定 包括功能性能力评估、就业意愿评估、工作满意度评估、工作环境评估、工作模拟评估、工作行为评估等，并书写职业评估报告。

3. 工作分析 包括分析伤残者所从事的工作需求，并结合伤残者的身体、心理功能情况进行匹配。

4. 职业功能训练 主要是根据职业评定结果及工作分析结果，运用生产性活动及现场工作训练做全面康复，通过康复的手段提升伤残者的工作能力及信心。

5. 职业技能培训 指根据伤残者的就业需求和方向，结合职业生涯设计，为伤残者培训新的技能训练。

6. 职业指导 经过职业评定或职业调查之后，为伤残者建立职业康复档案、提供劳动力市场资讯、提出就业建议、职业安全与健康指导等。

7. 就业后随访 在伤残者就业之后，根据实际情况随访伤残者的工作情况，根据伤残者和公司的反馈，为伤残者和雇主提供适当的指导和建议。

三、职业康复的目的和作用

职业康复的主要目的是帮助伤残者准备并获得就业，促进其参与社会。具体来说，职业康复的目的、作用和意义包括以下内容。

1. 强化躯体功能 通过职业康复可增强患者的躯体功能，提高肌力和耐力，改善活动能力。

2. 改善心理功能 通过职业康复可调节情绪、增强信心，获得成就感和自我认同感。

3. 培养良好的工作行为 包括遵守工作纪律和规程、正确处理与领导和同事的关系、团结协作等。

4. 提高就业或再就业的能力 如提高职业技能、找工作技巧和面试技巧等。

5. 获得并保持工作 通过职业康复使患者就业或再就业，并能维持适当的工作。

6. 预防再次损伤 对患者进行人体工效学和工作环境改造等方面的指导，预防工作中受伤或再次受伤。

▶**知识拓展**

基于复原理念的职业康复模型

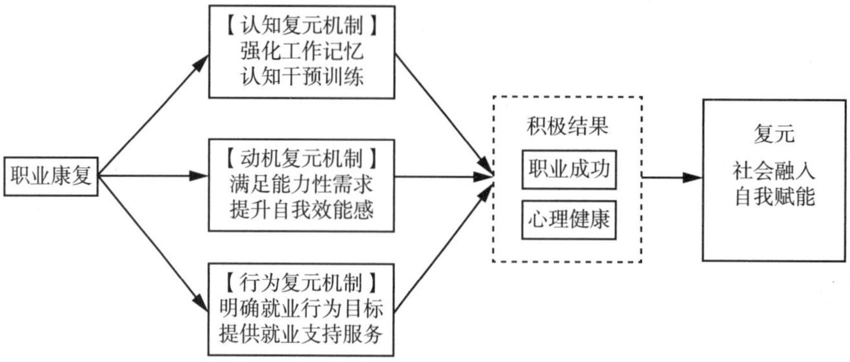

第二节 职业能力评定

一、工作分析

工作分析（job analysis）是对具体工作的岗位名称、性质、任务、权责、劳动关系、劳动条件和环境等进行逐一分析和描述的过程，针对性地在工作强度、力度和时间、氛围压力及工作量、工作姿势，对身体能力、生理、认知、心理、技能、操作环境等多方面的要求进行统筹评估的过程。

1. 工作分析目的

微课：园艺疗法

（1）逐步分解指定的工作任务。如一位园艺工人，他的工作任务主要包括锄草、培土、浇水、施肥、剪枝等各项活动。

（2）找出指定工作的主要工作要求。如园艺工人要从事上述具体的工作任务，需要有一定的站立行走能力和耐力、手抓握能力、上下肢的力量（提举、搬运）、上肢活动度、灵活性、认知功能等。

（3）确定导致人体工效方面压力的原因，可能与工作方法、工作场所设置、工具使用或设备的设计有关。

（4）分析改良设备、工作方法或工作场所，这样可使患者工作更加安全、更有效率。

2. 常用工作分析方法

（1）GULHEMP工作分析系统：该系统由加拿大利昂·科伊尔（Leon F·Koyl）博士提出，GULHEMP为所包含7个部分内容的英文缩写（表11-1），分别代表内容如下。G（体格情况）、U（上肢功能）、L（下肢功能）、H（听力）、E（视力）、M（智力）、P（人格特征）。每一部分代表一个功能区域。每部分都分为7个级别，从完全适合（1级）到完全不适合（7级）。通过该方法可以很容易完成这七部分里面工人能力和工作要求之间的比较。例如，仓库工人必须具备的最低要求是：体格情况（2）、上肢功能（3）、下肢功能（4）、听力（4）、视力（3）、智力（4）和人格特征（4）。

表11-1 GULHEMP工作分析量表

级别	体格情况（G）	上肢功能（U）	下肢功能（L）	听力（H）	视力（E）	智力（M）	人格特征（P）
1	适合重体力的工作，主要工作包括经常性地挖掘、提拉、攀爬	适合大力提拉物体至肩部或以上水平，主要工作包括挖掘、推或者拖拉重物，如可以驾驶很重的汽车，如拖拉机和推土机	主要工作中可以持续地跑步、爬、跳、挖掘和推，例如，可以驾驶很重的汽车，如拖拉机和推土机	对于任何职业来说，听力都很好	对于任何职业来说在没有眼镜的情况下看得很清楚，包括因为工作的原因需要很好的视力	I.Q.130或以上，或①优秀的语言技巧，口语和书写能力；②灵活性、有创造性地解决问题的能力；③高级的（或适合的）教育水平；④领导能力的技巧和经验	稳定，可肯定的行为；能够利用智慧和才能做出快速和合理的决定；现实的自我尊重；良好的判断；做出逻辑上的决定；能与其他人相处，充满活力；取得良好成绩；能够推动雇员做到最好
2	适合重体力工作，包括偶然发生的、类似G1的重体力工作，能够交替工作	适合大力提拉物体至肩部或以上水平，挖掘、推或者大力拖拉，适合体力工作，适合偶然地在U1中出现的重体力工作	适合重体力劳动，可以完成偶然出现的在L1水平的站立、跑步、爬、跳和推	能够适合任何职业，且敏锐的听力不是就业的主要要求	对于任何职业来说在佩戴眼镜的情况下能够看得很清楚，除了工作的要求需要很好的视力外	I.Q.110～129，或①良好的语言技巧口语和书写；②灵活性、有创造性的问题解决能力；③比一般学历更高的学历，有能力根据工作接受高水平的训练	类似以上的P1，但是可能在生产力上或人际关系上有一些小问题，导致某种程度上的受限；在适合的情况下能够稳定地执行某方向发展
3	除了重体力工作外适合所有的职业，有可能恶化（如果因为经常交班工作而导致就餐不规律或者如果休息不够）	适合中等强度的提拉或装载工作，如可以驾驶轻型卡车	适合中等体力劳动，包括推拉和挖掘（较长时间的脚部用力有可能出现疲劳），例如，能够驾驶轻型货车	能够就业，即使有中度的听力丧失	使用一个眼睛的视力已可以应付工作，没有要求需要两眼的视力	I.Q.90～109或①一般语言技巧；②一般教育水平；③有能力较快地学习一般的工作要求	总体上，可靠和一致；很好地承担责任，但是仅仅局限于个人工作，而不是在一个管理能力层面；由于个性或性格上的原因晋升上受到限制；这是一般员工的分类
4	适合轻便工作，有规律的工作时间和就餐时间	单侧残疾，允许有效率的轻体力工作	严重的单侧残疾或者少于双侧残疾，允许有效率的久坐的或轻便的工作	能够听清楚，虽然有严重的听力丧失，但不妨碍	在佩戴眼镜的情况下使用一个眼睛的视力已可以应付工作，除了近距离的工作；没有快速进行性疾病	I.Q.80～89，或①能够阅读和书写日常材料；②能够学会简单的日常工作；③智力方面有可能出现恶化	需要鼓励和/或指引；没有很好地承担责任，对压力过度反应，有时在伙伴或同事之间产生矛盾
5	适合受限制的工作或者兼职工作，有身体残疾的工人在家工作或在外工作	双侧残疾或者完全的单侧残疾，仅仅允许几个粗大或相对低效率的移动，允许担任受限制的或兼职的工作（有残疾的工人）	双侧或严重单侧残疾，允许相当部分工作效率低的移动和允许受限制的工作，只适合久坐的工作	功能上完全聋，但没有额外的症状且能够看懂唇语	在佩戴眼镜的情况下使用一个眼睛的视力已可以应付工作，有快速进行性疾病	I.Q.70～79，或①有口语和书写的障碍；②读写能力受限严重；③明显的智力减退，如非常差的记忆能力	需要更多的鼓励，指引和监督；无法抵抗不一般的压力；没有很好适应改变；工作生产力仅仅局限于熟悉的环境和保护上的监督

续 表

级别	体格情况（G）	上肢功能（U）	下肢功能（L）	听力（H）	视力（E）	智力（M）	人格特征（P）
6	仅仅适合自我照顾	可以进行部分自理，或许能够自我吃饭	因为严重残疾的原因不能够再就业	功能上完全聋，且有进行性的疾病，不善于看懂唇语	能够模糊看见物体形状，或盲和但接受过训练	I.Q.60 ～ 69，或①严重的沟通障碍，如严重的讲话或语言障碍；严重的学习能力障碍；②几乎具备所有的读写能力障碍。	经常受心理影响和/或情绪上的崩溃；经常和其他同事有严重的冲突；仅仅完成部分工作；在自我挫折或制造麻烦上消耗大部分的精力；严重的性格上的缺点
7	卧床不起—不能照顾自己	不能自理	卧床不起	功能上完全聋，且有进行性的疾病，不懂唇语	严重的、进展性的疾病或盲且没有接受训练	IQ59或以下或完全无能力的精神障碍或沟通障碍	由于严重的精神方面的疾病不能再就业

（2）美国职业分类大典（dictionary of occupation titles，DOT）工作分析系统：在该系统里，工作分析主要是由工作特性和工人特性两部分构成。DOT是对每个职业都有定义的详细分类，它详细描述了每个职业的任务要求，并为其设定了一个九位编码。根据力量要求的不同，DOT将工作体力要求分为5个等级（表11-2和表11-3）。

表11-2　美国职业分类大典量表力量的分级

等级	标准
极轻（坐位工作）	最大提举4.5kg和偶尔提举或运送，如文件、账簿或细小工具。尽管极轻工作往往定义为经常坐位下的工作，但是一定程度上的步行和站立是必需的。如一份工作只是偶然需要步行和站立，且符合其他极轻工作的条件，那该份工作可以说是极轻的工作
轻	最大提举9kg和经常提举和/或运送4.5kg重的物体。尽管提举的重量可能往往是一个忽略的重量，轻工作分类为：①明显需要步行或站立，②大部分的时间需要久坐但必须承担涉及手臂和/或腿的推和拉的动作
中度	提举最大22.5kg和经常提举和/或运送11kg重的物体
重	提举最大45kg和经常提举和/或运送22.5kg重的物体
极重	提举物体重量超过45kg和经常提举和/或运送22.5kg或以上重量的物体

表11-3 国家职业分类大典量表工作特性身体要求

身体要求水平	偶尔*	经常*	常常*	典型的能力要求
极轻	4.5kg	—	—	1.5～2.1MET
轻	9kg	4.5kg	—	2.2～3.5MET
中度	22.5kg	9kg	4.5kg	3.6～6.3MET
重	45kg	22.5kg	9kg	6.4～7.5MET
极重	超过45kg	超过22.5kg	超过9kg	超过7.5MET

注：偶尔代表少于1/3的工作时间，经常代表介于1/3～2/3的工作时间，常常代表大于2/3的工作时间。
MET（metabolic equivalent）指代谢当量。

二、功能性能力评估

功能性能力评估（functional capacity evaluation，FCE）对患者的体能和功能能力进行系统的评估，并通过评估为患者设定其功能资料档案以确认其目前的体能状况和功能缺陷。为了建立有效的资料档案，患者必须尽其所能去进行。

1. 评估内容

（1）身体功能评定：利用不同的仪器评定活动能力、力量、感觉、手功能和手眼协调及其心肺耐力等项目，从而了解服务对象的整体体能状况，以便制定合适的职业康复目标。具体包括肌力、耐力、ROM、平衡、协调、手功能、感觉、ADL等功能评定。

（2）智力评定：包括感知能力、记忆能力、交流能力、问题解决能力、判断能力、思维能力、组织能力、学习能力、执行任务能力测试等。常用韦氏智力测验，评定结果经过转换成标准分，进一步换算成智商。以智商表示被评定者智力发展水平，以智力剖面图表示被评定者智力结构上的特点。

（3）社会心理评定：主要是对评定对象的就业意向和处理社会问题的能力进行评定。常采用心理测量的方法，如利用残疾人就业意向调查表、残疾人就业动机调查表等。

（4）工作行为评定：指通过各种方法，客观地测试及反映评定对象在工作上的行为表现，也可评定其工作意向及工作上所需的精神状态。加上工地的现场观察，从而评定出评定对象的实际工作行为情况。评定内容包括仪表、守时性、工作动力、就业活动速度、情绪稳定性、与人合作能力、接受批评能力、创造力、承受压力能力、行为-反应一致性等。

工作模拟评定是指根据工作任务所涉及的身体活动，尽量设计和模仿现实工作中实际的工作任务进行评定，系统地观察评定对象的就业活动行为，从而判断其能否重返工作岗位及是否存在再受伤风险，以指导职业康复服务。

2. 常用评估方式

（1）Valpar工作模拟样本评定：Valpar工作模拟样本（Valpar component work samples，VCWS）是最为常用的工作模拟评定系统。主要用于职业康复的技巧训练和评估、工作能力的评估和训练、就业潜能的开发和刺激及保险判伤的标准化评估测试等。包括二十多个工作盒，每套作业评估训练既能独立使用又能够组合使用。通过评估完成指定的一些模拟作业训练和能顺利完成每项工具训练的技巧等级，可以显示测试者实际的工作状况。经过几十年发展，目前的VCWS由23个独立的工作样本，以及VCWS 300系列灵巧度模块组成。部分工作样本如下。

1）VCWS 01小型工具：评价做出准确的手指和手部动作及在狭窄空间下使用小型工具的能力。在测验中，受测者的双手要在立方体内使用各种工具在5个面上安装好螺丝、螺栓、螺母和螺帽等。安装完毕后要将立方体拆开铺平，然后将已安装的所有零件拆除，如图11-1所示。

2）VCWS 02区分大小：评价工作中区分尺寸大小的能力。

3）VCWS 03数值排序：评价能否按照数字进行排序，完成归类和存档的工作任务。

4）VCWS 05文书理解和能力倾向：评价各种文书工作技能，如信件处理、档案管理、回应电话、打字及记录能力。

5）VCWS 07多层次排序：评价快速排序的能力，涉及颜色、数量、字母等组合的辨别能力，如图11-2所示。

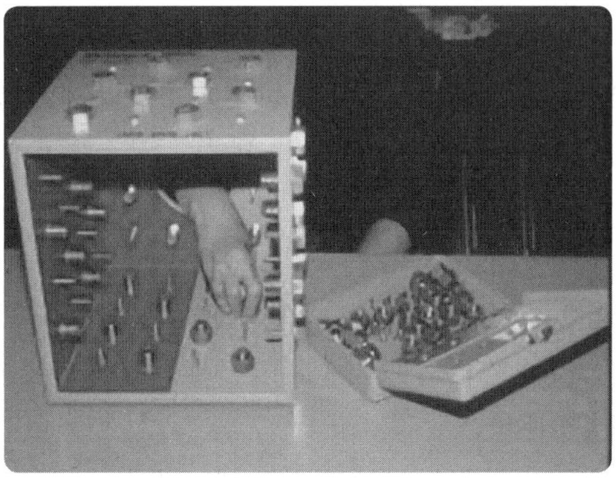

图11-1　VCWS 01小型工具

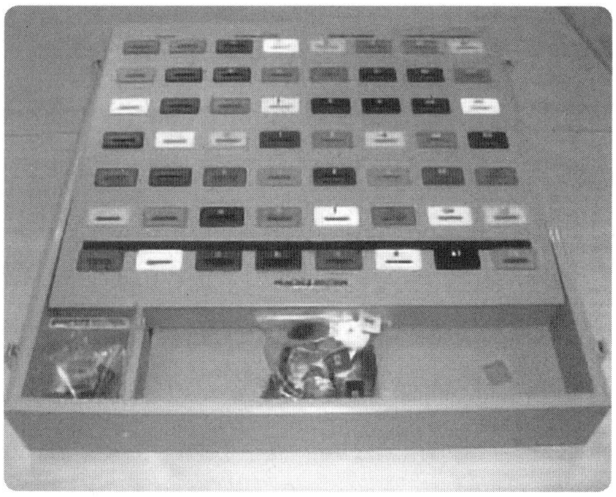

图11-2　VCWS 07多层次排序

6）VCWS 09全身活动度：评价全身关节活动度，以及躯干、手臂、手和腿等粗大运动的敏捷性和耐力。在测试中，受测者要依从从头顶上方到腰部直至膝关节的高度，采取相应的姿势分别安装和拆卸3块形状板。

7）VCWS 19：用于评定综合动态的身体能力，如力量、协调、平衡、灵活性、集中注意力、跟从指令、自信心、耐性等。样本由四部分组成，包括一个三层货架连同货盆、一部三层货梯、一部台秤，以及一个工作台上摆放着一个装有不同重物的货箱。在测试中，受测者根据工作指令首先通过测试决定自己所能搬运的最大重量。根据测试所得的重量水平，受测者在20分钟的时间里重复不停地在这个重量水平进行搬抬及运送工作，如图11-3所示。

（2）器械模拟评定：BTE PrimusRS由美国BTE公司开发，可以简称为"活动模拟训练系统"，是目前世界上功能最全的康复治疗设备之一。该设备可以模拟大多数功能性动作、日常生活活动及职业活动，测试评定者的功能性关节活动度、肌力、工作耐力、手部灵巧度、协调性及等张、等长、等速、持续性被动活动能力。可用于评价、训练并跟踪进展情况。从评定者的初期评价到康复训练过程再到恢复功能及职业能力康复，此系统可以全程捕捉并呈现实时的客观的数据，为工伤预防、评估、康复、职业训练提供一个专业的、标准的、客观有效的考量工具。

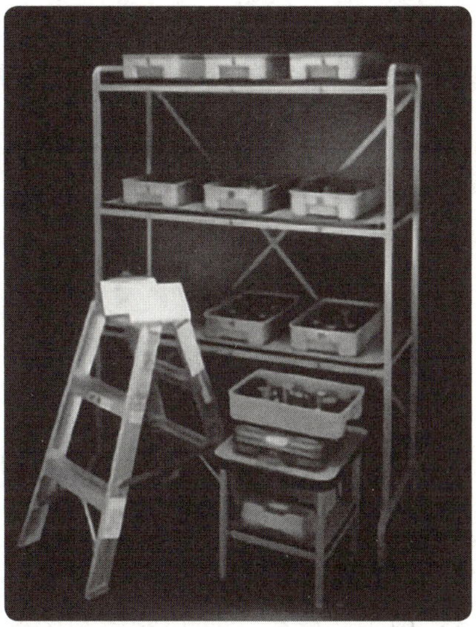

图11-3 VCWS 19

（3）模拟工作场所评定：是指在模拟的情境中，有计划地安排各种情景因素，系统地分析、测试评定者的工作相关能力、工作行为及就业潜能，从而发现需要介入处理的目标行为，提升就业可能性的过程。如木工、纺织、建筑等工作场所，从实际或近似真实的工作环境中，评定工人的工作潜能或应付一般工作要求的能力表现。需注意在评定前，要对患者伤病前工作环境进行现场探访，了解该工作的详细的工作任务，并实地了解其工作环境，便于设计更真实的工作场所进行评定。

第三节 职业康复训练

职业康复训练可以根据所选介入类型、应用方法及实施训练方案地点的不同，分为在医疗机构内进行的职业技巧训练，以及在工厂、企业内实施的就业前训练。本节重点介绍职业技巧训练。

职业技巧训练是指通过循序渐进的具有模拟性或真实性的工作活动来逐渐加强障碍者在心理、生理及情感上的忍受程度，继而提升他们的工作耐力、生产力及就业能力。该训练侧重于与实际工作密切相关的劳动和生产能力（如速度、准确性、效率）、安全性（遵守安全法规和使用安全性设备的能力）、身体耐力（耐力、重复性工作的能力）、组织和决策能力等。

职业技巧训练的显著特点是利用真实或模拟的工作活动，以分级的方式经过一定时间的治疗和训练逐步重建病伤残者与实际工作相匹配的工作能力。治疗时间一般是6周左右，每周3～4次，每次1～2小时。也可以根据每个人的具体情况制订针对性地训练和治疗时间。

职业技巧训练包括工作重整、工作能力强化训练和现场工作强化训练、职业培训等方面的内容。

1. 工作重整 指针对受伤、长期病休（如超过三个月）的患者，重建其身体功能的过程，包含神经、肌肉、骨骼功能（肌力、耐力、活动性、柔韧性、运动控制）和心血管耐力等功能的训练。

工作重整一般始于伤后3～6周，即损伤基本愈合及病情基本稳定，每周3～5次，每次2～4小时，通常进行4～8周。针对非严重损伤通常进行2～3周，掌握基本能力后接着进行工作能力强化训练。

2. 工作能力强化训练 指基于伤残者的需求，系统地、有组织地应用真实或模拟的工作活动来逐渐加强患者在心理、生理及情感上的耐受程度，继而提升他们的工作耐力、生产力及就业能力。

（1）工作强化

1）目的：通过进行与职业设计相关的功能训练及技能培训，提高职业操作能力和就业技能，以便工人能够安全、有效地重返工作岗位。

2）常用方法及器具：具体指导方法为保持正确的姿势、利用人体动力学原理、调整工作方法等来克服疼痛等症状或不适对工作过程的干扰。

计算机或自动化的器材：如BTE PrimusRS工作模拟器等。

模拟实际工作所需的体能器材：模拟工作台、多功能组装架等。

（2）工作模拟训练：主要是通过一系列的模拟性或真实性的工作活动来加强患者相关的工作能力及行为，从而帮助他们重返工作岗位的训练。活动内容可针对特定职业或职业群中用到的工具、材料及操作步骤进行模拟训练。尽可能安排患者到实际的工作场地及岗位进行训练。

1）常用的器具：工作样本为用来模拟患者在日常工作中的实际要求，如微塔法（Micro-TOWER）、JEVS、Singer系列等，最常用的是Valpar工作模拟样本。

2）模拟工作站：模拟工作站是特别为工人设计的不同工作模拟场所，如搬运工、木工等工作场所。通过实际或模拟的环境评定及训练患者的工作潜能及能力，使其能够面对一般工作上的要求。模拟工作站包括一般工作站和行业工作站。

一般工作站：包括提举及转移工作站（不同姿势体位）、提举及运送工作站（平滑路面步行，崎岖路面步行）、组装工作站、推车工作站等。

行业工作站：包括建筑工作站（粉墙、翻沙、铺地板、铺砖）、木工工作站、电工工作站、维修工作站、驾驶工作站、厨师工作站、文职工作站、护理工作站、清洁卫生工作站等。

（3）工具模拟使用训练：患者通过使用实际工具或者模拟工作器具，如螺丝刀、扳手、手锤、木刨、钳子等，增加工具运用的灵活性及速度。通过工具模拟使用，可以协助患者重新寻找原工作中工具使用的感觉，有助于患者重返工作。

（4）工作行为训练：此训练集中发展及培养患者在工作中应有的态度及行为，如工作动力、个人仪表、遵守工作纪律、自信心、人际关系、处理压力或控制情绪的能力。训练中也会教患者一些良好的工作习惯，如在工作中应用人体功效学原理，工作模式及程序的简化。

3. 现场工作强化训练 是使伤残者在真实的工作环境中进行工作任务训练，重新建立工作习惯，履行工作角色所需的行为，提高其重新参与工作的能力，使公司能够更早、更妥善地接纳伤残者，减少社会资源的浪费。现场工作强化训练内容及流程包括以下内容。

（1）现场工作评定：主要系统观察伤残者在真实工作环境中的工作能力及行为以便制定现场工作强化方案，筛选出会产生受伤风险的工作任务。

进行现场工作评定及制定方案需要了解的信息包括以下内容。①伤残者的身体功能；②工作技能及就业意愿；③用人单位的接受性；④用人单位的性质及相关制度，尤其是公司已经实施的有关职业健康和安全的项目；⑤工作环境及工作的流程及方法；⑥工作所需的工具、机器和设备；⑦工作过程中人体工效学风险因素；⑧公司可以提供的资源协助。

（2）选择训练设备和空间：在特定空间进行现场评定时选用的机器设备尽量少用传统的医院康复器材，多选用服务对象所熟悉的工具。当然，也可以使用临床上常用的秒表、握力计、推拉力、卷尺、磅秤等工具进行评定。某些风险因素会影响到现场治疗所使用的设备和空间，如重体力的工作任务容易发生腹背、肩关节和膝部等受力较大的部位损害，而工作度较轻的生产行业（如生产线上装配零件）则有上肢累积性损伤的风险。

（3）实施现场工作强化训练：根据现场评定结果，治疗师分析服务对象和潜在工作之间的差异，筛选出工作流程中关键性的工作任务，或者未能完全符合要求的工序进行训练。训练内容包括体力操作处理、设备使用、工作姿势及方法、改良工作流程和调整工作等。训练强度需要遵循渐进式增加的原则，重视训练过程中反馈。

现场强化训练要求遵守公司的正常作息制度，治疗时间通常建议安排为全日或半日的工作训练。现场工作强化时间因个体差异及工作情况有所不同，但每个训练疗程至少持续1周以上。

（4）受伤的管理及预防：主要通过工作行为教育进行受伤管理及预防，防止再次受伤，包括针对广大工人群体的工伤预防服务。受伤管理服务包括肌肉骨骼系统评定、训练计划和工作行为教育。另外，也包括现场的功能性能力评定、现场工作分析评定、工作强化训练及工作适应等服务。

（5）就业安置：就业安置指治疗师指导工人进入就业场所，获得并保持稳定的就业能力，协调工人、用人单位和工作环境之间的关系，消除工人自身和外界障碍的过程。治疗师通过与用人单位及工人提出工作调整或转换工作岗位建议来协助工人安全返回工作岗位。

4. 职业培训 职业培训是指围绕病伤残者所希望的职业目标，在技能、工作速度和效率、职业适应性等方面所进行的培训。职业培训可促进残疾人（尤其是先天性残疾和长期残疾者）掌握必要的职业技能、养成良好的劳动习惯，以适应新的职业生活，重新获得稳定工作。

（1）操作法：指在他人指导下，通过实际操作，掌握一定工作技能和业务知识。如服装剪裁及服装缝纫培训，由老师边讲边示范，学员同时进行实际操作。

（2）模拟训练法：是一种侧重对操作技能和敏捷反应的培训方法，它通过把受训者置于模拟的现实工作环境中，让受训者反复操作训练，以解决实际工作中可能出现的各种问题，为进入实际工作岗位打下基础，如理发师培训，先在假的模特的假发上进行模拟操作。

（3）生产实习法：就是学习巩固所学技术理论知识和专业知识，并将这些知识运用于生产实践，掌握基本操作技能和技巧及实际工作的流程和规范，获得独立生产和工作的能力。如理发学员在模拟训练后，技能达到相应的水平就可进行实习操作。

（4）模块式技能培训法（modules of employable skills，MES）：是国际劳工组织20世纪70年代开发出来的职业技术培训模式。模块式技能培训是将每一个具体职业或岗位，建立岗位工作描述表的方式，确定出该职业或岗位应该具备的全部职能，再把这些职能划分成各个不同的工作任务，以每项工作任务作为一个模块。确定出完成该模块工作所需的全部知识与技能，以此为培训目标和依据来开发培训大纲和教材，形成不同的培训模式。其特点为用时短、效率高、成本低，用最少时间和费用取得最佳的培训效果。

（5）以能力为基础的教育模式：以能力为基础的教育（competence-based education，CBE）是20世纪60年代加拿大开发的方法。是当前西方国家职业教育中较流行的模式。CBE模式强调受训者行业的需求和受训者在学习过程中的主体作用。其特点为：以从事某个专项职业能力作为培养目标和评价的标准，强调受训者的自我学习和自我评价。

—• 考试知识点总结 •—

—• 本章小结 •—

—• 协和云课堂······ 拓展练习及参考答案 •—

（刘　尊）

第十二章　社区作业治疗及社区环境评定改造

教学课件

学习目标

素质目标

（1）培养尊重与关怀意识，强化解决社区环境障碍的实践能力，提升沟通协作与人文关怀素养。

（2）树立主动改善社区环境的社会责任感，助力患者融入社会。

知识目标

掌握：社区环境评定与改造的基本理论，包括社区康复、作业治疗、环境评估方法等；理解环境对患者生活质量的影响。

能力目标

具备独立完成社区环境评定与改造方案制定的能力，能够实施环境改造工程，提升社区无障碍性和包容性，促进患者更好地融入社会。

案例导入

【案例】

王女士，55岁，三个月前脑干梗死，治疗后遗留左侧肢体偏瘫，主要功能障碍如下：神志清楚，Brunnstrom分期左手Ⅱ期，左上肢Ⅲ期，左下肢Ⅲ期。Holden步行功能分级是2级，Barthel指数：45分，患者站立与步行需辅助。

【问题】

对于这样的患者，我们如何对其进行社区康复，如何对家庭环境及社区环境进行评定，家庭环境改造要注重哪些方面？

·核心知识拆解·

在社区康复中，社区环境评定与改造扮演着至关重要的角色。它旨在通过全面评估社区的物理、社会和文化环境，识别并消除障碍，促进患者更好地融入社区生活。这一过程不仅提升了患者的生活质量，还增强了社区的包容性和无障碍性。

第一节　概　　述

一、基本概念

1. 社区　最基层的居住组织单位，农村的乡镇、村组织，城市的街道居委会或某个小区住宅。

2. 社区康复（community-based rehabilitation，CBR）

（1）世界卫生组织的定义：1981年WHO提出社区康复的定义是在社区的层次上采取的康复措施，这些措施是利用和依靠社区的人力资源而进行，包括依靠有残损、残疾、残障的人员本身，以及他们的家庭和社会。

（2）我国对社区康复的定义：中国的社区康复始于1986年，依据国际上对社区康复的定义，结合我国国情与康复实践，我国对社区康复的定义为：社区康复是社区建设的重要组成部分，是指在政府领导下，相关部门密切配合，社会力量广泛支持，残疾人及亲友积极参与，采取社会化方式，使广大残疾人得到全面康复服务，以实现机会均等，充分参与社会生活的目标。

3. 社区作业治疗（community occupational therapy）　是一项社区康复服务，旨在协助有需要的残障人士及长期病患者提高他们在起居生活、工作及社区生活方面的独立生活能力。通过实地评估、家居及社区内的训练、改善家居环境设施、建议患者洽购适合的辅助用具及提供合适的信息及转介等服务，帮助患者能够在不同方面独立生活，成功融入社会。

二、基本原则

社区康复的基本原则，以《残疾人权利公约》为基础，包括以下方面。

1. 尊重固有尊严和个人自主，包括自由做出自己的选择及个人的自立。
2. 不歧视。
3. 充分和切实地参与和融入社会。
4. 尊重差异，接受残疾人是人的多样性的一部分和人类的一部分。
5. 机会均等。
6. 无障碍。

7．男女平等。

8．尊重残疾儿童逐渐发展的能力，并尊重残疾儿童保持其身份特性的权利。

9．倡导和维持。

这些原则应该用于指导社区康复工作的所有方面，其最终目标是：使所有的康复对象享受康复服务，使残疾人与健全人机会均等，充分参与社会生活。

三、工作内容

社区作业治疗的工作内容涵盖了患者个体功能评估与训练、辅具适配与使用训练、家居环境评估与改造、教育与指导、职业训练与就业辅导及社交活动组织与协调等多个方面。这些工作内容共同构成了社区作业治疗的完整体系，为患者提供了全面、个性化的康复服务。

（一）患者个体功能评估与训练

1．功能状况评估 对患者的躯体功能、认知功能、交流功能、日常生活能力等进行全面评估。

2．日常生活能力训练、居家活动指导 指导患者以正确、安全的方法参与自我照顾活动及家居活动。

3．任务性活动训练 设计具有针对性的任务性活动，以提高患者的躯体、认知及交流功能。

这些活动通常与患者的日常生活密切相关，有助于增强患者的实践能力。

（二）辅具适配与使用训练

1．辅具选择与适配 根据患者的具体需求，为其选择合适的辅具，如轮椅、手杖、沐浴椅等。确保辅具的适配性，以提高患者的使用效果。

2．辅具使用训练 指导患者正确、安全地使用辅具。提供必要的训练，直到患者能够独立完成辅具的使用。

（三）家居环境评估与改造

1．家居环境评估 对患者的家居环境进行全面评估，包括安全性、无障碍性、可使用性等方面。识别家居环境中存在的潜在危险和障碍。

2．家居环境改造 根据评估结果，提供合适的家居环境改造建议。实施必要的改造工程，如安装扶手、调整家具布局等，以提高家居环境的安全性和便利性。

（四）教育与指导

1．患者及家属教育 向患者及其家属提供关于功能障碍、康复治疗和辅具使用的相关知识。帮助他们更好地理解自己的功能状态和如何应对残疾。

2．康复指导 制定个性化的康复指导计划，包括自我训练建议、家庭支持措施等。定期随访和评估，确保康复计划的执行效果。

（五）职业训练与就业辅导

1．职业训练 对于有一定能力、功能障碍较轻的患者，提供必要的职业培训。帮助他们提高职业技能，为重返工作岗位做准备。

2. 就业辅导 提供就业咨询和辅导服务，帮助患者解决就业问题。与社区内的企业、工厂等建立合作关系，为患者提供就业机会。

（六）社交活动组织与协调

1. 社交活动组织 协调和组织文化、娱乐等集体活动，促进患者的社会融入。通过这些活动，帮助患者建立社交关系，提高社交能力。

2. 服务协调 协调社区内的其他服务，如医疗服务、康复服务、教育服务等。为患者提供全面的支持，确保他们能够得到及时、有效地帮助。

四、工作流程

社区作业治疗的工作流程是一个系统而细致的过程，它旨在通过有针对性的作业活动帮助患者恢复或提高日常生活和工作能力。以下是社区作业治疗流程的详细步骤。

（一）初步接触与信息收集

1. 接诊患者 社区康复机构接收转诊或自行前来的患者。

2. 收集患者信息

（1）包括患者的基本情况（如姓名、性别、年龄、职业等）。

（2）详细病史、主诉、阳性体征及既往治疗情况。

（3）社会、家庭角色及生活环境等信息。

（二）全面评估

1. 功能评定 对患者的躯体功能、感知功能、认知功能、日常生活能力等进行全面评估。使用专业评估量表，如ADL评定量表、认知功能评估量表等。

2. 需求与问题识别 根据评估结果，发现患者在作业活动方面存在的问题和需求。识别患者的主要功能障碍点和次要问题。

（三）设定治疗目标与制订计划

1. 设定治疗目标 根据评估结果，与患者共同设定短期和长期的治疗目标。目标应具体、可衡量，并与患者的个人需求和生活角色相适应。

2. 制订治疗计划 设计个性化的作业治疗方案，包括选择适当的作业活动、治疗频率、持续时间等。治疗方案应考虑患者的兴趣、爱好和适应能力。

（四）实施治疗

1. 执行作业治疗 在治疗师的指导下，患者进行有针对性的作业活动训练。训练内容可能包括日常生活技能训练、生产性活动训练、娱乐性活动训练等。

2. 持续评估与调整 在治疗过程中，定期对患者进行评估，监测治疗效果。根据评估结果，及时调整治疗方案，确保治疗效果最大化。

（五）治疗结果评估与反馈

1. 评估治疗效果　使用专业评估量表，如FIM评分量表、SF-36问卷等，对治疗效果进行全面评估。

2. 评估患者改善情况　评估患者的功能独立性、生活质量等方面的改善情况。

3. 提供反馈与指导　向患者及其家属提供详细的治疗效果反馈。

根据评估结果，为患者制定后续的康复指导计划，包括自我训练建议、家庭支持措施等。

（六）病案管理与回顾

1. 病案管理　建立完善的病案管理制度，确保患者的治疗记录和评估结果得到妥善保存。

2. 病案回顾　定期对病案进行回顾，总结治疗经验，发现潜在问题，为今后的治疗提供参考。

（七）社区长期随访

确保患者及残障人士能在家中与社区得到持续性治疗服务，令他们能健康、安全地在家中与社区内生活，有效减低再入院率。使长期病患者或伤残人士维持身体、心理、社交三方面健康，促进他们重返社区生活。

五、注意事项

社区作业治疗是指在家庭或社区为患者或残疾者提供与其日常生活活动、休闲娱乐活动或学习、工作等相关的训练和指导，以及实地评估和改造家居和社区环境，是医院康复服务的一项重要延伸。以下是社区作业治疗的主要注意事项。

（一）患者参与性

1. 主动参与　作业治疗的进行必须使患者主动参与。若患者主动性不足，应找出原因（如病情、兴趣等），随时调整治疗处方。

2. 调动积极性　通过向患者解释治疗目标、预期效果及治疗过程中的趣味性，来调动患者的积极性。

（二）治疗内容的选择

1. 个性化选择　作业治疗内容的选择必须参照患者的体力、病情、兴趣、生活与工作的需要，因人而异。

2. 日常相关性　作业治疗内容一定要从患者日常生活的规律出发，先选择最需要解决的问题，进行与日常生活有关的作业活动。

（三）治疗环境与安全

1. 因地制宜　作业治疗的方式要参照医院、社区、家庭环境的条件，因地制宜。

2. 安全监护　患者具有不同程度的身心障碍，有些作业的操作可能带来一些伤害，因此进行作业治疗时必须有医务人员或家人监护和指导，对老人、行动不便者和小儿尤需加以保护，以保证安全，防止发生意外。

（四）治疗强度与进度

1. 循序渐进 作业训练量应由小到大，根据患者的年龄、功能情况、身体情况，灵活掌握调节作业的训练活动量，一般以不发生疲劳、患者能够接受为宜。

2. 定期评定 疗程中要定期评定，根据病情的变化及时调整修订治疗处方。

（五）综合治疗方法

社区作业治疗需与物理疗法、心理疗法、康复工程技术、药物疗法、中医疗法等多方密切结合，以提高疗效。

（六）教育与培训

1. 患者教育 教育和培训患者如何正确和安全地进行作业治疗活动，特别是使用辅助器具的方法和技巧。

2. 家人培训 教育和培训患者的家人或陪护者，使其能够指导患者在家庭和社区进行作业治疗活动。

综上所述，社区作业治疗需要综合考虑患者的个体情况、治疗环境、治疗强度与进度及综合治疗方法等多个方面。通过科学、合理的治疗计划，可以帮助患者更好地适应环境、提高生活自理能力，并最终实现回归社会的目标。

第二节　社区环境的评定

微课：社区环境的评定与改造

《国际功能、残疾和健康分类》（ICF）指出，环境因素构成人们生活和指导人们生活的物质、社会和态度环境。随着人口老龄化和慢性病患者数量增加，社区康复需求日益增长，良好的康复环境能够提高患者的康复效果和生活质量，并促进他们积极参与康复训练和社交活动。

社区环境是指患者回归家庭和社区后赖以生存的周围空间、生态环境、人工环境、人文环境等，即自然环境和社会环境的总称。人是在社会中生活的，患者回归家庭和重返社会，是康复医学的最终目标。因此，社区环境的状况如何，直接或间接地关系到患者生存质量的好坏。所以，为了让患者更好地适应环境，提高患者的生存质量，我们应对患者所处的环境进行评定和改造。

一、评定方法

1. 观察评定法 是通过对实际环境及周围环境的观察，然后对所观察的环境进行综合分析，发现环境是否对患者的作业活动具有限制或障碍，以制订尽可能合理的环境改造方案。此法具有真实、具体、有针对性的优点，但缺点是时间和人力方面投入较大。

2. 询问评定法 主要是对患者及家属进行调查，能够通过对患者本人、患者家属直接询问或问卷形式进行调查，对调查数据进行全面综合的分析，以发现家庭和社会环境对患者存在哪些障碍因素，更好地了解实际情况及可能遇到的问题，从而提出具体合理的建议和改造方案，帮助提高自理的能力。此法具有简单、直接、针对性强等优点，但缺点是不能全面反映。

3. 实践评定法　是指在环境评定过程中，让患者在所要评定的实际环境中进行具体的作业活动，以便实地考察患者与环境的关系，消除环境对于患者作业活动的限制因素。这种评定的结果，较为客观和实际，具有现实指导意义。

二、评定内容

迄今为止还没有一个世界统一的、公认的、全面的环境评估内容方案，但我们在日常作业治疗工作中，通过实践经验总结，可从以下几方面进行考虑与研究。

1. 安全性　这是评估的首要内容。对于患者或残疾者而言，跌倒或其他身体伤害可能严重影响他们的健康和活动能力。因此，我们必须全面考虑环境的安全性，以防止意外伤害的发生。

2. 无障碍性　这是评估的重要方面。对于残疾患者，环境通道的无障碍性至关重要。我们需要确保通道宽敞、扶手安装合理、轮椅通行无阻，以便他们能够自由活动、进出方便，并顺利进行各项作业活动。

3. 可使用性　这也是评估的关键。残疾患者可能面临行走、手部功能等方面的障碍。因此，我们需要合理安排环境的布局，确保他们能够单独在环境中进行部分作业活动或日常活动。常用的社区环境的评定包括室内环境的评定（表12-1）与室外环境的评定。

表12-1　室内环境评定表

室内环境评估内容如下：
被评估人姓名　　　　　　　联系电话
住址
评估人签字
1. 住宅类型
公寓楼房：您住在哪层？
有电梯吗？
独宅：有几层？您住在几层？
平房
2. 电梯
有电梯吗？

续　表

电梯开门时电梯厢是否与地面同高？
电梯控制按钮的高度是否合适？　　电梯内是否有扶手？
您能自己独立乘电梯吗？
3. 门口
您能否　开锁　　开门　　关门　　锁门
门的宽度，您能否出入？
开门方向　　向内　　向外　　平推
是否有门槛？
4. 台阶/楼梯
您能够上下台阶/楼梯的吗？
有无扶手？
有无轮椅用斜坡？
台阶的高度　　宽度　　级数
5. 走廊/通道
宽度
有障碍物吗？
6. 转移
从家的一处到另一处
在家里从一个房间到另一个房间
您能否在以下几种情况下安全地活动？在地毯上行走；不平的地；家具边角锐利；家中有宠物
能否从坐椅口或沙发站起或坐下？
能否完成轮椅与坐椅之间的转移？
能否完成轮椅与坐便器之间的转移？
沐浴时，您能否在没有帮助的情况下安全地转移？

续　表

如厕时，您能否在没有帮助的情况下安全地转移?
7、卧室
床的高度、宽度是否合适？两边能否上下？床头板、床尾板是否存在？
床头柜是否位于方便拿取的位置？
衣服通常存放在哪里，是否方便拿取？
电灯、电话插座的高度是否方便使用？
在卧室中活动时遇到的最大问题是什么？
8. 客厅
餐桌、座椅的高度是否适中？
轮椅能否方便地推到餐桌下方？
是否需要重新摆放家具以便轮椅通行？
电灯、电话插座的高度是否方便使用？
在客厅中活动时遇到的最大问题是什么？
9. 厨房
厨房的使用对您来说是否重要？
在厨房内携带器皿是否方便？
打开冰箱或冰柜取食品是否方便？
水池前的坐姿、水龙头的触及和开关是否方便？
到达并使用炉灶是否方便？
使用微波炉或烤箱是否方便？
电源插座的位置是否方便使用？
操作台前是否有足够的操作空间？
在厨房活动时遇到的最大问题是什么？
10. 洗手间

续 表

盥洗室的空间大小是否允许轮椅或步行器进入？
开关是否方便触及？
厕所类型是坐式还是蹲式？
有无安装扶手的位置？
能否取卫生纸和使用卫生纸？
洗手池的高度是否合适？
能否开关水龙头？
水池下方轮椅是否可以进入？
能否拿到所需用品？
坐便器有无扶手?
11. 沐浴
您洗？　盆浴　淋浴
盆浴时能否在没有帮助的情况下安全地转移？
盆浴时是否需要以下辅助用品?　座椅　防滑垫 扶手 其他
盆浴时能否开关水龙头和使用塞子？
浴盆旁有无扶手？
盆边到地面的高度
浴盆的内径宽度
淋浴时能否独立转移和拧水龙头？能□否□
洗澡所遇到的最大问题是什么?
12. 家务
您有无洗衣机？
能否到达洗衣机处？
能否将衣服放入或取出?

续　表

能否控制开关或按钮？
您能晒衣服吗？
您能否熨衣服？
洗衣所遇到的最大问题是什么？
打扫卫生时，能否拿到拖把、扫帚或吸尘器？
您能使用哪种工具？
13. 应付紧急情况
电话在室内的位置
单独在家时，能否迅速从安全口或后门撤离？
您有邻居、警察、火警及医师的电话号码吗？

▶ **知识拓展**

社区环境管理

社区环境管理是指社区中的所有单位和居民通过多种手段来防治社区的环境污染和破坏，保护和改善社区居民的生活环境的过程。要想全面、准确地理解社区环境管理的定义，需要注意管理手段的多样性、观念的整体性、时间的持久性、主体的多元性。社区环境管理的意义在于：其一，社区环境管理是社区管理的重要组成部分，良好的社区环境管理能够提升社区形象。其二，社区环境管理能够为社区居民创设一个良好的生活环境，保障居民的环境权益，提高生活品质。其三，社区环境管理有利于从基层做起，保护环境，防治污染。其四，社区环境管理有利于提升居民的环境意识，建设生态文明。最后，社区环境管理作为社会环境管理的基点，其发展进程和相应成效能够为城市、社会的环境管理作出预见性启示。

第三节　社区环境的改造

社区环境改造，具有重要社会意义。但实际生活中，环境大多数为非残疾人设计的，并未考虑到有运动、视觉、听觉等障碍的残疾人便利。所以通过无障碍环境的改造、环境补偿，使环境适应残疾人的实际能力，提升残疾人的活动表现和参与能力。

根据2022年4月实施的《建筑与市政工程无障碍通用规范》（GB 55019—2021），社区无障碍环境改造，应该遵循该规范内容进行社区和家居环境改造。

一、无障碍道路设施标准

1. 盲道 行进盲道宽度不应小于300mm，并设置提示盲道。

2. 人行道与人行横道 人行道、人行横道需设置缘石坡道。人行横道宽度满足轮椅通行。安全岛形式方便乘轮椅者使用。部分区域配置音响提示装置。

3. 无障碍出入口 出入口地面平整、防滑。室内走廊宽度不小于1.20m，室外不小于1.50m。建筑物无障碍出入口平台净深度不小于1.50m。平坡出入口坡度不大于1∶20（场地条件好时不大于1∶30）。

4. 轮椅坡道 设计形状为直线形、直角形或折返形。宽度不小于1.00m，净宽度不小于1.20m。纵向坡度不大于1∶12。起点、终点和中间平台水平长度不小于1.50m。坡面平整、防滑、无反光。

5. 无障碍通道 通行净宽不应小于1.20m，人员密集的公共场所的通行净宽不应小于1.80m。

6. 缘石坡道 缘石坡道距坡道下口路缘石250～300mm处应设置提示盲道，提示盲道的长度应与缘石坡道的宽度相对应。

二、无障碍建筑设施标准

1. 出入口设计 无障碍建筑应有坡度不大于1∶20的平坡出入口，并安装扶手。居住建筑至少设置1部无障碍电梯直达户门层。

2. 楼梯与台阶 公共建筑楼梯踏步宽不小于280mm，高不大于160mm，两侧设扶手。室内外台阶踏步宽不小于300mm（室外不小于100mm），高不大于150mm。

3. 升降平台 适用于场地有限的改造，垂直平台深不小于1.20m，宽不小于900mm，斜向平台宽不小于900mm，深不小于100mm。

4. 电梯设计 候梯厅深不小于1.40m，门洞净宽不小于1.10m。电梯内设显示装置和抵达音响。

5. 机动车停车位 无障碍停车一侧，应设置宽度不小于1.20m的轮椅通道。无障碍机动车停车位的地面坡度不应大于1∶50。

6. 低位服务设施 上表面距地高度700～850mm，台面的下部应留出不小于宽750mm、高650mm、距地面高度250mm范围内距，进深不小于450mm、其他部分进深不小于250mm的容膝容脚空间。

7. 扶手设计 单层扶手高850～900mm，双层扶手上层同高，下层650～700mm。

三、家居环境无障碍标准

1. 门 新建和扩建建筑的门开启后的通行净宽不应小于900mm，既有建筑改造或改建的门开启后的通行净宽不应小于800mm；室内门宜采用推拉门和折叠门；门把手高度应设距地0.85～1.00m；门槛高度及门内外地面高差不应大于15mm。

2. 通道 由室内往卧室、起居室（厅）、厨房、卫生间、储藏室及阳台的通道应为无障碍，宽度不应小于900mm；在一侧或两侧设置扶手。

3. 厨房　操作台面距地面高度应为700～850mm，其下部应留出不小于宽750mm、高650mm、距地面高度250mm范围内进深不小于450mm、其他部分进深不小于250mm的容膝容脚空间。

4. 公共浴室　应设置至少1个无障碍淋浴间或盆浴间和1个无障碍洗手盆；无障碍淋浴间的短边宽度不应小于1.50m，淋浴间前应设一块不小于1500mm×800mm的净空间，淋浴间入口平行的一侧长度不应小于1.50m。

5. 厕所　应方便乘轮椅者进出，尺寸不应小于1.80m×1.50m；如果向内开启的平开门，应在门后侧内留有直径不小于1.50m的轮椅回转空间，并应采用门外可紧急开的门闩。

6. 起居室（厅）　应保证轮椅进出，内部应设轮椅回转空间；应设置水平滑动式门或向外开启的平开门；乘轮椅者上下床用的床侧通道宽度不应小于1.20m。

考试知识点总结

本章小结

协和云课堂……　拓展练习及参考答案

（王利勇）

参考文献

［1］ 李奎成，闫彦宁. 作业治疗［M］. 南京：江苏凤凰科学技术出版社，2019.

［2］ 闵水平，孙晓莉. 作业治疗技术［M］. 北京：人民卫生出版社，2020.

［3］ 孙晓莉. 作业疗法［M］. 北京：人民卫生出版社，2016.

［4］ 王玉龙. 康复功能评定学［M］. 3版. 北京：人民卫生出版社，2019.

［5］ 燕铁斌. 物理医学与康复［M］. 北京：人民卫生出版社，2018.

［6］ 中国康复医学会作业治疗专业委员会，作业治疗丛书（全14册）［M］. 南京：江苏凤凰科学技术出版社，2023.

［7］ 卓大宏. 中国康复医学［M］. 5版. 北京：人民卫生出版社，2003.